U0339569

心脏之王

心内直视手术先驱的真实故事

[美] 韦恩·米勒 著

刘旸 译

湖南科学技术出版社

· 长沙 ·

引 言 ——/\/\——

历史上有很多伟大的医学故事，但其中很少有像心内直视手术的发明历程这么有戏剧性，也很少有伟大的成功需要付出如此惨重的代价。

我从开始写《心脏之王》的时候就意识到了这一点。那时我逐渐发现，数不清的病人，其中大部分是婴儿和年幼的孩子，他们被外科医生打开胸腔，医生面对他们衰竭的心脏却无能为力，只能眼睁睁地看着他们死在手术台上。作为一名父亲，我理解父母将自家的小女孩或小男孩托付给外科医生时的绝望心情，医生除了冒险一搏，什么也承诺不了；但与此同时，对于晚期心脏病，几乎任何方法又都值得一试。

我无法感同身受的是，当这么多孩子的生命一次次消逝在外科医生的手中，是什么力量使他们锲而不舍。实际上，的确有许多医生中途退出，因为生命的代价过于高昂，情感的创伤过于巨大。但有些人坚持了下来，比如本书的主角，被许多人称为"心内直视手术之父"的 C. 沃尔顿·李拉海（C. Walton Lillehei）。这些医生见证了所有的流血和牺牲，却仍然砥砺前行，直到取得最终的成功，而这些故事也才过去几十年。

医学已经取得了巨大的进展。今天，心脏手术几乎和切除阑尾一样稀松平常，仅在美国，每年就有近 100 万例心内直视手术和冠状动脉搭桥手术，此外还有超过 2200 例心脏移植手术。

尽管如此，心内直视手术毋庸置疑是伟大的医学奇迹。

在准备写这本书的时候，我全程观看了波士顿儿童医院首席心脏外科医生理查德·A. 乔纳斯（Richard A. Jonas）的一台手术。病人是一个一周大的女婴，因为患有先天性左心发育不全综合征，她的左半边心脏基本缺失。就在不久之前，这样的孩子可能会在几小时或几天内死去——但乔纳斯救了她。手术结束后，他把这个消息告诉了孩子的父母，他们等待了四小时，这样令人焦灼的经历是我永远都不希望体验的。她的父母喜极而泣，这样的场景每天都在世界各地的医院里上演，发生在无数年轻或年老的病人身上。

———

这是一个不断探索的故事——这种探索在一些人看来不可能有结果，甚至有人将其称为谋杀。这段故事发生在 20 世纪 50 年代到 60 年代早期，也正好是宇航员驾驶第一艘火箭飞行器驶入太空的时代。

最优秀的心内直视手术先驱们与早期的宇航员有很多共同之处。这些年轻的医生们带着雄心壮志从战场上归来，不论在个人生活还是职业生涯中，打破陈规才是他们的信仰。他们不畏死亡、勇敢过人，他们是荒蛮之地的探险者，在这些空气稀薄、人迹罕至的地方，冒险的精神和氧气一样必不可少。

　　这些早期的心内直视手术先驱们是一个特立独行的群体：大概也就三四十位医生，共同开创了一门新兴学科。然而，即便在这个精英群体里，沃尔特·李拉海[1]（这是一个挪威名字，读作 Lilla-High）也格外出众。

　　他是战争的幸存者，得过致命的淋巴癌，他的导师亲手帮他切除了癌变的组织，这场手术还差点要了他的命。经历过这一切，李拉海似乎不再知道恐惧为何物。当然，他本身就极其自信，而且也的确称得上是天才，同时也时常被一股他自己都无法言说的动力所驱使。几乎可以肯定地说，李拉海治死的病人比他的任何同行都要多。但他并没有停步，也许是因为他对死亡有着不同寻常的见解。即使做了癌症手术保住了性命，李拉海仍然生活在死亡的判决之中：他的五年生存率只有 25％。

　　李拉海并没有因为自己的遭遇变得愤世嫉俗，相反，他是一位极富同情心的外科医生。我采访过的每个人都对他对待病人的态度大为称赞。他那些年轻的病人和他们的家人都很崇拜他。

　　尽管如此，李拉海也称不上圣人；他是一个英俊的男人，有着目光锐利的蓝眼睛，他一生都彻底践行着自己的座右铭：

1　沃尔特（Walt）为沃尔顿（Walton）的简称。

"努力工作，尽情玩乐！"而最终，这也给他自己、他的事业和他挚爱的妻子带来了可怕的后果。

———

我最开始对心内直视手术产生兴趣是在写《人类双手的杰作》（*The Work of Human Hands*）这本书的时候。当时我在波士顿儿童医院搜集素材，在那里遇到了沃尔特·李拉海的儿子克雷格·李拉海（Craig Lillehei）。克雷格是一位优秀的外科医生，他为人谦逊，很少提及自己的父亲。因此，尽管我知道沃尔顿·李拉海在心脏外科手术的发展中起到了一定的作用，但直到 1992 年 6 月他来哈佛医学院演讲，我才知道他是一位如此重量级的人物。我怀着激动和惊讶的心情听完了整个讲座，然后去了图书馆。

在图书馆里，我查到了一些关于心脏外科史的学术书籍，都是医生用枯燥的专业语言写的，也有少数几本记者写的书，但没有一本（至少我没发现）触及到学科成就之外的内容，写一写这些病例背后绝望的病人、他们的家属和勇敢的医生的故事，而这些恰恰是本书最重要的部分。

现在，我将这本《心脏之王》呈现给您，它既是一段历史，也是一部医学大剧。

G. 韦恩·米勒

帕斯科格，罗得岛

1999 年 10 月

献给乔尔·P. 罗森，我的编辑、导师和朋友

　　这是一部非虚构作品，所有角色和故事全部来源于事实，人名也全是真名，没有任何编造成分。

　　所有直接引语都来自作者亲耳听到的对话，或者来自作者亲眼看到的信件上的原文。

　　其他没有加引号的对话和描述，作者也可确认其真实性。

目　录 / CONTENTS

红色警报

这天，有人觉得李拉海一定是疯了。一如往常，外科医生沃尔顿·李拉海在6点钟醒来，吃了一顿寻常的清淡早餐，读了晨报，与妻子和三个年幼的孩子吻别之后，开着奢华的别克敞篷车到了明尼阿波利斯大学医院。当李拉海穿着手术服进入主手术区时，当天的第一批病人已经处于麻醉状态。这一天是1954年3月26日。

李拉海走进二号手术室，他的助手们正在为即将接受手术的一个婴儿和一位成年人准备两张手术台。这些助手基本上都很年轻——甚至比35岁的李拉海还年轻。他们大多是仍在接受培训的住院医生，对李拉海深信不疑，这不仅因为李拉海作为外科医生技术一流，也因为他有着乐于冒险的性格，脑子里充满了标新立异的想法。

李拉海检查了充氧泵和即将连接成人和婴儿的错综复杂的塑料管，确认了两组麻醉师已准备就绪，手术室主管向护士们介绍了基本情况，血库也做好了大量输血的准备。

他最后确认这位成年人——也就是婴儿的父亲——没有改变主意，仍然乐意成为这项史无前例的手术的实验对象。

一切正常，李拉海说，我想我们可以开始了。

在大学医院的另一个房间里，护士唤醒了即将手术的孩子。

13个月大的格雷戈里·格利登（Gregory Glidden）是个可爱的小男孩，他长着一对大耳朵，脸上带着迷人的微笑，在3个月的相处中已经完全赢得了医院工作人员的喜爱。刚来的时候，他骨瘦如柴，却没有任何生病的迹象。他的外表很具有欺骗性。实际上，自出生起，格雷戈里的两个心室之间就有一个洞，而这种缺陷此前没有任何成功的治疗经验。格雷戈里活不长。李拉海判断他很难活过这一年。

不同于格雷戈里短短人生中的其他夜晚，这一天，他睡得很安稳，醒来时精神也不错。护士用抗生素溶液清洁了他的胸部，给他穿上了干净的长袍，但没有给他吃早餐。他要做手术了，身体内外必须保持干净。一位住院医生给他注射了青霉素和术前镇静剂，这个孩子又开始昏昏欲睡。护理员也来了，她轻声地安抚格雷戈里，告诉他即将开始一场短暂的旅行，他还会待在自己安全的婴儿床里，带上他最喜欢的玩具和毛绒玩偶。

就在小格雷戈里楼下，他的父亲莱曼·格利登（Lyman Glidden）也准备前往手术室。妻子弗朗西丝（Frances）来为他送行。在等待被推走的这段时间，他们想到的不仅仅是格雷戈里，还有他们的女儿拉多娜（LaDonnah）。她和小格雷戈里在出生时有同样的缺陷。拉多娜一直活到 12 岁，身体状况相对不错。然而，1950 年春天，她却突然病倒了，9 月的一个晚上，拉多娜在睡梦中离世了。

格利登夫妇永远不会忘记发现女儿尸体时的情景，她躺在床上，身体冰冷而僵硬。

━━━━━

早上 7 点半。在李拉海旁边的手术室里，外科主任欧文·H. 温恩斯坦（Owen H. Wangensteen）正在切开一位女病人，这次手术是为了治疗她的癌症。温恩斯坦没能来确认李拉海这边的状况，也还没来得及告诉这位年轻的外科医生前一天下午发生的骚乱。大学医院的另一位领导——本就经常与温恩斯坦意见相左的内科主任塞西尔·J. 沃森（Cecil J. Watson），发现了李拉海的手术计划。

沃森对李拉海加入治疗心脏极端缺陷的挑战早有耳闻。然而，这类挑战不管在明尼阿波利斯还是其他地方都一无所获，所有冒险参与手术的病人都以死亡告终。他知道李拉海和他那些年轻学生们经常在大学阁楼的临时实验室里工作到深夜，他们一直在拿狗做研究。他也听说过李拉海新发明的开胸技术，还是用狗做的实验，这种技术是将两只狗的循环系统用一个泵和几根管子连接在一起，这样，供体狗可以利用自身血液循环系统支撑病例狗的生命，使李拉海能暂时封闭病例狗心脏周围的血管，打开心脏，修复那些致命缺陷。

但直到前一天的下午，当天的手术安排已经发出，沃森还不知道李拉海已经获得了温恩斯坦的鼓励，要把他一直用在狗身上的交叉循环技术带入真正的手术室中。

这太疯狂了！

沃森去找院长，只有他能直接叫停手术。院长叫来了温恩斯坦，现在这三人要一起做个决定了。

沃森要求知道这样的实验是怎么获得许可的，要知道，这可是史上第一场可能同时让两个人丧生的手术。然而，令人矛盾的是，格利登夫妇又怎么能放弃这个机会呢？他们住在明尼苏达州北部的森林里，莱曼是一名矿工，弗朗西丝是个家庭主妇，需要照看好几个孩子。他们作这个决定之前，并没有得到人体试验委员会的指导，事实上，1954年时还没有这类组织。这对夫妇也从没想过要咨询律师，相反，他们愿意尝试几乎任何事，只要能避免小格雷戈里重蹈他们女儿的厄运。

温恩斯坦力挺李拉海，这一点都不奇怪。在温恩斯坦手下所有杰出的外科医生中，毫无疑问，李拉海是最棒的，他甚至是最有可能为明尼苏达大学赢得诺贝尔奖的人。这样的荣誉是这位外科主任梦寐以求的。蓝眼睛、金头发，一个喜欢泡通宵爵士俱乐部和漂亮女人的男人——在欧文眼中，如此聪明的沃尔特绝不会搞砸任何事情。

可内科主任吓坏了。难道这些人已经忘了帕蒂·安德森（Patty Anderson）？这个女孩刚刚死在了血泊中。而这一切就发生在格雷戈里·格利登即将接受手术的二号手术室。

———

格雷戈里被推到了二号手术室，他的小身体被转移到两张手术台中的一张上。随后，放着玩具和毛绒玩偶的婴儿床被送回了大厅，留下他和一群戴着口罩的陌生人待在一起。一名医生将一根气管导管插入他的喉咙，打开了气阀。

熟睡中的格雷戈里被脱去了病号服，在灼热的手术灯下袒露身体。他的身体如此之小——比一只枕头还小，也比大多数实验狗还小。可想而知他的心脏会是多么袖珍，血管也像合股线一般纤细。

都准备好了？李拉海问。

所有人，一切就绪。

李拉海用外科肥皂清洁了格雷戈里的胸部，用手术刀在乳头下方从左至右切开一道口子。

二号手术室观摩走廊上的一帮围观者向前探了探身子，想要看得更清楚；而在手术室里，一群实习生和住院医生也爬上凳子。

李拉海将连接两肋的胸骨分开，用牵开器在格雷戈里的胸部打开了一扇"窗"。

两肺之间，格雷戈里那颗梅子色的小心脏映入大家的眼帘。心脏有杂音，李拉海用手感觉到了异常的搏动。

尽管如此，心脏的外部解剖结构看起来仍然很正常：大

心脏之王——心内直视手术先驱的真实故事

血管的位置并无异常，血管之间也没有不正常的连接。到目前为止，没有什么令人意外的。

看起来还行。李拉海说，可以带孩子的父亲来了。

第一章

血流成河

当洛伊德·安德森（Lloyd Anderson）回到美国明尼苏达州，试图忘记自己在欧洲战场上看到的一切，这时距离李拉海开始那些前所未有的手术还将有十年。洛伊德的妻子贝蒂也需要走出过去的阴影了。她十几岁的时候遭遇了车祸，自此陷入昏迷，等她再次醒来，已经完全变了一个人，成了一个烦躁不堪、容易激动的人。

第二次世界大战的结束给全世界带来了希望。步兵洛伊德退伍归来，就已经当了爸爸。贝蒂在他探亲回家期间怀孕了，后来他又回到了战场。他们第一个孩子帕特丽夏·李（Patricia Lee）于 1945 年 4 月 7 日出生。生产过程长达 46 小时，也非常痛苦，但最终母女平安。洛伊德回来后，在明尼苏达拖拉机厂找了份工作，贝蒂在家陪伴小婴儿。哪怕运气平平，他们也可以过上甜蜜的日子了。

安德森夫妇总觉得女儿脖子上的血管搏动得有点异常，随着帕蒂[1]的成长，她的小胸脯似乎还有点隆起，这完全有可能是新手父母的疑神疑鬼，也可能是错觉。新手父母总是容易过度担心，但他们还是不想冒险。贝蒂带着还不到 2 岁的帕蒂去见了家庭医生。

1　帕特丽夏的简称。——译者注

医生发现帕蒂的心脏听诊有杂音。

此后，帕蒂的状况以惊人的速度恶化。她经常感冒，容易疲倦，入睡极其困难。她长得异常苍白又十分瘦弱，胸口却高高地隆起。现在这看起来绝对不是安德森夫妇自寻烦恼的想象了，帕蒂的小胸脯越来越大，她小小的身体里面好像有什么东西急不可待地要逃出来。

1947 年 6 月，明尼苏达大学医院的心脏科医生诊断她患有房间隔缺损（ASD），也就是说帕蒂心脏上部两个腔体间的隔膜上有个洞。20 世纪 40 年代，心脏病的诊断并不完全可靠。但如果医生的判断是正确的，帕蒂肯定就完了。当时的医学界没有修复房间隔缺损的方法，没人能在打开心脏、缝上那个洞的同时保证病人不会因失血而死。每年光在美国就有大约 5 万名新生儿患有此类缺陷，帕蒂和他们一样，可能永远无法长大成人。帕蒂甚至可能上不了一年级就会死去。

3 年过去了。

医生嘱咐帕蒂吃低盐食物和富含铁质的肝脏。她还需要吸氧和注射洋地黄。这是一种植物提取物的衍生物，用作强心剂，也是当时仅有的几种用来治疗心脏病的药物之一。她还接受了放射性治疗。但什么都不管用。帕蒂的心脏持续衰竭，肺也跟着不行了。爬楼梯都会让她筋疲力尽，口渴得要命。她饱受折磨，只有端坐在床上才能睡着。她的身心都接近崩溃的边缘，心脏已经是正常大小的两倍。毫不夸张地说，它随时都会爆裂。

就在这个时候，安德森一家听说了明尼苏达大学的外科医生克拉伦斯·丹尼斯（Clarence Dennis）。丹尼斯是其所在团队的资深成员，这个团队成员包括像沃尔顿·李拉海这样年轻有为的医生。

5年来，丹尼斯一直在开发一种能暂时替代病人肺和心脏的机器。借助这个机器，他希望能暂时关闭带有缺陷的心脏的所有血管，趁机打开心脏，修复缺陷，然后再缝好它。帕蒂的父母听丹尼斯讲述了他的机器怎样在狗身上运作。当然，没人能保证它在人身上也会成功，但丹尼斯已经做好了准备，缺的只是一名志愿者。

安德森夫妇并没有马上答应。尽管丹尼斯说得天花乱坠，但当时的情况一目了然，丹尼斯就是想要一个人类"小白鼠"：在一个他们进不去的房间里，把他们的女儿连接到一台从未见过的新机器上，将她的生命托付给这台机器。

可是，安德森夫妇唯一的孩子，他们的宝贝帕蒂，即将离他们而去。你可以很明显地从她的外表看出来，她的容貌已经被严重的对眼给毁了，她的微笑看起来也很勉强和疲倦，好像从不知道什么是快乐。她不太和其他孩子玩，因为跟不上其他人的节奏，而贝蒂也非常害怕各种病原体会威胁女儿的健康。在帕蒂短暂的一生中，她已经有过三次住院的经历，最近一次住了一个半月，连1950年的圣诞节都是在医院度过的。贝蒂一根接一根地抽烟，咖啡摄入严重过量，已经到了令她头晕的程度。洛伊德则常常在睡梦中重访战场。

克拉伦斯·丹尼斯天生富有创造力。还是个孩子的时候，他就自己组装过收音机、电唱机和车床，对福特 Model T 这款车型尤其在行。他对自由能很感兴趣，于是开始在地下室的工作台上尝试一些天马行空的实验。他的父亲对母亲说，这孩子简直没有常识。而丹尼斯则在那里连续捣鼓了几个星期，试图制造一台永动机。

　　丹尼斯以优异的成绩毕业于哈佛大学，又在约翰·霍普金斯大学拿到了医学博士的荣誉学位，之后在明尼苏达大学医院实习和继续住院医生的工作。他非常欣赏医院的外科主任欧文·温恩斯坦，因此决定留在这个医院工作。后来，当主任邀请他加入被许多人视为外科医学最伟大的探索项目时，丹尼斯已经是教授了。

　　那是 1945 年的秋天，当时的心脏手术主要是修复心脏周边结构，比如主动脉（这是一根负责将新鲜的含氧血送到身体各处去的大血管）。更严重的缺陷——心脏内部的缺陷，在当时是无法修复的，因为这种手术需要足够的操作时间和操作空间，还要求看到心脏的内部。打开活体心脏就等同于杀人，因为血会在一分钟之内流干。

　　只有少数几个外科医生尝试探索这个方向，他们几乎毫无例外地相信，他们想要寻找的答案一定就在心肺机里。这是一种能让血液绕开病人心脏，同时还能维持病人生命的机械装置。通过人工手段维持生命的想法并不新鲜，几十年来，科学家们已经能够在各种装置的帮助下使人体组织在体外存活。最广为人知的例子是伟大的法国外科医生、诺贝尔奖得主亚历克西斯·卡雷尔，他在一台机器的帮助下，成功地让一小片鸡胚胎的心肌在实验室里存活了近 30 年。卡雷尔的实验给很多人带来了希望，其中就包括飞行员查尔斯·林德伯格，他的弟媳患有心脏病。1929 年，他向这位法国外科医生提出了构建人工心脏的想法。但不久之后他也认识到，这在当时是不可能实现的。

克拉伦斯·丹尼斯的第一个灵感来自人造肾。当年的人造肾是荷兰医生威廉·J. 科尔夫在纳粹占领下的荷兰秘密发明的，他用木材、金属和其他从工厂主朋友那里搜刮来的材料造了 8 个人造肾。早期接受透析治疗的 16 名病人全死了。"第一个真正康复的病人是第十七号，她的康复很可能要归功于人工肾，"科尔夫回忆，"这位老妇人是一位纳粹党人，我的大多数同胞肯定都想早日送她上西天。"克拉伦斯·丹尼斯认为科尔夫设备的核心组件（主要是里面用的纤维素肠衣）或许可以恰到好处地增加血液含氧量，这也是对所有心肺机的基本要求，但后来他自己的实验室研究又推翻了这个假说。

于是，丹尼斯去了美国东部的费城，找到外科医生约翰·吉本（John Gibbon），吉本医生研究心肺机已经长达十多年之久，比其他任何人研究心肺机的时间都长。吉本是一个很谨慎的人，随着竞争者越来越多，防备心更重了。但 1945

年，他热情地接待了这位来自美国中西部的访客。

吉本对丹尼斯说，感谢上帝，你也想自己造一个心肺机，也许现在人们就不会一直说我疯了！

丹尼斯带着吉本的设计图回到了明尼阿波利斯，他把设计图带到所在大学的机械师那里，让他们帮忙组装了一个心肺机。第一次试验使用的是屠宰场免费提供的牛血，但丹尼斯对当时的设计和后来其他几种设计都不太满意。几年过去了，一天晚上，丹尼斯从睡梦中醒来，又生出了其他的改造心肺机的想法，他造了一台原型机并进行了测试。现在，丹尼斯准备在活体生物上进行试验，他选择了心脏结构和人类几乎一模一样的动物——一只狗。他麻醉了这只狗，剖开它的胸腔，将它的血管连接到机器上，然后打开心脏，并维持了半小时之久。那只狗活了下来，但接下来试验的 30 来只狗都死了。

丹尼斯对机器做了更多的改进，还进行了一系列新的测试。然而死于实验的狗还是比活下来的多，丹尼斯认为失败都可归因为操作失误，而不在于设计上的缺陷；而且这些错误都很有价值，只要能查清楚原因，就可以加以防范。

我想我们准备好了，可以试一试了。丹尼斯对他的主要合作伙伴、外科医生理查德·维克（Richard Varco）说。

在当时，世界上没有任何人，包括约翰·吉本，曾在人体上尝试过心肺机——甚至也没人能证明患病的人类心脏可以被安全地打开，更不用说在心脏内部进行手术了。爬一段楼梯就差点要了帕蒂·安德森的命，手术刀和缝针的创伤，加上冰冷机器的侵入，将会造成多么大的伤害啊！

但丹尼斯已经在实验室里辛苦钻研了5年，他急切地想要在人体上尝试。

1951年4月6日，也就是帕蒂·安德森6岁生日的前一天早晨，她被带进了二号手术室，接受了麻醉。理查德·维克在她胸膛上开了一道干净利落的切口，打开了她的胸腔，撬开了她的肋骨。然后，他和丹尼斯开始处理覆盖在她残缺心脏上的大量瘢痕组织。这些瘢痕组织是早期尝试性手术遗留下来的，那些手术并没有解决任何问题。

外科医生们花了4小时，分开重要的血管，剥离纤维组织，把手术对象暴露出来。帕蒂的血压急剧下降，但他们没有退缩。还有更多的挑战等着他们。

终于，小女孩的心脏完全暴露出来。

丹尼斯和维克之前在X线片上看过它阴影重重的照片，即便是陌生人，也会很明显地注意到女孩胸脯诡异地隆起。有时她的胸脯还会可怕地跳动，就像被猛击的鼓一样。现在，在炽热的灯光下，这颗心脏赤裸地暴露着，这是一幅令人难忘的景象：心脏怪异地肿胀着，发出颤抖的声响，就像一个来自大海深处的生物。帕蒂·安德森还活着真是个奇迹。

丹尼斯的心肺机一张桌子足以放下，但实际上这台机器非常复杂，包含泵、阀门、开关、马达、流量计、螺线管、储水箱，以及一系列缓慢旋转的不锈钢圆盘，病人的血液在这些圆盘上缓缓流动（这些圆盘的功能就像人的肺，能帮助血液去除二氧化碳，同时注入新鲜的氧气；泵则可以代替帕蒂的心脏）。将这种技术应用于人体可不是一件简单的事情，这需要 16 个人：丹尼斯和维克作为主刀医生；两名麻醉师；两名助理外科医生；两名技术人员；两位护士；一人负责抽取血样；一人负责输血；四人负责操作机器。

12 点 14 分，维克和丹尼斯开始把帕蒂的心脏连接到设备上。几根管子被插到将全身血液送回心脏的血管里，这些管子会把缺氧血直接抽入机器；另一根管子则被插到心脏另一侧的动脉中，新鲜的富氧血将从机器里泵注到这根管子中，然后再被送往身体各处。心脏现在可以被系起来了，它的功能已经被这个机器取代。

丹尼斯做了最后的检查，确保在场的每个人都做好了准备。

16 个人都准备好了。

启动，丹尼斯说。

这时候是下午 1 点 22 分。

维克切开了帕蒂的心脏。血冒出来，又被吸引管吸掉，他切得更深了一些，心脏出血加剧。维克打开了心脏右上的腔体——右心房。

这台机器运行得完美无缺，但现在出血太多了：血液涌进心脏，吸引管的效率远远不够。外科医生们几乎什么都看不见——不过在抽吸的间隙，他们还是一清二楚地看明白了，他们面临的麻烦可远比出血更复杂。

之前的诊断压根就是错的。

帕蒂的缺陷可不是一个简单的洞，而是一种外科医生从未见过的状况，无论在解剖学课本上还是在病理学实验室里都没见过：她的心脏存在一系列异常，心脏中央有好几个洞，两个瓣膜也严重畸形。维克用手指四处摸索，希望找到一些线索。

亲爱的上帝啊，丹尼斯想，我们就像没有指南针的哥伦布。

现在怎么办？

他们已经像这样在心脏里摸索了 10 分钟，不可能让帕蒂永远连在机器上，可是出血却丝毫没有停止。

现在又该怎么办？

维克隐约探到了其中最严重的洞的边界，开始了缝合。一连缝了 11 针，终于把它闭合了。但他们对瓣膜的异常无能为力。帕蒂的心脏还在继续跳动，但已经开始慢了下来。丹尼斯缝合了心脏，示意将泵关闭。

下午 2 点 2 分，在使用机器 40 分钟后，帕蒂断开了和它的连接。

她的心脏重新接管了原先的工作，但看起来并不怎么"心甘情愿"。丹尼斯徒手给它按摩，同时给予药物和进行输血。这颗心脏又勉强地跳动了半小时。

但一切都是徒劳。

下午 2 点 45 分，丹尼斯放弃了。帕蒂·安德森的心脏永远停止了跳动。

———

丹尼斯无法面对安德森夫妇，他只能让和他们更熟识的维克转告这个消息。安德森夫妇崩溃了，尽管医生早就警告过，但他们还是相信帕蒂能挺过来。

1951 年 4 月 7 日，在帕蒂本该过 6 岁生日的这天，安德森夫妇唯一的孩子下葬了。一家报纸刊登了一张四分之三英寸大小的葬礼通知，没有讣告，没有照片，一个悲伤的、对眼的小女孩创造了历史，却没有留下任何的痕迹。

后来在复盘手术中出现的问题时，丹尼斯对机器的表现十分满意。在心脏疾病诊断技术得到改善之前，意外始终存在。丹尼斯仍然相信，房间隔缺损的修复是可以实现的。

因此他决定再试一次，这一次的实验对象是 2 岁大的谢乐尔·贾吉（Sheryl Judge），她的心脏从去年冬天就开始衰竭了。

即将开展手术的消息扰乱了大学医院的平静，人们议论纷纷。1951 年 5 月 31 日早上，包括沃尔顿·李拉海在内的一大群围观学习的人聚集在二号手术室，与此同时，丹尼斯和维克打开了孩子的身体。

这一次，他们很幸运：诊断是正确的。谢乐尔的问题的确是房间隔缺损，她的心脏上只有一个洞。

他们正要开始修复时，维克大声喊道：怎么回事？怎么吹出气泡来了！

有气体从冠状动脉中冒出来。空气对所有人体组织都是致命的，它会阻碍毛细血管里的血液流动，而这些血流对维持生命至关重要。

丹尼斯和维克困惑极了，他们看向操作机器的人。

负责操作机器的人吓坏了。

储水箱已经干了，谢乐尔体内各处都被泵进了空气。大脑、心脏、肝脏，已经全都被空气毁掉了。

这是个操作失误。这名技术人员感冒了，发烧头晕，启动机器的时候忘了开启自动防故障装置，这个装置本可以防止储水箱被排空。

他们重启了机器，但一切已经太迟了。

手术进行到第八小时，谢乐尔·贾吉的心脏停止了跳动。

———

那一天，沃尔特·李拉海在丹尼斯手术室后面看到了现场的一切，他完全被迷住了。此时的李拉海是大学医院外科的一名年轻学员，从此刻开始，他认定心脏医学将是他毕生的追求。

不管李拉海的毕生事业是什么，大多数认识他的人都相信他能成功。只要他乐意放手一搏，基本上都能闹出点名堂。不管是在手术室里工作，还是在烟雾缭绕的夜总会里喝着马提尼，你都能感到他如鱼得水。李拉海的研究已经获得过国家级的奖项了，他马上就能评上教授。他还发表了许多学术论文，并在全国性的外科医生大会上发表过演讲——在场的所有人都注意到了这个来自明尼苏达州的英俊年轻的外科医生。

同行取得的成就，他都取得了，不仅如此，沃尔特似乎总能领先一步。总结起来，沃尔特的大脑似乎与常人有本质的不同。当其他人争论杯子是半空还是半满时，沃尔特却在质疑杯子是不是正确的容器。如果他说不是，那他一定是已经有了更好的主意。

丹尼斯很有勇气，而且他在把心肺机应用到临床之前，已经默默做了多年细致的研究和测试，李拉海对此深有触动。丹尼斯也很聪明，但他造的机器太复杂了，李拉海对此深表怀疑。零件越多，出错的可能性就越大，谢乐尔·贾吉的悲剧证明了这一点。这就好比把需要 16 个人同时演奏的优美交响乐乐谱，写在同一张纸上——在李拉海看来，这太荒谬了。

16 个医生七手八脚注定要失败，李拉海想。16 个人的行动绝不可能整齐划一！

───────

如果你在 1951 年的那个 5 月近距离观察过李拉海，你可能会注意到这个 32 岁的男人左耳附近有一道伤疤。他显然经历过一场外科手术。

不到两年前，也就是 1949 年底的一个早上，在他即将结束作为实习医生的漫长训练时，李拉海发现自己的脸上长了一个肿块。一位同事帮他切除了这个肿块，并告诉他切除的只是一个良性肿瘤，也可能是一块无害的淋巴结肿大组织。手术样本还是被送到了大学医院病理科进行显微镜分析，这只是例行惯例而已。

但病理检查结果却让李拉海的老板兼导师欧文·温恩斯坦震惊了。

病理科医生的报告显示，李拉海患有淋巴瘤，也就是非霍奇金淋巴瘤，这是最致命的癌症之一，大多数病人将在发病后 5 年内死亡。

温恩斯坦觉得一定是医生搞错了，淋巴瘤太罕见了，而沃尔特很健康，也很年轻。

温恩斯坦把报告偷偷扣了下来，没把结果告诉李拉海，而李拉海也未过问。李拉海接受了先前的诊断结果，开始继续做自己的事。他相信，如果是坏消息的话，他应该早就知道了。

第二章

外科医生—科学家

1885 年，17 岁的延斯·克里斯蒂安·李拉海（Jens Kristian Lillehei）离开了挪威一个心形的小岛延斯内斯。他出身于一个贫穷的渔民和农民家庭，和许多人一样，他乘船来到美国，希望在这里过上更好的生活。他几乎没尝过好日子的滋味。他当了泥瓦匠，结了婚并生养了两个儿子。1898 年，当 30 岁的延斯在明尼苏达州死于肺结核时，他的儿子们还没到上学的年纪。

　　延斯的遗孀帕卢达下定决心，自己的孩子一定要有所作为。靠着打扫房屋每天两美元的收入，她供儿子们完成了明尼苏达大学的学业。小儿子当了医生。大儿子克拉伦斯当了牙医，并与职业钢琴演奏家伊丽莎白·沃尔顿结了婚，生了三个男孩。1918 年 10 月 23 日，他们的大儿子出生的时候，克拉伦斯还在军队服役。

　　沃尔特是个英俊的男孩，有着北欧人的容貌，将来必定会成为万人迷。他喜欢户外活动，他的家位于明尼阿波利斯市郊的伊代纳，附近的小池塘是他的最爱。沃尔特参加了很多体育活动，享受每一次胜利，但在体育场外，他是一个随和的男孩，甚至有点不合群。沃尔特喜欢漂亮的衣服，喜欢家附近的图书馆，也喜欢父母所在的伊代纳乡村俱乐部。

尽管家里的生活条件还算不错，但李拉海夫妇还是从小向孩子们灌输努力工作的意义。沃尔特不仅加入了童子军[1]，还获得了最高成就，成了鹰级童子军。后来，等他年龄足够大时，又去当高尔夫球童赚外快。不仅如此，李拉海夫妇也非常强调让孩子们独立自主。每个周六，沃尔特和弟弟们一大早便出发去池塘边玩，只要吃晚饭的时候能回来就行，陪他们一起出去的只有他们家的狗吉格斯。吉格斯本来是只流浪狗，某天突然出现在他们家门阶上，就被收留了。另外，在学会开车之前，这些男孩们都可以在没有大人陪同的情况下自由地坐电车进城。

　　李拉海夫妇一直教导孩子遵守纪律。孩子们如果做了错事，大家会针对不好的行为进行分析，从来不会置之不理。一天，沃尔特放学回家，一位同学跳上了他的 T 型车[2]的侧面踏板，这辆车是沃尔特用他当球童赚来的积蓄买的。沃尔特让他下去，同学不肯，结果沃尔特把油门踩到底，一路摆尾疾驰，在一个弯道上翻了车。所幸没人受重伤，而且车还能开。最后，沃尔特被爸爸严厉批评了一顿。

　　"我并不觉得要相信那些写着'别这么做''别那么做'的提示，"李拉海多年后说，"如果我自己觉得这么做有道理，通常会付诸行动。"

　　李拉海注定不会是一个默默无闻的中产阶级，这从他出

　　1　美国童子军（Boy Scouts of America），成立于 1910 年，曾是美国最大的民间青少年组织，2020 年该组织因性侵官司申请破产。
　　2　Model T，指福特 T 型车。

类拔萃的手上功夫就能看出来。李拉海似乎天生就善于理解事物运转的规律，也很擅长捣鼓机械设备。八年级的时候，沃尔特就成功地改装了一把BB枪，可以射出0.22口径的子弹。十几岁时，他求父母给他买一辆摩托车，他们没答应。后来，沃尔特看到有人出售摩托车零件，这些零件七零八落地装在几个篮子里。尽管父母认为他永远也不可能组装好这些零件，但还是允许他买了下来。沃尔特没有借助任何组装手册，独立装好了一台摩托车，车子还能正常运行。等后来买下自己那辆T型车，沃尔特就在树枝上挂了个吊架，把发动机拆了出来，把车子大卸八块，然后又轻松地装了回去。

李拉海上小学的时候跳了两级，但最终还是成了一名普通的中学生，化学几乎不及格。1935年沃尔特毕业那天，化学老师对沃尔特的父亲说，他在大学坚持不了6个星期。那年秋天，16岁的李拉海进入明尼苏达大学。他觉得自己将来会成为一名律师或者工程师，要么就像爸爸一样成为牙医。后来，当他得知医学院的要求和牙科专业的要求一样时，他想为什么不试试当个医生呢？整个求学生涯，李拉海的成绩基本上都很突出，除了包括外科在内的三个"C"。他最终在全班103个同学里，以第十名的成绩顺利毕业。

但李拉海也不是书呆子，他有一种与众不同的幽默感，喜欢狂欢作乐。他高中时没谈过恋爱，却对女生有着独到的眼光。他逐渐归纳出自己的座右铭，并将其贯彻一生：努力工作，尽情玩乐！有意无意间，他逐渐感到自己和18世纪著名的苏格兰外科医生约翰·亨特（John Hunter）志趣相投，李拉海读了他的传记，回味无穷。亨特是一个不知疲倦的实验者，他率先向世人证明，外科手术并非是高级版本的屠户作为——外科医生也可以是科学家。但亨特在学术上并不是一个规矩正直的人。年轻时，他沉醉于伦敦的酒馆和妓院，不把风险放在眼里，行事近乎鲁莽。为了验证淋病和梅毒是否是同一疾病的不同临床表现，亨特在已经订婚并且即将结婚的情况下，用一把带脓的柳叶刀把自己感染了。"接种是周五进行的，"亨特记录道，"在接下来的那个周日，这些部位出现了难忍的瘙痒，一直持续到周二。"

大学时代，李拉海和朋友们每周六都在明尼苏达大学踢足球比赛，晚上就开车去米奇的店，这家小店位于小镇边缘，店主过去是个私酒贩子，曾经为霍吉·卡迈克尔、杰克·蒂加登和其他南方爵士乐大师订过酒。米奇的店是一个饮酒俱乐部，你可以在这儿无限畅饮，只要自己带酒来就行。沃尔特和其他男孩们用从医学院实验室偷来的乙醇提升啤酒的酒精度，然后带着这些自行"改装"过的淡啤酒来这儿喝。

很多个夜晚，他们在这里通宵达旦。李拉海的精力无人能及，只要睡一两个小时，他就能精力充沛地迎接新的一天，不管前一天晚上喝了多少。

———

欧文·温恩斯坦小时候并没想过要当医生。他想像父亲一样当个农民。他的父亲是挪威移民，除了耕作，还在明尼苏达州草原小镇莱克帕克经营一家生意兴隆的杂货店。欧文很可能成为一个出色的农民，他还是高中生的时候，就发明了一种巧妙的新方法，前后给难产的母猪接生了差不多三百来只小猪，这些母猪本来的命运是被送去屠宰场。欧文本打算在明尼苏达大学学兽医，但他的父亲坚持让他学医。他父亲是一个异常严厉的人，会用铁锹把孩子们赶到柴房里教训一顿。1917年那个酷热难耐的夏天，儿子终于顺从了父亲的意愿。因为老温恩斯坦先生让欧文在高温天气拉肥料，直到他答应重新选课为止。"我说：'好吧，干啥都比这好。'"欧文后来回忆道。

温恩斯坦有过目不忘的天赋，他在莱克帕克高中和明尼苏达大学医学院都是班级第一。在顺利完成外科住院实习并获得了博士学位（研究方向为隐睾）之后，他拒绝了一份年薪1.5万美元的私人诊所工作邀请，这在当时可是不低的薪酬。他就是想教书和做手术，想要一个属于自己的实验室。因此，他成了一名大学外科讲师，每周的工资不到70美元。欧文的父亲很失望，他的新婚妻子也是。她是个主修家政学的普通女人，当医生的丈夫对她来说就像是一张通往美好生活的车票。面对这一切阻力，温恩斯坦不为所动，仍然坚持自己的选择。

那是1926年，明尼苏达大学医学院从各方面来看都只是对美国东部那些著名医学院的拙劣效仿而已。欧洲的教授如果来美国巡回演讲，很少会顺道拜访这里，著名的研究人员也不会渴望得到这里的职位。整个学校甚至没有专职的外科主任，没有人想要这份工作。

哈佛大学的一位外科医生在访问了明尼阿波利斯后，果断拒绝了这里的职位。他说："嗯，这里什么都没有，也永远都不太可能会有。"

欧文·温恩斯坦显然并不认可这样的说法，他意识到这是一个绝佳的机会。他在伯尔尼[1]跟随一位小有名气的欧洲外科医生学习了一年，就接受了明尼苏达大学副教授的职位。第二年，他被任命为外科主任，时年 31 岁，也许是所有大学中最年轻的外科主任了。此时的他作为临床医生和研究人员已拥有很高的声望，还发表了三十多篇关于肠梗阻和溃疡的论文，这也是他最喜欢的两个科目。

温恩斯坦刚刚上任没多久，竞争对手们就怨气十足地指责他治死了太多癌症病人。他们真正想要的并不是提升癌症病人的生存率，而是逼新主任下台。这帮人只是嫉妒他，温恩斯坦心知肚明。"这不过是一派胡言。"温恩斯坦对力保他主任职位的院长这样说道。

随着在政治上逐渐如鱼得水，他开始着手建立自己的外科科室。

1　Bern，瑞士的首都。

第一次见到温恩斯坦时，李拉海还只是医学院二年级的学生。那是 1938 年秋天，李拉海只有 20 岁，温恩斯坦是他的任课老师。

　　尽管温恩斯坦身材矮小，却令人印象深刻：他穿着白大褂，戴着金丝边眼镜，头发向后梳得平平整整，看起来就像一位伟大的欧洲教授。但他却很年轻，还不到 40 岁，就已经当了将近十年的主任。

　　听了他的课，李拉海对他能如此成功表示一点都不意外。温恩斯坦能在没有任何资料的情况下连续讲两小时的课。他描述病人的病史，从来不需要看记录，全凭记忆。

　　这门课讲的是急性阑尾炎——严重时会导致阑尾穿孔，如果不采取手术干预这将是致命的。温恩斯坦在课上介绍说，就在不久前，急性阑尾炎对于人们来说还很神秘。许多人都认为急性阑尾炎是感染导致的，真相是这样么？温恩斯坦对此表示怀疑，他开始了自己的探寻。

　　温恩斯坦最初用动物来做研究。他和他的研究助手——外科医生克拉伦斯·丹尼斯一起，把各种动物的阑尾结扎起来，然后观察、测量并监控动物的肠内压力。温恩斯坦知道，大自然有时会把她的秘密藏在令人意外之处，于是在研究了兔子、狗、猫和臭鼬，熟悉了它们的内部构造之后，他开始用猴子和猿做研究。

　　　　　　　　　　心脏之王——心内直视手术先驱的真实故事

温恩斯坦仍然没有满足，他又在老虎和熊身上做起了实验，这两只野兽被掺了巴比妥[1]的生肉放倒了。这个故事让年轻的李拉海如痴如醉。

"当它们变得昏昏沉沉，"温恩斯坦回忆道，"我们就冲上去，用乙醚罐子套住动物的鼻子，两人合力把它们抬到手术台上，再绑起来，进行手术。"

在穷尽了所有能研究的动物之后，温恩斯坦开始用人做实验。他趁着给结肠癌病人做手术的机会，给他们多做了一次手术。他把病人的阑尾从腹部伸出来，就像放错了位置的手指一样。然后，他把伸出的组织末端绑起来，连接到床边的仪表上。温恩斯坦发现，这种操作造成的梗阻的确会让肠内压力升高，导致阑尾破裂，但并没有引发感染。这不算是惊天动地的发现，临床价值也有限，但它极好地验证了温恩斯坦的人生信条，它证明了决心和创新思维的价值。

这真叫人惊叹，李拉海想。这是温恩斯坦开启的一项全新的探索，它是同时在手术室和实验室这两个激动人心的环境中开展的科学研究，就如同外科前辈亨特所开展的医学研究一样[2]。

李拉海对他最亲密的医学院伙伴 F. 约翰·刘易斯（F. John Lewis）说，天啊，我们应该去外科！

1　一类中枢抑制药，可用作麻醉剂。
2　亨特用实践向世人证明，外科并不只是手艺活儿，还是实验科学。——译者注

1942 年春天，李拉海结束了医院的实习，战争向他发出了召唤。他满怀热情地奔赴战场。他认为人应该为国家效力，也想看看外面的世界。

他首先到了伦敦，接着去了北非，在对抗德国陆军元帅埃尔温·隆美尔那臭名昭著的非洲军团的战役中，他参与了第一步兵师，指挥陆军流动外科医院。李拉海甚至在交战之前就提前感受到了战争的残酷。开战前夜，李拉海和他的队友们彻夜未眠，忙着医治那些为了逃避战争开枪打伤自己脚的美国士兵。李拉海非常震惊，人竟然可以害怕到如此地步。他本人却对战争非常着迷，就像两个世纪前的外科前辈约翰·亨特一样。他本人也听从了希波克拉底的建议："那些希望当外科医生的人，应该奔赴战场。"

盟军从非洲穿过地中海抵达意大利，李拉海随军在罗马以南 30 英里（约 48 公里）的安齐奥登陆。那是 1944 年的年初。安齐奥对德军来说至关重要，因此他们的防守和反击也异常猛烈，他们在空中和地面都竭尽全力地攻击，制造出被一位美国将军称为"平坦而荒芜的小型地狱"的区域。帐篷顶上的红色十字没能庇佑他们，美军伤亡人数不断增加。一连几天，李拉海都没能合眼。

但这正是战争的本质。战争中的杀戮给这位 25 岁的上尉上了一课，而且这堂课的意义超越了医疗管理和医学本身。

在一封家信中，李拉海写道："现代战争远比我之前预想的要恐怖得多……只有亲身经历过才能体会。经历过战争，再想想我们还需要通过看足球比赛之类的来寻找刺激，就显得格外荒谬。"在另一封信中，这位年轻的上尉写道："作为医院的指挥官，我的职责之一是挑选那些在对敌行动中受重伤的人，授予他们紫心勋章[1]。这真是非常漂亮的勋章，但不管多漂亮，也无法弥补他们失去的胳膊、腿或者是脸。"多年后，李拉海会希望用更有价值的东西来回报人们的牺牲。

随着德军抵抗减弱，盟军向罗马推进，李拉海找到了其他有价值的事。他对外科医生做的所有手术都进行了详细记录，现在，李拉海开始对战争创伤的治疗进行分析和总结，希望有朝一日能发表。在罗马的时候，他经常与同事和漂亮的护士一起光顾咖啡馆，也会给他的女朋友，美丽的凯伊·林德伯格（Kaye Lindberg）寄情书。他和凯伊是在明尼阿波利斯认识的，当年李拉海还是一名实习医生，凯伊是实习护士，他俩打算在李拉海从战场归来的一年后结婚。李拉海在结婚当晚享受了一顿丰盛的晚餐，喝了一夜的酒，却把大部分当军官挣的钱寄回家给了父亲。父亲为他建了个储蓄账户。几年后他将要感谢这笔存款，而且是因为一个他永远无法想象到的理由。

李拉海回到明尼苏达州时已经是一名中校，胸口戴着铜星勋章、箭头标志和有五颗战斗星的欧洲战区勋带。他沉着

1　the Purple Heart，美国军队授予在战争中受伤或牺牲的士兵的奖章。

地走向战场，归来也是镇定自若。他只有 27 岁，还没有锋芒
毕露的坏脾气，也没有太多的恐惧，却有了不寻常的驱动力。

离开意大利之前，李拉海写道："离开家乡后，我身上发
生的一个变化就是我再也停不下脚步了，一旦在任何一个地
方停留的时间超过四五天，我就会渴望再次出发。"

———

1945 年底，李拉海乘船回国。尽管在战争期间他主要负
责的是管理工作，但他仍然打算回到病床边，成为一名执业
外科医生。现在，他终于可以开始做住院医生了。

他只申请了一个专业——你永远不会忘记一个给老虎和
熊做手术的人。

你什么时候能开始？一场简短的面试后，温恩斯坦问他。

今天，李拉海说。

那你需要一件白大褂，这位主任说。

———

李拉海做出这样的选择，约翰·亨特的确功不可没，但
是欧文·温恩斯坦的外科训练项目也起到了关键的作用，它
们即便算不上独一无二，也是非比寻常了。温恩斯坦的风格
和欧洲以及美国东部那些医学中心的医生都不一样，甚至和
同在明尼苏达州，位于罗切斯特市南 90 英里的世界知名的梅
奥诊所的医生也不一样，温恩斯坦对科学研究达到了痴迷的

程度。当时大多数有名的外科中心都把工作重心放在手术室上，医生"真刀真枪"地在人体器官组织上操作，但温恩斯坦认为，对于一个医生来说，手术只是工作的一部分，而且是相对容易的那部分。在他看来，外科医生在实验室里做的事才更有技术含量，在这里才能体现一名医生是不是有原创的思维。

温恩斯坦经常说："对法国外籍军团或者英国冷溪卫队来说，传统的确是好东西，但对科学来说传统就是灾难。"（然而，住院医生们也有自己的一套理解，他们背着温恩斯坦说："在温恩斯坦眼里，什么都不奇怪。"）

尽管温恩斯坦允许住院医生享有学术自由，但对医生们训练课程的安排却是相当严格。他要求他们定期发表论文，加入专业协会。他还要求他手下所有的外科医生都必须拿下硕士学位，然后鼓励其中最聪明的人继续攻读博士学位，就像他自己一样。沃尔顿·李拉海无疑是最聪明的人之一。

1946 年 1 月 1 日，李拉海开始住院实习，在让这个年轻人进实验室之前，温恩斯坦先把他分配到手术室，学习外科手术的基础操作。最初，李拉海和大家一样，只负责固定牵开器或者帮着医生打结。同时，他还在大学医院的病房里工作，负责帮助病人预约 X 线片、拆线和换药。病房的工作在临床训练中至关重要，但也十分枯燥乏味。这些住院医生都说自己做的是无聊的体力活。然而，正是在病房里，李拉海逐渐与病人建立起情感上的联系，他们中许多人都对手术刀感到恐惧。虽然还只是一名年轻的外科医生，李拉海却有着超凡的同情心。这是他在战争中的另一个体会：安慰生病和垂死之人同样重要——李拉海后来将这称为医生的道德义务。

李拉海在这个最初级的岗位上实践了 21 个月，对肠、胃、肝和肺的手术越来越有信心，此时，他终于迎来了与心脏的第一次"邂逅"。

能有这次机会，李拉海得感谢理查德·维克。维克和克拉伦斯·丹尼斯一样，都是温恩斯坦手下的高级职员。早年，他在波士顿、巴尔的摩和斯德哥尔摩这些地方做过很多开创性的工作，自 20 世纪 40 年代开始，维克开始尝试涉及心脏外周结构的手术。虽然心脏手术依旧是无法企及的，但能在心脏表面做手术，仍然是一个了不起的成就。1938 年，美国哈佛大学的罗伯特·E. 格罗斯（Robert E. Gross）给一位先天性肺动脉和主动脉缺损的女孩做了手术，肺动脉和主动脉都是与心脏直接相连的血管。这项手术震惊一时，它开创了心脏闭式手术的时代，但这种手术仍然不需要打开心脏。6 年后又有一个令人振奋的消息，约翰·霍普金斯大学的阿尔弗雷德·布莱洛克（Alfred Blalock）成功完成了第一例蓝婴手术，蓝婴症是另一种致命的先天性心脏缺陷，布莱洛克救了这个患儿的命（尽管并没能完全治愈）。

尽管温恩斯坦早在 1939 年便完成了明尼苏达大学史上第一例心脏闭式手术，但他却发现自己对癌症和溃疡的研究更感兴趣，于是这位外科主任把心脏闭式手术的事务转交给了维克。维克是一位很有天赋的老师，也是丹尼斯的启蒙老师。

沃尔特·李拉海观摩了维克给心脏做的这些"外围"手术，开始有了自己的想法。

———

1947 年秋天，李拉海开始跃跃欲试想进实验室，温恩斯坦把这位年轻的住院医生分配到了他自己的实验室中。

温恩斯坦的实验室里充满了奇思妙想：自从担任主任以来，他在一批批年轻医生的协助下，实现了许多外科手术领域的创新。也许没有几项发明比胃管给医学带来的益处更大——胃管被用于治疗肠梗阻，而肠梗阻是一种原发性疾病，经常会致死。温恩斯坦在实验中发现，只需要简单地把一根软管通过鼻子和胃插到肠子里，就能减轻肠道中气体和液体造成的压力，而压力过大正是真正致死的原因。这根管子又被称为温恩斯坦管，也用于辅助治疗腹部创伤。二战期间，许多士兵腹部受伤，温恩斯坦作为发明者，在当时几乎成了英雄人物。后来幽默作家奥格登·纳什（Ogden Nash）还为这位外科主任写了一首颂歌：

> 让我在欧文·温恩斯坦的肠道里，
>
> 得到最后的安息，
>
> 因为我知道他熟练的抽吸，
>
> 将给予我重生的权利。

1947 年秋天，温恩斯坦的兴趣领域是消化性溃疡，发生这种病时胃液会把胃壁侵蚀掉。胃溃疡这种病并不足以让一个医生在医学史上留下辉煌战绩，但对于病人来说，胃上有这么一个洞则可能会致命；即便还没有到穿孔的程度，也足以让病人的生活变得痛苦和血腥。针对胃溃疡，外科医生和非外科医生（也就是内科医生）经常在治疗方案上产生分歧。拿刀的外科医生和不喜欢两手沾血而主张药物治疗的内科医生之间的较量已经持续了一个世纪之久，消化性溃疡就是近代的一个交锋战场。

以明尼苏达大学医学部主任塞西尔·J. 沃森为首的内科医生们，倾向于用小苏打或富含牛奶和奶油的特殊饮食来治疗溃疡。但包括温恩斯坦在内的外科医生，则主张手术治疗。实际上当时还没有人能确切找到一种通用的治疗方案，因为没人知道溃疡的成因。

温恩斯坦和他手下的年轻研究者们在常用的实验对象狗身上寻找答案。他们试图精确定位溃疡经常侵犯的部位，同时想要确认外科医生需要切除多大面积的胃壁才能起到治疗的效果。李拉海就是在此时加入研究的。这场冒险，就如同与虎狼同行一样惊心动魄。

李拉海在温恩斯坦的实验室待了一年，然后主任把他交给了医学院生理系主任莫里斯·B. 维舍尔（Maurice B. Visscher）。生理学是研究生物体功能的基础科学。温恩斯坦同前辈约翰·亨特一样，他们都认为，没有生理学知识，任何外科医生都不可能出类拔萃。

李拉海在维舍尔的实验室待了一年，1949 年 10 月，温恩斯坦任命他为首席住院医生。李拉海回到了手术室，在这里他将完成自己作为住院医生的漫长训练，正式成为医学院的一员。

此时，波士顿和费城的外科医生再次向真正的心内直视手术迈进了一步：他们设计了一种方法来修复二尖瓣狭窄，这是一种相对简单的心脏内部缺陷。如同阿尔弗雷德·布莱洛克的蓝婴手术，二尖瓣手术也让整个外科界欢欣鼓舞。

高级外科医生维克学会了这种最新的心脏手术，又把这种操作和他所掌握的其他所有心脏闭式手术都教给了李拉海。此时的沃尔特还没有确定自己将要毕生钻研的领域，但心脏的诱惑力已然加强。

第三章

侵入性操作

1949 年底的一天早上，沃尔特·李拉海在刮胡子的时候发现自己左耳前方有一个小肿块，他判断应该不是大问题，随时可以切除，于是便把这件事搁置了。作为外科主任钦点的总住院医生，李拉海忙于学习心脏闭式手术，已经一点闲暇时间都抽不出来了。

1950 年 2 月 9 日，李拉海终于抽出时间切除了肿块。外科医生大卫·斯泰特给他做了手术。斯泰特的专业领域就是腮腺，腮腺的位置很棘手，就在控制面部活动的神经边上。粗心的医生有时会切断这根神经，导致患者眼睑下垂，或者再也无法做出微笑的表情。但斯泰特轻而易举地切除了肿块，没有带来丝毫危险。

大学医院病理科最初的诊断结果是淋巴瘤，温恩斯坦对这个诊断深表怀疑，要求复检。这一次，整个科室的病理医生得出一致结论，李拉海得的就是淋巴瘤。温恩斯坦仍然不相信，他向斯隆-凯特琳研究所的一位病理医生朋友描述了李拉海的病情。这个研究所是全美领先的癌症中心，研究所的朋友并不像温恩斯坦在明尼苏达大学的同事们那么悲观，但他需要一份样本，好亲自进行诊断。于是温恩斯坦寄去了他得意门生的一小块组织。

"你还记得我曾经质疑的腮腺病变么?"朋友回信说,"很抱歉,我不得不承认,这个病例就是淋巴瘤。"

温恩斯坦将另一份样本送到哥伦比亚大学的一位病理医生那里,这位病理医生不仅再一次确认了诊断,还警告说癌细胞正在扩散。这位病理医生写道,五年治愈率为25%,"十年治愈率更低"。第四份样本被送到了梅奥诊所,得到的也是同样残酷的回应。

1950年3月中旬,距离大卫·斯泰特切除李拉海脸上的肿块已经过去了一个月。

温恩斯坦仍旧没有将结果告诉李拉海,也没有告诉其他人。他想让李拉海完成他的住院实习。尽管有来自病理医生的一份份报告,温恩斯坦仍然拒绝接受这个事实。

———————

4月,温恩斯坦和他手下的几位外科医生一同登上了飞往丹佛的飞机。他们从丹佛出发,前往科罗拉多州科泉市的布罗德莫酒店,参加美国外科协会的会议,这个协会的成员也包括外科领域的巨擘们。在学术交流期间,最前沿的研究结果均会被揭晓。李拉海本人将提交一篇论文,这篇论文随后会发表在核心期刊上。

这是李拉海在国家级会议上的首次亮相。

布罗德莫酒店对于举办这么隆重的活动来说是再合适不过了。酒店内饰是一家纽约公司设计的,丽思卡尔顿酒店的水晶房也是出自这家公司之手，酒店还聘请了一百多名意大利艺术家在天花板上作画和做其他内部装饰。客人们夏天可以在这里打马球和高尔夫，冬天可以在室内泳池游泳，泳池里灌的都是来自附近落基山的泉水。只有重量级人物才会入住布罗德莫酒店。结束了一天的学术会议，李拉海和其他年轻人可以在晚上尽情喝上几杯，对于他们来说，这是个多么美妙的地方啊。

会议期间，温恩斯坦坚持要和李拉海同住，李拉海感到很荣幸。要知道，这位主任此前从未对任何人表现得如此关切。李拉海不知道的是，温恩斯坦实际上是想要近距离观察观察他，他希望找到一些具体的症状，来佐证病理医生们的判断。

温恩斯坦没发现任何异常，特别是在 4 月 20 日李拉海登上领奖台的那天。

听众都是外科医生，其中很少有人见过李拉海，如果他们真的听说过关于他的事，也顶多是从温恩斯坦那里听说的，他总是到处吹嘘他手下的人。31 岁的李拉海是整个会场里最年轻，也是最时髦的医生之一，他穿着鳄鱼皮鞋，戴着金表，穿着三件套西装，一点也不紧张。即便是作为一名外科医生，他也是非常自信的。

他看上去非常健康。

———

李拉海的研究课题可以追溯到他担任总住院医生的前一

年。那时，他在生理学系主任莫里斯·维舍尔的实验室工作。慢性心力衰竭的生物学基础是维舍尔感兴趣的领域之一，主要研究衰竭的心脏所引发的身体其他部位（尤其是肾和肺）的复杂变化。

在工作中，缺乏实验对象让维舍尔十分崩溃。心脏的相关研究一般都首选狗作为实验动物，但原发性心脏衰竭在狗中非常罕见。人为诱导心脏衰竭也不是很可靠。人们可以往狗的心脏中注射引发心内膜炎的细菌，不过最终得到的实验模型既可能是心脏衰竭的狗，也可能是一只死狗，甚至这只狗什么反应都不会有，依旧活蹦乱跳。许多科学家尝试寻找解决方案，但都无功而返。

维舍尔对李拉海说，沃尔特，我想让你来设计一种可靠的方法，让狗患上慢性心力衰竭。

也就用了几个月，李拉海便办到了。

布罗德莫酒店的听众几乎无法相信他的解决方案。他们怎么就没想到呢？这个方案的厉害之处在于，它实际上非常简单。只需要做一个简单的手术，将动脉和静脉连接在一起，就可增加狗心脏的血流量，这使得心脏不得不更加卖力地工作。大约一个月后，由于压力过大，狗的心脏便会开始衰竭。

李拉海在演讲中展示了一些幻灯片来支持自己的实验结果，幻灯片上是他亲手绘制的图表、亲自拍摄的 X 线片，以及他为编号 24 和 114 的两只实验狗做的心脏解剖的照片；早在职业生涯的初期，李拉海就知道要用有说服力的图片来阐明自己的发现。李拉海演讲完毕，离开了讲台，坐在自己最好的朋友约翰·刘易斯旁边，继续听其他人的演讲。两位年轻的外科医生对未知充满了好奇，什么都想去了解，随后他们在布罗德莫也得知了一件事，一位默默无闻的加拿大外科医生认为自己发明了一种可以安全介入活人心脏的方法。

1950年5月下旬的一天，温恩斯坦把李拉海叫到办公室。此时，布罗德莫会议已经结束了一个月。再过几天，李拉海就要完成总住院医生的培训，成为医院的正式员工了。

坐吧，温恩斯坦说，我得告诉你一件事。

李拉海坐下了。

还记得那个肿块吗？温恩斯坦说，检查结果是阳性的淋巴瘤。我把样本送到另外三个地方，得到的诊断结果都一样。

李拉海大吃一惊。他早把肿块的事儿抛在脑后了。

我很抱歉，沃尔特，温恩斯坦继续说道，我们现在别无选择，只能动手术。

温恩斯坦的口气像是在对一个陌生人说话。他不是情绪化的人，然而李拉海的肿瘤对他造成了深深的打击。他用自己的方式关爱着这个年轻人，对他来说李拉海就像他的儿子一样。欧文·温恩斯坦在这位优秀的学生身上看到了很多自己的影子，他多么聪明，多有干劲啊！沃尔特满脑子都是工作。系里流传着这样一个故事，一天深夜，李拉海需要给狗拍个 X 线片，因为找不到有放射室钥匙的人，他就把门从铰链上卸了下来。如果这个世界上有人能满足温恩斯坦最大的愿望——为明尼苏达大学赢得一次诺贝尔奖，那此人必定是沃尔特。

其实这其中还牵涉一些别的东西，当时李拉海并没有察觉。

温恩斯坦从不谈论个人生活，也许是因为个人生活让他感到尴尬和困扰。欧文的第一个儿子（也叫欧文）从很小的时候起就一直令人失望。大家都管这个孩子叫巴德，他有着天才的智商和过目不忘的记忆力，像他父亲一样。但他不喜欢学校的条条框框，蔑视权威——尽管每次犯错他都受到家里的严厉惩罚。巴德和坏家伙们鬼混在一起，十几岁的时候就因为偷车被捕。他英俊高大，魅力四射，从外表丝毫看不出是个脾气暴躁的人。他 18 岁就私奔了，19 岁时当了父亲，20 岁时又有了第二个孩子；他两次从大学辍学，后来欧文不再给他钱了，他就挨家挨户地售卖吸尘器和百科全书。他还伪造偷来的支票，因此被关进了监狱。巴德赌博、酗酒，想象自己是一个作家，一个年轻的海明威。

按理说，温恩斯坦应该从妻子那里寻求安慰，但事实是，他的婚姻也是一场灾难。海伦·卡罗尔·格里芬是来自圣保罗的城市女孩，貌美而且很受欢迎。她在明尼苏达大学农林家政学院读书时遇到了腼腆的农家男孩欧文。海伦嫁给了欧文，并生下了他们的第一个孩子，是个女孩。此时她的丈夫还是个住院医生，仍在医学院学习。她本以为嫁给医生定会带给她日思夜想的优渥生活！结果欧文却接受了大学的工作，收入微薄，要知道他本来是能拿到好几倍高的薪水的，可想海伦是多么失望啊！这种愤恨之情在海伦看到自己的姐姐嫁给有钱的放射科医生之后愈演愈烈。欧文开着旧车，穿着旧套装，提着一个从来不换的旧公文包；他脑子里唯一想要的钱，只是拨给他系里的研究经费。

更糟的是，海伦酗酒越来越严重，她抑郁症发作，在巴德与他父亲不断发生矛盾的过程中，她总是站在巴德一边。海伦和欧文·温恩斯坦彼此憎恨。海伦手段残酷，她知道丈夫怕蛇，有一年，她把一条死蛇包起来送给丈夫作为生日礼物。还有一次，她用一封措辞肮脏恶毒的私人信件替换了欧文的学术演讲稿。欧文事先毫无察觉，他站在讲台上，把手伸进口袋，掏出的却是海伦的满腹抱怨。

现在沃尔特竟然得了淋巴瘤。生活是多么的不公平。

———

1950 年 5 月 25 日，也就是阵亡将士纪念日周末假期的第一天，李拉海回到家，思考自己要做何选择。

他没有多少选择。1950 年还没有化疗，也没有骨髓移植技术。非手术性的放射治疗是当时可供选择的诊疗方案，但温恩斯坦不建议这样做。他认为李拉海接受手术的长期存活率更高。温恩斯坦主动提出要为他主刀。

这并没多让人放心。

在明尼苏达大学，温恩斯坦的癌症治疗经验比任何人都要丰富，但李拉海和其他熟悉温恩斯坦秉性的人都知道，他做事的风格特别激进。温恩斯坦一向乐于接手其他外科医生认为没希望而放弃的病例。他认为，在这个领域，胆怯没有任何用处，如果不好判断，干脆多切除一些，因为癌细胞可能潜伏在任何地方。他实施过一些针对严重恶性肿瘤的手术，其中一种被称作半体切除术，基本上相当于把人切掉一半，两条腿被完全切去；另一种也很激进的手术是内脏切除术，手术中会切除病人的膀胱、生殖器官、脾、淋巴结、直肠、肾脏，结肠也被切到只剩下一英尺（约 30.5 厘米）。温恩斯坦认为，治疗严重的乳腺癌时，传统的乳腺癌根治术切除范围根本就不够，如果外科医生尽职尽责，绝对应该切除得更彻底。温恩斯坦主张所谓的超根治乳房切除术，这种手术需要尽可能往深处切。

有人批评温恩斯坦，说他的大胆蒙蔽了判断力。他手下的一些住院医生经常说："温恩斯坦痛恨癌症，因为癌症比他弄死的人可多多了。"有一次，温恩斯坦手下的一位外科医生实施了一例半体切除术，消息不胫而走，后来这位医生收到一封信，上面写着："既然你已经切了这么多，怎么不干脆切掉自己的头呢？"

温恩斯坦从不担心这些批评。他最近特别热衷于所谓的"二次诊疗"，当然这种做法也同样饱受争议。的确，人们普遍认为，外科医生不可能百分之百确定切除了病人所有的癌细胞，因此温恩斯坦建议，即便病人没有复发征兆，也应在半年后进行第二次手术。也就是说，哪怕病人看起来不错，也没有异样的感觉，温恩斯坦仍然主张再次开刀。如果"二次诊疗"时发现了癌症的迹象，那就可能还要做第三次、第四次，甚至更多次的手术。温恩斯坦在他早期一篇关于这种治疗方案的论文中记录了一个病例，这位病人是一位 60 岁的女性，他在文中写道，这位女性显示出"非凡的勇气、信念和耐心"。但在其他人眼里，这个女人却是异常可悲的。1948年，她做了一次肠癌手术，之后，她可不止一次回到温恩斯坦的手术室，而是前后回来了五次。温恩斯坦写道："第六次诊疗时我们给她做了彻底的、全面的检查。"幸运的是，这一次没有发现任何癌症的迹象。未来，温恩斯坦无疑会再次要求她复诊。

———————

李拉海翻阅了他能找到的所有关于淋巴瘤的治疗方案，最后勉强同意接受手术。他要工作到最后一刻。手术的前一天晚上，他伏案到凌晨，终于完成了与温恩斯坦合写的一篇关于溃疡的论文终稿。上床睡觉之前，李拉海让妻子凯伊把它打出来。

6 月 1 日星期四，早上 7 点 15 分，李拉海走进了大学医院的一号手术室，也就是温恩斯坦管理的手术室。他并不清楚自己在昏睡时将会发生什么。他只知道温恩斯坦会给他开刀，把所有可能癌变的东西都切除掉。

大卫·斯泰特开始了手术，他就是同年2月给李拉海切除腮腺肿瘤的那位外科医生。

在温恩斯坦的监督下，斯泰特切除了李拉海剩余的腮腺。资深外科医生维克也加入了手术，他和斯泰特随即开始处理李拉海的颈部组织，他们从中取出了所有的淋巴结和腺体。靠近颈静脉的一些淋巴结已经肿大，温恩斯坦决定让两位医生把手术范围扩大到胸腔。手术前，温恩斯坦并没有向他的病人提到可能出现这种情况，现在征求意见也为时已晚，李拉海已不省人事，他的脸和脖子像解剖课上的尸体一样敞开着。

现在，温恩斯坦也亲自参与到手术中。4小时过去了。在1950年，这已经称得上是一场马拉松式的手术了。

在李拉海最好的朋友，外科医生约翰·刘易斯的协助下，温恩斯坦撑开了李拉海的胸骨，打开了他的胸腔。温恩斯坦深深地切下去，切除了更多淋巴结、淋巴腺、肌肉、脂肪、血管、胸腺，去掉了一整根肋骨。世界上从来没人做过这样的手术。这种手术策略堪比"焦土政策[1]"，术中出血量相当可怕。李拉海接受着源源不断的输血，其中还有诺曼·E. 沙姆韦（Norman E. Shumway）所献的血，多年后，就是这名

1　指交战一方在进入或撤出某处时，将所有物品和设施悉数破坏，不使敌方利用的军事策略。

实习医生发明了人类心脏移植手术。

历经 10 小时 35 分钟，温恩斯坦终于完成了手术。

7 名外科医生、4 名麻醉师和若干名护士参与了整个手术过程。

9 品脱（约 4.26 升）的血被先后输入李拉海体内。

23 个样本被送往病理实验室。

李拉海还将接受 12 次放射性治疗。

但，他最起码还活着。

然而概率显示，李拉海应该活不过 5 年。

———

在温恩斯坦主刀的淋巴瘤手术结束一周后，李拉海出院了，他的妻子在家照顾他。他们和年幼的女儿一同居住在大学附近的复式公寓里。

凯瑟琳·露丝·林德伯格（Katherine Ruth Lindberg）是两位瑞典移民的独生女，在明尼阿波利斯长大。她是个非常漂亮的姑娘，高中时还被同学选为最受欢迎的女孩，像她这样的女孩从来不缺男孩的青睐。她高中时擅长体育，尤其是排球，她的一位追求者看她打了一场球，之后偷偷塞给她一张纸条，上面写着："如果你仔细听，就能听到我的膝盖在咯咯作响。你是整个球场上最可爱的女孩——能看你比赛是我的荣幸。你的身材是如此匀称……请问你的储物柜号码是多少？"

凯伊[1]以全班第一名的成绩毕业，之后进入明尼苏达大学护理学院学习，她希望当个空姐，之后再成为一名执业护士，将来甚至还可能当上主管护师或行政管理员。1941 年，凯伊和沃尔特在明尼阿波利斯总医院相识，当时凯伊在那里学习，沃尔特则在那儿实习。

这一天，李拉海走进病房，凯伊的朋友对她说，哇，看那个金发碧眼的家伙！

凯伊也觉得沃尔特是个美男子，还欣赏他的做事风格，李拉海和其他实习医生不同，他总是乐意花时间听病人倾诉，给他们鼓励。与此同时，在李拉海眼里，凯伊的腿则是所有护士学生中最美的。

凯伊当时还在和别人约会，但当那个男孩参加海军离开当地后，沃尔特便邀请凯伊去医院野餐。从那天起他们就在一起了，关系一直很稳定，直到1942 年 6 月李拉海入伍。在离开前，沃尔特把他的兄弟会徽章给了凯伊，他们约定战争结束就结婚。在这三年多的时间里，李拉海随着盟军穿越北非，进入意大利，这对小情侣一直保持通信，虽然战区烽烟四起，他们仍试图找机会在海外团聚。

"亲爱的凯伊，我的挚爱，"沃尔特在一封信中写道，"我多么爱你，现在的我感到痛苦万分。你是如此可爱和迷人，亲爱的，肯定有很多人追求你吧，但请等我，相信我，亲爱的，我相信我们很快就会在一起。"

1　凯伊为凯瑟琳的简称。

战争期间，凯伊始终没能找到机会出国。三年半的分别让他们付出了感情的代价，尽管凯伊和沃尔特一直没有取消婚约，但沃尔特回来之后，他们也并没有立马冲到教堂结婚。温恩斯坦制订的实习计划需要投入大量时间和精力，让沃尔特无法抽身，而凯伊当时也在西北航空公司当乘务员。"我们有太多的不同，"凯伊后来回忆道，"我们好像已经分道扬镳了。"

　　后来，航空公司政策突然发生了变化，迫使凯伊和沃尔特火速结了婚。那是1946年底，西北航空公司宣布，从1947年开始，将不再雇用已婚女性，而在这一年1月1日前结婚的空姐则可以继续在岗。机不可失，凯伊在新年前夕嫁给了沃尔特——只比最后期限早了几小时。18个月后，李拉海夫妇有了他们的第一个孩子，是个女孩，他们给她取名叫金。

　　1950年的夏天，李拉海陷入了前所未有的抑郁情绪。他胸部的伤口感染，疼痛难忍，维克常在晚上来帮他清洁伤口（为了表示感谢，李拉海会给他俩各调一杯马提尼酒）。另一个并发症是胃扩张，直接就把李拉海摇摇晃晃地送进了急诊室。为期两周的面部放疗让他感到恶心，将来可能还会出现更严重的副作用，症状可能包括白内障。当然，这得假设李拉海到那时候还活着。

　　对凯伊来说，这段日子很不好过。肺结核刚让她的母亲进了疗养院，丈夫又患病了，急需人照顾，凯伊不得不放弃在明尼苏达大学攻读的护理硕士学位。她当空姐的日子也成了历史；在这对新婚夫妇度完蜜月回来后不久，西北航空公司又突然改变了婚姻状况相关政策，向她发出了解雇通知书。

在那个糟糕透顶的夏天，沃尔特试图通过看电视来转移注意力，他主要看下午的棒球比赛和午夜前的几个节目，那时电视会一直播到早上。他阅读医学期刊，写写博士论文，期待秋天来临，到那时他就能恢复自己的外科手术工作，并拥有属于自己的实验室。

身体上的痛苦只是那个不幸夏天的一部分。尽管李拉海从未向温恩斯坦说起此事，但他对自己的主任在没有预先告知的情况下，将他的创口切得如此之深而深感不满，要知道，病理学专家的最终报告显示，在他身体的其他地方并未发现恶性肿瘤的迹象。尽管如此，温恩斯坦还是建议李拉海在6个月后进行第二次手术。李拉海拒绝了，他觉得够了。

李拉海为自己刚刚组建的小家庭感到担忧。虽然温恩斯坦还在继续支付他薪水，但没有任何一家保险公司会为淋巴瘤幸存者提供保险。战时，李拉海曾把工资积蓄都寄回了家，现在，他开始用这笔钱投资股票。这笔偶然的投资，竟最终给这位年轻的医生带来了出乎意料的财富。

第四章

蓝色婴儿

经过 4 个月的康复，李拉海回到了大学医院。巧的是，他给病人实施的第一例手术，也是腮腺切除。他轻而易举地完成了手术，尽管在打开病人胸骨时，他无法不想起自己所经历的手术和持续感染的痛苦。

李拉海现在是明尼苏达大学医学院的初级教员了，他在生理楼的阁楼上弄了一间小型实验室。穿过大厅，有一间更大的实验室，高级外科医生克拉伦斯·丹尼斯正在那里改进他的心肺机，李拉海也抱着浓厚的兴趣关注着这个项目。李拉海的第一项独立研究是对狗慢性心力衰竭的后续研究，这也为他赢得了第一个国家级的奖项——由美国科学促进会（AAAS）颁发的奖章和 1250 美元的奖金。有了这笔钱，李拉海开始研究阻断狗心脏供血之后会有什么影响，包括阻断多久会引起脑损伤。在医院手术室里，李拉海则继续做着心脏闭式手术和普通外科手术，这些手术保障了他有稳定的收入。

那是 1950 年秋天，美国即将迎来空前繁荣的十年。婴儿潮暴发，托儿所人满为患；青霉素的问世又使得婴儿可以健康长大。父母们把儿科医生本杰明·斯波克奉为心地善良的民族英雄，著名心脏病专家保罗·达德利·怀特也致力于宣传心脏健康的重要性，他将其喻为美好生活的基础。对于人类来说，心脏一直极具魅力，如今，它似乎已成为一个令人兴奋的研究前沿。

报纸上随处可见与心脏有关的新闻和趣事：苏联的研究人员声称已成功完成了青蛙心脏移植实验；还有一位前美国海军陆战队士兵透露，自己在冲绳岛战役中心脏中弹，他一直带着这颗子弹活到现在。即使是风格古板的《纽约时报》也无法抗拒这股潮流，他们曾经在头版头条刊登过一篇文章《生还的心脏休克男孩》，讲的是外科医生将一根电线连接到普通家用插座上对一名儿童进行电击，使他恢复了心跳。《时报》还发表过一篇文章，声称"原子鸡尾酒"有望让生病的心脏恢复活力。

有的报道更夸张，说有人被医生宣布临床死亡后还能复活，其中最令人大跌眼镜的要数一位被人称作"奇迹男子"的病人。这个病人65岁，来自长岛。1950年4月，"奇迹男子"登上了《纽约时报》的首页。他所创造的奇迹，始于一次灾难性的腹部手术。

《时报》是这么写的："下午1点30分左右，麻醉师向外科医生报告病人已死亡。他的呼吸、心跳都已停止。医生立即在他心脏上方的位置切开胸腔，徒手伸入胸腔按摩这个已毫无生命迹象的器官。"医生坚持了6个多小时，最终，"奇迹男子"的心脏重新开始工作，他很快就康复回家了。他的外科医生说："我希望今年夏天能去长岛找他钓鱼。"

尽管类似的报道不胜枚举，但真实情况是，当时的技术水平还很落后，1950 年时死于心脏病的人远比被救活的多。那时还没有瓣膜替换技术，没有起搏器或除颤仪来挽救衰竭的心脏；突发心脏病时，用于急救的心肺复苏术尚未被发明；吸烟、压力和高脂饮食影响着人们的健康，但能减轻症状的冠状动脉搭桥术还没问世；心脏治疗药物也很少，甚至没有任何靠谱的心脏病诊断方法。

面对最严重的心脏缺陷，医生仍然束手无策——在当时，人们还没有办法深入到心脏内部进行手术。

———————

淋巴瘤手术已经过去快一年了，李拉海看起来很健康。而且他和凯伊即将迎来他们的第二个孩子，为了庆祝这一年来的好运气，沃尔特再次动用战时的积蓄，买了他的第一辆豪华轿车。这是辆 1951 年的别克路霸敞篷车，配有 V-8 发动机和 DynaFlow 全自动变速器。这款车的广告写道："让生活更有料。"

1951 年 3 月，禁不住温恩斯坦的再三催促，李拉海终于带上凯伊和女儿，开上新车，离开了明尼阿波利斯。这是一段工作假期，他将去拜访一些著名的外科医生，尤其是心脏外科医生，他希望亲眼看到业内最新的技术，其中一些也是他一年前在布罗德莫酒店看过的。

李拉海一家首先向南开，拜访了位于美国南部的爱荷华州、堪萨斯州、密苏里州和新奥尔良州，这些地区可谓是美国心脏病基础研究的大本营。东海岸的情况则完全不同。巴尔的摩、波士顿、费城和纽约都拥有著名的医学院和世界一流的教学医院，因而被公认为美国最高水平的医疗中心，而波士顿更是其中翘楚。

在波士顿，李拉海见到了杰出的哈佛大学教授、麻省总医院外科主任爱德华·D. 丘吉尔（Edward D. Churchill）。大约 20 年前，就在丘吉尔的实验室里，约翰·吉本开始了他那开创性的心肺机研究。接着，李拉海又来到了同属于哈佛大学的彼得·本特·布莱根医院，这里的首席胸外科医生正是德怀特·E. 哈肯（Dwight E. Harken）。

哈肯是当时的心脏闭式手术传奇人物：二战服役期间，他彻底颠覆了人们信奉已久的旧观念。自古以来，心脏一贯保持着神秘的色彩，但这并不妨碍它被哲学家和科学家们所美化和尊崇。人们认为心脏是生命力量之所在，里面栖息着人类的灵魂，心脏顽强地守护着人体的秘密，因为谁也不可能在一个人还活着的时候就窥视到他的心脏内部。经验证明，尽管心脏至关重要，却异常脆弱；它不像那些不那么重要的器官，心脏似乎无法自愈。亚里士多德曾经写道："所有内脏中，只有心脏不能承受严重的损伤。"这一观点在其后的两千年里都不曾被撼动。从古希腊到古罗马，人们都认为，身体本身做不到的，医生也不可能做到。奥维德[1]就曾说过："虽

1　Ovid，古罗马诗人。

然埃斯科拉庇俄斯[1]擅长使用神圣的草药，但他绝不可能治愈心脏的创伤。"

这一思想甚至一直延续到现代。17世纪，当伟大的英国医生和科学家威廉·哈维第一次准确描绘出血液循环系统，外科医生们仍然认为，心脏是唯一一个永远无法深入的器官。到了19世纪早期，随着医学的普遍发展，医生们开始反思，人类的心脏或许比之前想象的更坚韧。他们发现，如果把一根导管插到胸腔，将出血和组织液引流出来，可以帮助受伤的心脏康复；也有医生建议水蛭疗法和卧床静养，而这竟然也能偶尔产生积极的疗效。19世纪中叶，虽然心脏病的总死亡率还是很高——公认的研究结果表明死亡率高达90%，但此时也零星出现了一些医生们成功治疗心脏受损病人的案例。

在这些微小胜利的鼓舞下，外科医生们摩拳擦掌，开始深入心脏这一神秘之地。1882年，一位名叫布洛克的德国医生透露，他用穿刺的方法在兔子的心壁上造了个伤口，接着又将伤口缝合，这些兔子居然都活了下来。有人推测，兔子心脏实验成功了，那么离人类心脏实验的成功也就不远了，不过这种说法迅速遭到了众人的谴责，毕竟心脏自古以来就是禁区。1883年，杰出的维也纳教授和外科医生西奥多·比尔罗斯说："那些企图缝合心脏伤口的外科医生，就不该得到同行的尊重。"13年后，也就是1896年，著名的英国胸外科医生斯蒂芬·佩吉特更是断言："心脏手术可能是外科手术所

1　Aesculapius，古希腊医神。

能到达的极限了；任何新方法和新发现都不可能突破修复心脏创伤的重重障碍。现在的确有人提出'心脏缝合'技术的可能性，还在动物身上做过实验，但这些说法十分含糊，而且我没看到任何人在实际操作中用过这项技术。"

事实上，还真有。就在此前一年，一名24岁的男子被刺伤，伤口深达心壁，挪威外科医生安塞尔·卡佩伦缝合了他的伤口，但手术才过去几天，男子就死了；第二例是在1896年3月，一名30岁男子在斗殴中被匕首刺伤了心脏，意大利外科医生圭多·法里纳为他实施了手术，但最后也没能挽救他的生命。终于，就在这一年的9月9日，德国外科医生路德维希·雷恩取得了成功，他切开一个被刺伤的20岁垂死病人的胸腔，打开了包裹着心脏的心包膜，确认了导致病人痛苦的源头，原来，他的心壁上出现了一个小小的创口。"我们用三根丝线将伤口缝合，"雷恩写道，"病人的心跳立即就开始好转。"最终，这位男子痊愈回家了。

一个障碍瓦解了，还有更多的障碍横亘在人们面前。进入20世纪，活人的心脏内部仍然是禁区，只有在人死了之后，病理科医生才能深入其中一窥究竟。

———

德怀特·哈肯是一个红头发、暴脾气的人。在他投入到自己的这项毕生事业之前，只有极少数外科医生尝试过从心脏附近或心脏内部移除异物（针、钉子、弹片等）。这种手术几乎没人成功过；在 1944 年，即便是军队的外科医生也认为，这种手术只能作为最后一招，因为手术结果基本上都是再制造一具尸体。

但哈肯是个反传统的人，作为一名年轻的军医，他从不盲从，勇于质疑主流共识，他可不认为心脏有这么神圣的地位，因此，他罔顾上级的建议，决定照着自己的想法展开试验。1944 年 6 月，在法国诺曼底登陆战期间，医护人员将一名重伤的士兵带到了哈肯的手术台上。X 线片显示，弹片嵌入了心脏的外壁，但当哈肯打开这位垂死士兵的胸腔时，他发现金属弹片实际上已经穿入了右心室内壁（心脏有两个泵血心腔，右心室是其中之一）。

哈肯设法将止血钳插入伤口，钳出了弹片，并且这名士兵还没有死。

哈肯在写给妻子的一封信中说："有那么一会儿，我站在那儿，钳子就夹着心脏里的弹片，当时心脏还没有流血。突然，砰的一声，就像拔出了香槟酒的软木塞，由于心室里的巨大压力，碎片从心室里迸了出来……突然血液喷涌而出！"

现在怎么办？

虽然哈肯已经沿着伤口开始缝合，但即使收紧缝合线也没能止住血。

还能怎么办？

"我让一助和二助继续交叉缝合，同时我自己用手指堵住了那可怕的渗血，"哈肯写道，"迅猛的出血逐渐减缓，最终停了下来，我的手指还在原处，这时我拿起穿着丝线的大号缝合针，穿过我手指下方的心肌壁，再从另一侧穿出。缝了四针以后，随着缝合线一根根拉紧，我逐渐移开手指……血压在下降，但最令人胆战心惊的是，我们发现一根缝合线正好缝在了我堵住出血口的那根手指的手套上。我的手套竟然被缝在了心壁上！我们赶紧剪断了手套，我的手才得以松开……"

　　病人康复了，这极大地鼓舞了哈肯。整个战时，这位年轻的外科医生一共从 134 个人的心脏内（或心脏附近）取出了异物，并且无一人死亡——这是史无前例的成就。他的上级始终无法相信他真的做到了。人们仍然无法确定，发生严重器质性病变的心脏是不是能承受这种深入其内的操作，但哈肯已经确凿地证明，心壁是可以被穿刺和缝合的，这种操作不仅可以很安全，甚至可以作为一种手术常规。

　　李拉海离开哈肯所在的彼得·本特·布列根医院，穿过街道来到哈佛大学的附属儿童医院，世界上最著名的心脏外科医生便在这里担任教授和外科主任。

　　即便在医疗圣地波士顿，也没有人能与罗伯特·格罗斯相提并论。1938 年，他通过手术出色地治愈了一个动脉导管未闭的小女孩，这是一种涉及肺动脉和主动脉异常的先天性缺陷（病人心脏内部没有问题），格罗斯的成功给大家带来了希望，人们期待着有朝一日能治愈所有心脏畸形的孩子。格罗斯的刀法堪称传奇，他的贡献几乎覆盖了整个解剖学领域。他激励了许多年轻医生从事心脏研究，其中就包括约翰·W.柯克林（John W. Kirklin），他是明尼苏达大学的毕业生，和李拉海是同龄人，1951年时他就已经是梅奥诊所一位卓有成就的闭式心脏手术外科医生了。在来梅奥之前，柯克林在哈佛医学院获得了医学学位，在大学的演讲厅里，他第一次见到格罗斯教授。几十年后，柯克林仍然记得格罗斯那天的样子：英俊潇洒，举止威严。柯克林回忆道："他是从右边走进演讲厅的，所以不得不横穿整个房间，因为讲台在左边。他一路走过去，所有人都被折服了，都希望追随他成为外科医生。"

1951年4月，格罗斯并没有对李拉海的到来表示出多少热情，要不是出于对温恩斯坦的欣赏，他可能根本不会接见李拉海。

格罗斯与温恩斯坦不同，随着年龄的增长，他深切地感受到了聪明而又年轻的后辈们的威胁。他变得多疑，不信任陌生人，当然这也是事出有因的。1938年，就在他的一项研究取得了突破性进展后不久，格罗斯开始研究起另一种先天性心脏病：主动脉狭窄。当时，瑞典外科医生克拉伦斯·克拉福德正在格罗斯实验室做访问学者。克拉福德观察了格罗斯开发的用于狗的外科手术技术，之后回到瑞典。1944年10月，他运用这项技术，成为史上第一个成功修复人类主动脉狭窄的外科医生。而格罗斯自己，却是直到 1945 年才在人体上实验成功。他一直认为克拉福德窃取了他的想法，尽管克拉福德本人也是一位出类拔萃的创新者。

1951 年春天，李拉海前来拜访格罗斯，却被告知实验室关了。后来格罗斯还是妥协了，但也只允许李拉海短暂地参观。格罗斯当时潜心研究的是心房井，这是一种很精巧的设备，可以帮助医生进入心脏内部进行操作，但最终这一技术被证明缺乏可行性，李拉海拜访期间也只对此有粗浅的了解。

1951 年，大多数医生都把修复心脏内部严重缺陷的希望寄托在未来的心肺机上，而格罗斯却是为数不多对此嗤之以鼻的心脏外科医生之一。格罗斯在谈到其他人的做法时说："我们不相信他们的办法能有多大用处。"

格罗斯很看好他发明的心房井。这是一个下端开口的漏斗形橡胶袋，李拉海来拜访期间，他正用它在狗身上做实验。打开动物身体以后，格罗斯会把袋子缝在作为心脏贮血腔之一的右心房上方的心壁上。有了心房井的帮助，格罗斯就可以在心脏内部进行操作了。心脏的压力会迫使血液在心房井里上升几厘米，但因为心房井有足够的深度，血液不会溢出。格罗斯的手指浸在深红色的漩流中，把还在跳动的心脏上的洞缝好了。

后来，格罗斯成功地将心房井用于人体，写了大量关于这项技术的文章，他认为，只要多加练习，所有优秀的外科医生都可以掌握这项技术。

他写道："尽管做手术的时候什么也看不见，但还是可以通过'感觉'准确地完成缝合和打结。"然后，格罗斯描述了自己是怎么缝合室间隔缺损的，这种缺损通常位于隔开左右心室的隔膜或内壁上：

> 左手食指触诊室间隔缺损的边缘；右手持一把 10 英寸长的持针器来操作缝合针。将持针器的顶端穿过室间隔的开口，让缝合针刺入室间隔组织 3 至 4 毫米。再用左手食指的指尖引导持针器从室间隔的边缘穿出。然后将持针器交给助手，助手小心地牵引针头穿出心壁，保持针头朝上。操作者用右手把一个直角钳伸入心房。在左手食指的引导下，用直角钳夹住针尖。助手松开持针器，操作者再用直角钳将针拔出。

这还只是缝了一针而已！

封闭一个室间隔缺口除了要缝很多针外，通常还需要放置一个塑胶膜片，这也非常有挑战性。更别提在整个手术过程中，外科医生实际上相当于闭着眼睛在操作，同时还需要确保这个光滑的塑胶装置不被倾倒、刺破或从心壁上脱落。

事实上，只有格罗斯这种水平的外科医生才有可能成功地使用心房井。而沃尔特·李拉海也是同样水平的外科医生，1952 年在格罗斯公布了他的技术后，这位年轻的明尼苏达医生不仅成功地使用了这种技术，还对其进行了改进。不过，李拉海很快就放弃了心房井，他认为这项技术过于复杂，无法广泛应用。他的判断是准确的。他认为，心房井只不过是心脏外科史上的一个插曲而已。

回家前，李拉海一家还在马里兰州和宾夕法尼亚州游历了一圈，那里的传统医学可以追溯到殖民时代。

在巴尔的摩，李拉海拜访了约翰·霍普金斯大学的外科医生阿尔弗雷德·布莱洛克，他设计了法洛四联症的手术治疗方案。这种心脏畸形让血液没法正常氧合，患儿能勉强存活，但皮肤会呈现出特有的蓝色。蓝婴手术中，医生需要将主动脉的一个分支连接到肺动脉；这种方法并不能治愈法洛四联症，因为这种疾病实际上涉及心脏内部的一系列异常，但它能极大地延长病人的寿命和提高他们的生活质量。同1938年格罗斯的那场手术一样，1945年时布莱洛克的手术一经报道便在大众媒体上引起了轰动——当然，这也因为他的合作者，心脏病学家海伦·B. 陶西格，也是那个时代极其罕见的女医生之一。正如格罗斯，布莱洛克也激励了一代医生，这其中就包括前途无量的年轻外科医生丹顿·A. 库利（Denton A. Cooley）。1951年，库利在约翰·霍普金斯大学完成了为期四年的住院医生培训。

不过，李拉海早已经在明尼苏达和维克一起做过蓝婴手术。布莱洛克称不上是心内直视手术的先锋，因此，在巴尔的摩待了几个小时后，李拉海便动身前往费城。他没有拜访杰斐逊医学院这个约翰·吉本试验心肺机的地方。李拉海认为访问吉本没有任何意义，因为明尼苏达大学的克拉伦斯·

丹尼斯医生已经根据吉本的设计制造出了属于他们自己的设备。而且，就在李拉海外出的这段日子，丹尼斯已经为帕蒂·安德森完成了手术，成为在人体上使用心肺机的第一人。

———

于是，李拉海转而去见了费城的另一位外科医生查尔斯·P. 贝利（Charles P. Bailey）。贝利毕业于哈内曼医学院，这是一所二流的医学院——至少在常春藤盟校看来是这样的。贝利的个性不同于吉本或任何一位来自哈佛的教授，他行事鲁莽，更像约翰·亨特，当然，李拉海很快也会表现出同样的作风。可以说，贝利在当时就是个臭名昭著的叛道者。

通过实验和尸检研究，贝利确信自己可以徒手修复心脏瓣膜狭窄，1945 年 11 月他将一名心脏残疾的 37 岁男子送上了手术台。除了亨利·苏特，还从来没有人给有缺陷的心脏瓣膜做过修复。苏特是 20 世纪初的一位英国外科医生，曾因这种"可耻"的行为而遭到同行痛斥。在 1945 年，连以大胆著称的德怀特·哈肯都不敢把手伸到活人的心脏里去。外科医生的指尖所能触碰到的最深处，也就是心脏外壁了。

贝利打开了男子的胸腔，暴露出左心房。他先在心房上做了个荷包缝合，再用止血钳夹住，然后切开了心房壁。他慢慢松开夹住的部位，从切口处伸进食指，用手指轻柔地收紧缝合线，阻止血液渗出。贝利本想把手指伸到这名男子卡住的二尖瓣上，这里正是左心房（接收刚从肺部完成气体交换的含氧血）和左心室（给血液施加压力，将血液通过主动脉泵入体循环）之间的连接点。他本来打算用指尖松开这里的瓣膜，但没能找到合适的机会。疾病已经让病人的心房组织变得十分脆弱，荷包缝合也松脱了。血从心脏里涌出来。贝利收回手指，重新调整止血钳，但这一次，止血钳夹碎了心房的心肌组织。贝利后来回忆："失控的大出血导致病人当场死亡。"

但贝利没有被吓倒。同李拉海一样，死亡并不会令他退缩。

1946 年 6 月，贝利进行了第二次尝试，这次的实验对象是一名 29 岁患有充血性心力衰竭的女性。这一次，贝利用的不是自己的手指尖，而是一个看起来很像铅笔的金属打孔器，但它仍然没有发挥作用。病人的血压骤降，她的皮肤变成了危险的蓝色。贝利手忙脚乱地收回了打孔器，将食指强行穿过瓣膜，病人的血压几乎立刻恢复了正常，皮肤上的蓝色也褪去了。但手术两天后，她还是去世了。

此时，哈内曼医学院的内科医生们已经警觉起来，他们背地里管贝利叫"屠夫"。医学院最具权威的内科医生之一，哈内曼医学院心脏科主任则明令禁止贝利再继续进行他那疯狂的二尖瓣手术。

他说："这是我作为基督徒的责任，我不允许你再进行这种杀人的手术。"

贝利却回答说："不断完善这项手术也正是我作为基督徒

的责任，对于病人来说，没有什么比二尖瓣狭窄更惨的了。"

贝利可能是个执迷不悟的冒险者，但他绝对不傻。1948年3月，他将自己的第三个病例安排在了特拉华州威尔明顿市的纪念医院，当时他正好是这家医院的顾问。手术室里，贝利又一次取得了成功，但不久后，病人却倒在了病房里。为了防止病人在恢复期发生致命的血栓，贝利无意中开了过量的抗凝血剂和静脉补液，这导致了内出血，并损伤了这位38岁病人本就衰弱的肺。手术后第五天，他死了。

三次尝试，三人死亡。

然而，贝利依旧没有停下。

但现在他在两家医院都成了不受欢迎的人。看来，如果他不能尽快成功，不断败坏的名声可能会让他失去一切尝试的机会。于是，贝利计划在同一天进行两场二尖瓣手术，他把手术安排在不同的地点：一场是早上8点，在费城总医院；另一场是当天下午2点，在市区另一头的圣公会医院。

贝利后来解释说："如果手术在不同的医院进行，第一场手术后病人死亡的消息很可能不会及时传到第二家医院，第二场手术还是可以正常进行。"

1948年6月10日，上午8点刚过，贝利打开了一名垂死的30岁男子的胸腔。贝利几乎立刻就意识到，这场手术注定要以失败告终：仅仅碰一下心壁，就几乎能让病人的心脏停止跳动。贝利用了一种他认为可能有帮助的实验性药物，结果心脏完全停止了跳动。贝利用手按压，让心脏恢复跳动，但一旦按压停止，心跳也马上停止。

绝望之下，病人的主治医生催促贝利打开心脏，尝试修复二尖瓣。贝利起初是拒绝的，但禁不住怂恿，他最终同意了——前提是由主治医生先宣布病人死亡。主治医生照做了。

随后，贝利打开了心脏，手指强行穿过瓣膜。40 分钟后，病人的心脏永远停止了跳动。

四次尝试，四人死亡。

贝利洗净了手上的血迹，换上西装，开车去了圣公会医院。在那里，他的第五个——也可能是最后一个二尖瓣异常的病人正等着他。克莱尔·沃德是一位 24 岁的家庭主妇，小时候得过风湿热，这种感染会损伤二尖瓣。沃德的心脏一直有杂音，直到她成年，身体突然就不行了。在见到贝利之前，沃德已无力照顾年幼的孩子。她呼吸困难，药物治疗也无济于事。

沃德知道贝利那些失败的手术，她的医生曾试图说服她放弃与这位特立独行的外科医生见面，但她并没有听取建议。早上刚刚经历过手术的病人还躺在停尸房里尸骨未寒，这一边，他又打开了沃德的胸腔，用一把带钩的手术刀扩宽了受损的二尖瓣，接着又用手指将其进一步扩大。手术结束，贝利关闭了沃德的胸腔。

3 天后，沃德已能起床走路了。

又过了 4 天，贝利把她带到芝加哥，在美国胸科医师学会的会议上做了展示。在那之后，沃德回家了，她从此成了一位健康的女性，在余下的 38 年生命中，她又养育了两个孩子，直到最终死于心肺衰竭，这很可能和她吸烟有关。

与此同时，德怀特·哈肯也在完善同贝利类似的手术。在随后的 20 世纪 40 年代末，将有更多的外科医生了解到这种新方法——这其中就包括理查德·维克，后来，正是他将这一方法教给了沃尔特·李拉海。

———

查理·贝利[1]不同于格罗斯教授，他并不怕见陌生人。他的手术室和实验室都欢迎其他外科医生来访，李拉海在这里待了 4 天，这是他持续 6 周的旅行中停留时间最长的一站。他协助贝利进行了二尖瓣手术，学习了贝利正在开发的修复心脏其他瓣膜的方法，研究了贝利正在造的心肺机，还观摩了他借助冷却（低体温）手段所进行的真正的心内直视手术实验。

在波士顿，李拉海没有看到任何让他惊艳的东西，格罗斯的辉煌时代似乎也已经过去了。查理·贝利给了他新的灵感，李拉海激动不已。

李拉海在给维克的一封信中写道："他在研究新方法，探索心脏内的四个腔体，他的聪慧简直令人难以置信。当然，他的理念对所有内科医生和大多数外科医生来说都过于震撼。但他绝对正确，我确信这一点，我也把我的观点告诉了他。"

———

1　查理是查尔斯的简称。

李拉海错过了丹尼斯为帕蒂·安德森做的手术，但他及时回到了明尼阿波利斯，赶上了丹尼斯的第二例心内直视手术。这场手术以失败告终，丹尼斯失去了他的第二个心内直视手术病人，年仅两岁的谢乐尔·贾吉，她的身体被泵满了空气。

　　李拉海想，一定有更好的、更简单的办法，不需要这么多医生和那该死的机器。

　　回到实验室，李拉海继续研究起阻断狗血液循环的实验。心脏的诱惑力与日俱增，但李拉海完全投入这个领域，还要归功于一个年轻的女孩。

　　女孩名叫多萝西·尤斯蒂斯（Dorothy Eustice）。

　　多萝西生于1928年，是埃塞尔和托马斯·尤斯蒂斯七个孩子中的倒数第二个。埃塞尔继承了明尼苏达大草原上的一个小农场，但她那不务正业的丈夫却从没好好经营过。托马斯是个酒鬼。1924年，两个月大的露西·尤斯蒂斯离奇死亡，亲戚们认为这和托马斯酗酒一定脱不了干系。法医是这么记录的："露西死在床上，嘴里衔着安抚奶嘴。"亲戚们却认定是托马斯喝多了，睡觉的时候翻身闷死了身边的婴儿。1932年，大萧条最严重的时候，多萝西4岁，托马斯离家出走了，再也没有回来。

　　和露西一样，多萝西的命运似乎也注定了悲惨的结局。

还是婴儿的时候，她的嘴唇和手指就经常变蓝，有时，她的心脏跳得特别剧烈，以至于床都因此震动。她被诊断为"心脏扩大"，医生给她开了强心剂洋地黄，并叮嘱埃塞尔限制女儿的运动，因为小多萝西经常喘不过气来。

多萝西顺利读完了一年级和二年级，但随后她的身体状况恶化，不得不待在家里。她家离学校只有短短两个街区，而她却无法靠自己走过去。一年后，女孩的健康竟然恢复了，直到十几岁的一天，她在去集市的路上晕倒了。

那是 1942 年，埃塞尔去世了，留下她患病的女儿，一个 14 岁的孤儿。多萝西搬去和她的姑妈住在一起，5 年后，她又搬到草原小镇简斯维尔，和她的一个姐姐同住。

这时，多萝西已经病得奄奄一息。和帕蒂·安德森一样，爬楼梯都会使她筋疲力尽，多少个夜晚，她在床上只能坐着入睡。她经常眩晕，脸上有时会出现红斑；她的腹部变得肿胀，这正是肾衰竭的迹象。多萝西的脉搏会突然飙到每分钟 200 次，这时她的心脏会明显地鼓起来，然后心跳再回落到正常的速度。

1948 年 1 月，多萝西第一次住进明尼阿波利斯大学医院时，她对一位医生说："我的心脏会突然跳得飞快，然后就慢下来了。"经过诊断，医生判断她有两个致命的问题：二尖瓣狭窄和房间隔缺损。医生通常会稍作处理，让多萝西感到舒服些，之后就只能让她回家了。那是 1948 年初，他们对这样的疾病几乎无计可施。

当时多萝西 19 岁，已经是个年轻女子了。她大部分时间
卧床不起，她姐姐把小房子一楼的客厅改成了卧室。这样多
萝西就不用上下楼梯，还能离家里的"社交中心"——厨房
更近一些。身体状况不好的时候，多萝西就只能待在床上吃
她专属的低盐食物。如果情况没那么糟，她就会坐在木头椅
子上，这把椅子是亲戚为她特制的，座位很高，这样坐下起
身都会更方便。椅子就摆在窗边，多萝西可以坐在那里看孩
子们玩耍，欣赏姐姐种的花。家里没有电视机，但她可以听
收音机，而且她也喜欢阅读。她喜欢家里有人拜访，这些访
客能把那个不再属于她世界的消息带给她。

1951 年 11 月，李拉海与多萝西·尤斯蒂斯见了面。沃尔
特的母亲从一位朋友那里听说了这位年轻女子的情况，她坚
持让自己当医生的儿子去病房见见多萝西，鼓励鼓励她。多
萝西已经是第六次住进明尼苏达大学医院了，当时她 23 岁，
活的年头已经超出了医生的预期。

李拉海被多萝西的态度感动了，她病得很重，但看起来
却很平静。一些简单的东西就能使她高兴：编织，小动物，
还有姐妹们不顾医生的嘱咐偷偷给她的香草冰淇淋和好时巧
克力棒。

李拉海为多萝西苍白的美貌所深深触动。这个女子没有
一般久病之人所表现出的颓态；她就像一个瓷娃娃，红色的

头发，瓷白的皮肤，棕色的眼睛温柔得可以把人吸引进去。李拉海当然知道她快死了，听她的心跳时，他听到了可怕的哀鸣，就像一根弦在疯狂震动。

1951 年，虽然外科医生可以用查理·贝利的技术修复多萝西异常的二尖瓣，但当时还没有谁能够修复房间隔缺损。一位医生在多萝西的病历中写道："她的状况不适合手术。"

还没到下定论的时候，李拉海想。

在接下来的几个月里，多萝西在医院进进出出，沃尔特只要有机会就会来看她。他们聊了很多事情，包括新闻、天气、医院病房里的生活。李拉海很珍惜在病房与病人相处的时间，很少有医生能做到这一点。克拉伦斯·丹尼斯已经离开了明尼苏达州，但其他心脏研究还在进行，于是沃尔特把多萝西纳入到后续研究中。研究的进展，给她带去了希望。

1952 年 7 月 20 日，接近午夜时分，护理员将一具刚刚断气、包着裹尸布的病人尸体送到大学医院的解剖室，这是一间没有窗户的地下室。开始操作之前，病理科医生给李拉海打了电话。李拉海在墙上贴了一张纸条，要求每次尸检都要通知他。不管白天黑夜，他都会来。他要深入了解人类心脏，这是他能想到的最好办法。

病理科医生切开尸体，逐一取出器官并给它们称重，然后把李拉海要的器官递给了他。

李拉海用双手捧起多萝西·尤斯蒂斯那颗残破的心脏。

真是一场悲剧，他想。这么年轻可爱的一个女孩，就这么被一个小洞打败了。

李拉海把多萝西的心脏拿到旁边的桌子上切开，只缝了几针，就把缺损修补好了。

随随便便一个裁缝都能在 5 分钟内把它缝好，只要能把手伸到活着的心脏里去。

正是这一刻，李拉海做出决定，他要将自己的一切彻底奉献给心内直视手术的研究。问题是，他能做些什么呢？在 1952 年的那个夏天，就连布罗德莫会议上那些了不起的医学大拿们，似乎都陷入了困境。

第五章

动物实验

1952 年夏天，一份《英国外科学杂志》出现在沃尔特·李拉海的办公桌上。一般来说，他不太可能对这本刊物感兴趣，要知道当时世界上最前沿的心脏研究都在美国，而不是在英国。从维多利亚女王统治的时代开始，英国的反活体解剖运动就轰轰烈烈地开展起来，很大程度上阻碍了动物实验的进展。李拉海知道，没有动物实验，医生想要创新必然一事无成。

　　正如维多利亚帝国日渐衰落，这本最新的《英国外科学杂志》同样乏善可陈。从文章的字里行间，你绝对感受不到任何伟大新时代即将来临的气息。李拉海翻看了直肠癌、阴茎癌和肌肉癌的相关文章，还读到了一种下体截肢的新手术，也就是从臀部开始将整个下肢全部截掉。欧文·温恩斯坦可能会对此感兴趣，但专注于心脏研究的年轻外科医生可不会。

　　就在李拉海快翻完杂志时，一篇文章突然吸引了他的注意。这篇论文只有四页，却有一个非常有趣的标题"实验性心血管手术"。

　　这篇论文的作者是来自英国肯特郡的科学家，文章对阻断狗心脏供血的一系列实验进行了总结。大量研究已经证明大脑对缺氧是极为敏感的，李拉海自己也做过相关的研究。

大概只要缺血 4 分钟，大脑就会受到不可逆的损伤，时间再长一点，大脑就会开始死亡。随着实验证据的积累，结论越来越明晰。科学家先将狗麻醉，打开它的胸腔，把负责将血液从身体运回心脏的大血管绑起来，然后盯着秒表，在一段预定的时间后解绑大血管，缝合胸腔，并监测狗醒来后的行为。如果一切正常，下一只实验狗的血管束缚时间就会相应延长 30 秒或 60 秒。毫无例外，如果血管被绑超过 10 分钟，就没有狗能活过来。

但这些英国科学家有了一项新发现，他们发现了一种叫作"奇静脉"的微小血管，可将血液以涓涓细流注入心脏。这些英国人发现，如果他们把其他血管都夹住，只让这条细小的血管保持通畅，它的微小流量（通过心脏到肺，然后再从主动脉流向身体各处）也足以维持生命长达 2 小时甚至更久，同时，还不会造成大脑或者任何脏器的损伤。

2 小时！李拉海心想，这可真是了不得的发现。

如果英国人所说的是真的，那就意味着当时人们在完善心肺机时所依据的基本假设并不成立。克拉伦斯·丹尼斯、约翰·吉本等人都认为，大脑和其他器官需要正常量的血流，否则就会造成损伤。然而，丹尼斯给帕蒂·安德森做的手术已经悲剧性地表明，正常的血流量可能会淹没敞开的心脏，使医生无法看清操作的部位，从而让手术变得非常危险。

英国这项研究对心内直视手术的意义是巨大的。他们的结论意味着，人们不懈探索的通往成功的方法可能比之前任何人想象的都要简单得多。

对于心脏研究人员来说，这真是令人振奋的时刻。

心脏病正在成为当时最可怕的医学难题，就像后来的艾滋病一样。美国心脏协会已经变成了一个强大的说客团体，心脏病每年要夺走 62.5 万多名美国年轻人和老年人的生命，杜鲁门总统也把它称为"我们面临的最有挑战性的公共健康问题"。1950 年，他宣布将 2 月定为全国心脏月，从而正式发出了向疾病宣战的号令，他说："找到应对这一威胁的具体措施，是我们每个人的当务之急。"

科学家的研究经费增加了。联邦政府的拨款非常慷慨，在明尼苏达州，欧文·温恩斯坦从来不用羞于伸手要钱，在招募手下时也没有限制。

在温恩斯坦担任外科主任早期，一位很有前途的年轻医生向他申请住院实习。温恩斯坦很想要他，却没有足够的经费留住这个人才。于是，罗伯特·格罗斯去了美国东部的哈佛大学，一夜之间，他成了闭式心脏修复领域的开拓者。温恩斯坦发誓再也不要失去这样的年轻人。他不知疲倦地争取联邦资金、私人捐款和明尼苏达州议会的支持，将自己所在院系的资金预算从 20 世纪 30 年代初微不足道的每年 2 万美元，增加到 20 年后的 100 多万美元。

大学医院里挤满了温恩斯坦的学生。东部地区的许多教授多少都有些担心自己的徒弟终有一天会超过自己，但温恩斯坦和他们不一样，他为自己手下年轻人取得的成就而欣喜，他相信这些学生中一定有人能为明尼苏达赢得诺贝尔奖。医院里用于外科手术研究的场地有限，温恩斯坦就借用了他的朋友、生理科主任莫里斯·维舍尔的地盘，在米勒德大楼顶层开设了实验室。这里空间狭窄，光线很差，冬冷夏热，毕竟只是个阁楼。在这里，人与关在笼子里的小鼠、大鼠、猫、豚鼠、仓鼠、鸟、兔子和偶尔出现的猴子或黑猩猩挤在一起。心脏外科医生格外青睐狗，不仅因为它们的心脏与人类心脏惊人地相似，还因为它们数量多，价格便宜。

李拉海的实验室看起来没什么特别，两张手术台、手术灯、仪器柜、一个水槽、一些氧气罐和两张桌子，这么多东西，满满当当地塞在比一小截车厢还小的空间里。只隔一个炉架，旁边便是另一位外科医生克劳德·希区柯克的实验室。即便是以温恩斯坦的标准来看，希区柯克的兴趣也太不拘一格了。他想研究蟑螂的尸体会不会生成致癌物质，就从电梯井底抓了些蟑螂（它们在那里躲避灭虫的人），把它们碾碎喂了老鼠。后来，希区柯克怀疑内燃机的副产物在肺癌的形成中发挥了某些作用，于是把一台割草机的发动机安在了桌子上，发动它，让倒霉的老鼠窒息而死，也让研究人员在噪声和烟雾中喘不上气来。

李拉海的实验室里没有昂贵的仪器。当时克拉伦斯·丹尼斯已经带着他的心肺机去了纽约，在布鲁克林的一家医院当外科主任，温恩斯坦则建议李拉海继续丹尼斯之前的研究。丹尼斯为了带走设备给学校支付了几千美元，温恩斯坦建议李拉海用这笔钱做个类似的机器。但李拉海拒绝了。

他说，我并不认为这东西能派上用场，它实在太复杂了。

温恩斯坦很惊讶。尽管丹尼斯失败了，但几乎所有人都把希望寄托在这类机器上。

但是，李拉海曾经眼看着谢乐尔·贾吉的身体被泵入了空气，也读过费迪南德·索尔布鲁赫的故事，这位德国科学家试着用负压舱解决开胸手术中肺萎陷的问题。这是一种极其昂贵、复杂，而且同房间一般大小的装置，几年来在大西洋两岸风靡一时。后来，研究人员发现了一种远比负压舱有优势的东西：一根管子，一个简单的气管内插管，费用不到一美元。

现在，他又在《英国外科学杂志》上看到了一个同样简单的办法。

对此，温恩斯坦说，好吧，这是你的研究，做你认为对的事。

有了丹尼斯的钱，李拉海开始着手验证英国人关于奇静脉的发现，并研究如何将其应用于心内直视手术。每天，在完成常规的手术后，李拉海都要爬楼梯去他的阁楼实验室，并常常在那里工作到午夜以后。癌症手术已经过去了两年，李拉海没有出现任何症状——而且现在，他确定了自己终生奋斗的目标，不管他的一生还剩下多久。

1952 年的夏天，他的手中握着多萝西·尤斯蒂斯的心脏。

在外界一些人看来，米勒德大楼是邪恶的化身。谁知道那个阁楼里发生了什么无法形容的恐怖事件？有传言说狗在那里被活剥皮，是真的吗？这些人类最好的朋友是不是在清醒的时候被弄瞎、烧伤，或者直接被动了手术？谁会让无辜的生命遭受这样的折磨？

只有魔鬼！明尼苏达州的反对活体解剖组织就是这么说的。

1951年，一个人给莫里斯·维舍尔写信说："我希望像你这样的野蛮人，直接烂掉算了，或者被扔到滚烫的水里。"当时维舍尔的实验室就在米勒德大楼。

另一位反对活体解剖的人相信转世："我相信有一天你们会以狗的身份转世到这个世界，并被用来做科学实验。"

反对者不断示威，并在当地、全州和国内进行各级游说，要求停止动物实验。他们向警方施压，要求严厉打击供应链，尤其是狗的供应。商贩们声称他们的动物是通过合法渠道获得的，但事实上，他们中总有一些无所顾忌的人，会从别人家里偷动物。如果不信，可以看看1939年12月17日《明尼阿波利斯论坛报》的头版消息。就在前一天，警方破获了一个盗狗团伙，小偷们供认偷窃了500只家养宠物，并以2.5美元一只的价格卖给了明尼苏达大学。一只失踪动物的主人追到米勒德大楼，接着，警察也介入了。

狗的主人说："我看到那里有上百条狗，有的已经被拿去做实验了。其中一只是我的狗……他们说会治好它，把它还给我。"但狗死了，于是主人报了警。

尽管温恩斯坦身边的人一致认为反对活体解剖者都缺乏理性，但没人真能无视他们。反对活体解剖组织的资金非常充足。他们在国会里有朋友，其中之一是年迈的美国报业大亨威廉·伦道夫·赫斯特，直到1951年去世之前，他都是反对活体解剖组织的坚实盟友，他的报纸也一直支持那些想要终结动物实验的人。反对活体解剖组织的行动在英国捷报频传，在美国也获得了一些胜利。1952年，他们在明尼苏达州集结力量，准备发起新一轮战斗，推翻州议会于1949年在巨大争议中通过的动物实验法案。

反对者的做法一点都不含蓄。照片上，某人心爱的宠物狗被折腾得血肉模糊，这么一张照片会给科学家的高尚形象带来毁灭性的打击。反对活体解剖组织在赫斯特的报纸和其他出版物上刊登付费广告和能唤起公众同情心的报道，里面就会夹带这些可怕的图像。

在明尼苏达州，莫里斯·维舍尔带头做出了激烈的反击。

维舍尔是一位受人尊敬的科研人员，他曾公开强烈反对军国主义和反犹主义，在当时，这么做是很有勇气的（尤其是作为一名科学家）。他满怀激情地相信，面对这么多的疾病，只有动物实验才能拯救人类的生命。维舍尔坚称，在20世纪50年代的明尼苏达大学，科学家们合法地获得实验动物，精心喂养它们，给它们提供足够的空间和良好的通风，并且总是在手术之前就把它们麻醉好。

维舍尔是个温和的人，也是位一神论者，他把家里的地下室都改装成了给穷人提供食品的库房，但他可不是优柔寡断之人，只要认定一件事，就绝不退缩。他最投入的事就是跟反对活体解剖组织据理抗争。维舍尔给编辑写信，在听证会上作证，他也是明尼苏达州1949年动物实验法的主要支持者。维舍尔前往华盛顿，获得了休伯特·汉弗莱和尤金·麦卡锡等人的支持。他还劝说那些紧张不安、顾虑重重的科学家们走出实验室，走入公众视野，参与公开讨论，向世人证明自己并不是传说中的恶魔。他本人也去听证会上为科学家们作证。维舍尔的战斗始于20世纪30年代，几乎一直持续到他去世的那天。

出于涵养，虽然嘴上不说，实际上维舍尔觉得反对活体解剖的这些人都是疯子。

二战期间，他给一位国会议员写信，信中写道："用动物做外科手术的医学研究，从很多方面极大地造福了人类。我认为，任何心智健全的人都不会怀疑这一点。"对于反对活体解剖者，他是这么评价的："他们和阿道夫·希特勒一样，可能都乐意生活在一个科学被扼杀、医学被束缚的世界里，但我相信大多数头脑正常的人不会认同他们的观点。"

在加州，警方的确接到过报案，一个反对活体解剖者向一位科学家家里开枪扫射，但在20世纪50年代早期，有关动物权利的武力冲突非常罕见。反对活体解剖组织在不同地方情况也不一样，至少在明尼阿波利斯，他们没有随便释放动物或者去骚扰科学家，顶多就是写写信，或者在听证会上示威。因此，米勒德大楼的外科医生们的工作才得以继续。

这些医生中就有约翰·刘易斯。

在医学院学习时，刘易斯和李拉海是同班同学，1952年他们都在温恩斯坦手下工作，李拉海中途因为淋巴瘤修养了一年，刘易斯便成了李拉海的前辈。如果说在温恩斯坦手下工作的人中有谁称得上多才多艺，那么此人一定非刘易斯莫属。他擅长画画，不管是静物画还是手术插图，都画得很漂亮。他熟悉不同风格的作家们的作品，比如乔伊斯和卡夫卡；他在战时曾作为军医在欧洲战区服役，其间他不仅列了一个大型的名著书单，还读完了上面大部分的书。刘易斯会做木工，会用电脑，还会打猎、钓鱼、骑自行车和登山。他发表了数百篇医学论文，还创作散文和诗歌，多年以后，在他完全离开外科领域搬到圣巴巴拉后，他出版了两本书。放下手术刀后刘易斯创作了一系列散文，他在其中一篇中回顾了战后40年代到50年代初的那段日子，当时他和李拉海刚刚开始他们的医疗事业。在《"想象中的"外科医生》中，刘易斯这样描绘自己和朋友：

"他是人们想象中的超凡的外科医生，他总想喝更多的酒，参加更多的聚会，高谈阔论一整夜；他只是个平凡的人，却有着更深刻的内心。他的心中正燃起雄心壮志的火苗，因为战争逝去的时光使他产生了强烈的紧迫感……一旦出现机会，他总有办法作出正确的选择，和他能理解的人走到一起。他的目标，正好迎合了那个时代的普遍情绪。"

在医学院上学期间，刘易斯和李拉海经常在米奇酒吧喝得酩酊大醉，这是一家迪克西兰爵士音乐酒吧，每晚都营业到天亮。后来，为了修高速公路，这家酒吧被拆除了，两位外科医生转而成了帕克之家酒吧的常客。他们常常来这里用餐，吃些龙虾尾和牛排，餐后会和自己年轻漂亮的妻子跳舞，还会一边喝着马提尼，一边讨论如何深入病人跳动的心脏。

一种实验手段引起了刘易斯的兴趣：低温疗法，也就是出于医疗目的对身体进行冷却。几个月来，刘易斯一直在实验室里拿狗做实验。

这个主意并不是刘易斯自己想出来的。1950年在布罗德莫的会议上，他和李拉海坐在一起，听了威尔弗雷德·G.毕格罗（Wilfred G. Bigelow）的报告。毕格罗当时还是一位默默无闻的加拿大外科医生，他介绍了一篇论文，展示了自己的动物冷却实验成果。

———

低温疗法也不是威尔弗雷德·毕格罗原创的，有人曾经尝试用低温技术代替麻醉剂，作为一种颇具争议的治疗精神疾病的方法。实际上也有一些医生尝试用低温疗法来治疗癌症，在将来的某天，温恩斯坦也会用它来对付自己的老对手——消化性溃疡。但这些都是非常边缘化的做法，主流医学认为寒冷是身体器官组织的敌人。毕格罗对此深有体会：1941年，在职业生涯的早期，他曾经为一名男子做了手指截肢手术，病因恰好就是冻伤导致的肢体坏死。这次经历一点都谈不上鼓舞人心（特别是这位迷信的病人还要求把自己的断指带回家），但还是勾起了毕格罗的好奇心。他读了自己能找到的所有资料，以便了解低温会对活细胞造成什么影响。

他读到的资料中，有一个来自纳粹德国的研究，当然实验内容非常不人道。

当时，有的德国空军飞行员会坠落在冰冷的北海[1]，为了提高他们的存活率，科学家就用集中营的囚犯做实验。后来，一位幸免于难的罗马天主教神父利奥·米查洛克西在纽伦堡审判中出庭作证。

神父回忆说，自己被带到位于达豪的一个实验站，也就是所谓的"纳粹航空实验室"。德国人剥光了他的衣服，将一组电线绑在他背部，又将另一组电线插入他的直肠，接着将一个充气项圈系在他脖子上。最后，他们把神父浸在装满冰和水的盆里。

"我开始发抖，"神父在纽伦堡审判中说，"我急忙央求旁边的两个人把我从水里拉出来，我再也受不了了。但他们却大笑着告诉我：'好吧，很快就结束了。'"

米查洛克西神父一直保持清醒，在水中待了一个半小时。

1　North Sea，大西洋东部的一个海湾。

在此期间，他的体温从 37.6 摄氏度（正常体温）缓慢下降到
30 摄氏度。每隔 15 分钟，德国人就会从神父的耳朵上抽取一
份血样。他们让他抽了一支烟，喝了一杯杜松子酒，又吞了
一杯烈酒。

"我的脚已经变得像铁一样僵硬，手也是，后来，呼吸变
得很急促。我开始发抖，额头上直冒冷汗，我感觉自己快死
了……然后我失去了知觉。"过了一会儿，米查洛克西神父在
担架上醒了过来，灯光温暖着他的身体。

审判中，神父被问到："这个实验现在对你还有什么残留
的影响吗？"

"我的心脏一直很虚弱。"神父回答说。

尽管行径野蛮、惨无人道，但德国人的确得到了可能对
治疗有借鉴意义的结论，那就是人体对寒冷有很强的耐受力。

毕格罗无意勉强人类受试者做实验。一开始，他也想不
出低温疗法有什么实际的新用途。他只知道，随着新陈代谢
的减缓，身体对氧的需求也会减少，虽然冷冻会杀死组织，
但适当的寒冷却不一定会。

1946 年和 1947 年，毕格罗在约翰·霍普金斯大学跟着阿
尔弗雷德·布莱洛克学习。毕格罗曾多次观摩布莱洛克的蓝
婴手术，他一方面对布莱洛克的聪明才智十分钦佩，另一方
面，又对闭式心脏手术的局限性感到畏惧。他说："我逐渐意

识到，除非能阻止循环血液流经心脏，并且打开心脏，在清晰而不是充满血的视野下操作，否则，外科医生对大多数心脏疾病都只能束手无策。"

巴尔的摩的一天晚上，这位年轻的加拿大人突然醒来，他有了一个新想法：为什么不试试全身降温，减少氧气需求，中断循环，然后打开心脏呢？

后来，毕格罗回到多伦多，在接下来的几年里，他一直用狗做实验，一共用了120只，把方方面面该做的都做了。他发现身体发抖干扰了手术的正常进行，所以他首先麻醉了动物，把它们埋在冰里并监测生命体征，接着他打开动物的胸腔，切断流向逐渐衰弱的心脏的血流。有时，他会尝试打开动物的心脏，找到一个相对没有什么血流且适合手术的区域。实验完毕，毕格罗会把狗缝起来，把它们浸在温水里，看它们是否还能醒过来。他发现，只要动物体温不降到20摄氏度以下，它们通常都会苏醒过来。此外，在这样的情况下，实验动物的脑细胞没有受到什么损伤，并且在降温状态下所需要的氧气还明显减少了。经过这些实验，毕格罗终于相信，只要小心控制，低温不是敌人，而是一个能带来希望的盟友。

1950年4月，毕格罗在布罗德莫展示了他的研究成果，很多听众认为他是个怪人。

但李拉海并不这么想，他的职业生涯在一个月后因为癌症而偏离了轨道。刘易斯也不觉得毕格罗怪，他立即在米勒德大楼的阁楼上开始了自己的实验。

与此同时，在掌握了二尖瓣闭式修补术之后，离经叛道的查理·贝利开始尝试修复更严重的畸形，比如房间隔缺损（ASD）。

对任何一位雄心勃勃的外科医生来说，只要掌握了闭式心脏手术技术，房间隔缺损都是合乎逻辑的下一步尝试。房间隔缺损是心壁（隔膜）上的一个洞，位置在心脏的两个上腔（心房）之间，相对于其他许多缺陷，这个位置医生更容易介入。另外，房间隔缺损离心脏神经通路的位置恰到好处，并不危险，通常就是一个小洞，比较容易缝合，这一点，沃尔特·李拉海已经用多萝西·尤斯蒂斯那颗死去的心脏证明了。尸检研究表明，有些缺陷会更复杂，心脏上可能不止出现一个洞；有的洞可能隐藏在组织的褶皱后面，不易操作；有的洞太大，无法简单地缝合。还有些更麻烦的病例，除了心壁上有穿孔，还伴有瓣膜异常等其他问题，需要长时间的手术才能修复。和这些令人恐惧的症状相比，房间隔缺损的修复就比较简单了。

1952年夏天前，外科医生成功闭合房间隔缺损的报道就已经屡见不鲜了。罗伯特·格罗斯声称用笨重的心房井攻克了这一缺陷。贝利也发明了所谓的"多纳圈"法，具体操作是将心脏外壁压到房间隔的洞上，用一圈针脚将外壁缝到隔膜上，形成一个"多纳圈"。外科医生实际上还是在闭合的心脏里操作，就像此前贝利做的二尖瓣手术一样。

但在房间隔缺损几种潜在的治疗方法中，和"多纳圈"法或格罗斯的小发明相比，低温技术似乎让人看到了更多的希望。贝利称："如果医生能够借助开放式技术进行直视手术，很多手术都可以得到改进。既然心肺机还不够完善，也无法用于临床，那么考虑低温操作似乎也是合乎逻辑的。"

贝利一如以往，从狗开始了实验，他想要尝试不同的降温方法。也许是对纳粹实验心有余悸，贝利没有把实验动物泡在冰水里。他弄了一个冷藏室，这是一个 6 英尺（1 英尺约 30.5 厘米）长的冷冻箱，但后来发现冷冻效果太好，把动物都冻伤了，于是又把它丢掉了。后来，他又尝试把动物埋在碎冰里，这个法子的确很有效，但操作起来却不怎么利索。最终，贝利选择了橡胶冷却毯，这个设备本是用来治疗精神分裂症的，然而病人并不喜欢这种疗法，也没人被治愈。

后来，在确定自己可以安全地切断冷冻狗心脏的血液供给，并能维持 12 分钟之后，他决定开始在人身上做实验。他选了一位房间隔缺损较大的 30 岁女性。贝利确切地知道这个穿孔的大小，因为他之前曾试图用"多纳圈"法来修补这个缺陷，但当时他发现穿孔太大，无法完成操作。

1952 年 8 月 29 日，贝利将这名女病人带回了他在哈内曼医学院附属医院的手术室，在这里，他之前的失败早就获得了原谅，毕竟他的二尖瓣手术引起了更大的轰动。病人被麻醉，体温降至 27 摄氏度，这大约是使病人保持自主呼吸的临界值。然后，贝利夹闭了通往心脏的血管，切开了心壁。病人的心房里没什么血液，医生能看清自己在做什么。这太幸运了。

贝利只用了 6 分钟就修补了穿孔，缝合了心脏。他松开止血钳，但心脏立即开始颤动，如果不能马上除颤，这种不规律的心脏搏动会要了病人的命。最终，贝利没能扭转这一局面，这位女病人死在了他的手术台上。

尸检发现病人的冠状动脉里有气泡，而冠状动脉主要负责为心肌供血。不知道是什么原因，空气进入了女病人的血液中，要知道，空气对所有组织都是致命的。一年前，克拉伦斯·丹尼斯在给谢乐尔·贾吉做手术的时候，也遇到了同样的问题，那次手术最终以悲剧收场。

———

1952 年 9 月 2 日，贝利手术失败的消息还没有传到明尼阿波利斯，这时，一名疑似患有房间隔缺损的 5 岁女孩在大学医院刚被实施了麻醉。

女孩名叫杰奎琳·约翰逊，她是一名流动嘉年华工作人员的女儿，从小就是个瘦弱的孩子，在她短暂的一生中，大部分时间都在生病。她的心脏明显扩大，主治医生约翰·刘易斯判断，如果不做手术，杰奎琳大概活不了多久。刘易斯对自己的实验室研究成果很有信心，准备把低温技术应用在人体上。

在李拉海、维克和其他渴望名垂青史的外科医生的协助下，刘易斯用橡胶毯裹住小女孩，打开了制冷设备。杰奎琳的体温从正常开始缓慢下降，降低1度用了25分钟，又降低1度用了10分钟。随着体温下降，杰奎琳的脉搏平稳地减缓。2小时14分钟后，女孩的体核温度降到28摄氏度。制冷前每分钟几乎120次的心跳，也减缓了过半。

医生们移开制冷毯，刘易斯迅速打开了杰奎琳的胸腔。他和维克用小型止血带闭合了上腔静脉、下腔静脉和微小的奇静脉，这就相当于关闭了所有将血液从身体运回心脏的血管。之后他夹住了向肺部输送血液的肺动脉和将新鲜含氧血运回身体的主动脉。现在，血液彻底不能在女孩的心脏流进流出了。

实际上，现在杰奎琳体内的血液完全停止了流动。

刘易斯切开右心房壁，里面几乎没有一丝血迹。他立即确定了缺陷的位置，谢天谢地，与诊断结果完全一致，就是房间隔缺损。刘易斯开始对穿孔进行缝合。

李拉海看着表，已经4分钟了。正常温度下，4分钟恰好是脑细胞缺氧时间的极限，再往后，脑细胞就会开始死亡。

刘易斯终于给最后一针打了结。接着，他向心房里注入生理盐水来检测缝合效果，结果发现了一处渗漏。他又补上一针。这一次，终于把缺陷完全封锁。

5分钟过去了。

刘易斯缝合了心壁，松开了先前关闭的血管。

5分半过去了。

杰奎琳的心脏开始恢复正常负荷，但状态却不怎么样。刘易斯对它进行按压，直到这颗心脏恢复正常的节律。然后，他合上了杰奎琳的胸腔，把她仅29.5磅（约13千克）重的身体浸入装有温水的水盆。

作为一个颇有艺术气质的人，刘易斯从西尔斯百货的商品目录上挑选了这个水盆——"农场主"牌水盆。

11天后，史上首例成功接受了心内直视手术的病人痊愈回家。威尔弗雷德·毕格罗听说了这个消息，一方面为刘易斯的成功而高兴，另一方面也对自己没能成为手术第一人感到沮丧。他为此付出了多年的心血，就等着能在人体上尝试了，他已经等了快一年，但是，没有心内科医生乐意把患病的孩子介绍给他，而毕格罗认为一开始就用成人作为实验对象并不明智。毕格罗工作的地方是多伦多一家为成年人开设的医院，街对面就是市儿童医院，他的竞争对手、另一位心脏外科医生就在那里工作，这位医生也一直在用猴子做心肺机实验，所以这个医院的外科医生们当然不会把病例送到街对面的对手那里。

回到明尼阿波利斯，刘易斯的手术赢得了赞誉，并登上了当地的新闻头条。

刘易斯在一次学术会议上介绍了他的成功案例，通常，科学家发布新研究成果往往都是在这种会议上。9月底，《明尼阿波利斯论坛报》对此进行了报道，文中写道："这次成功，为更多的心脏缺陷修复手术开辟了新的道路，更重要和令人兴奋的是，外科医生此前做了很长时间的探索，现在我们终于找到了一种方法，可以直接在活人的心脏上开刀，同时视野清晰、操作便捷。"

　　《论坛报》的社论作者们也情绪高昂，不过是出于不同的原因。赫斯特的报纸是反活体实验者的阵营，他们希望在下一届立法会议上推翻明尼苏达州的动物实验法；而《论坛报》的立场则正好相反，他们赞同莫里斯·维舍尔的观点，这次在争取公众舆论的斗争中他们有了新的武器。一位社论作者写道，刘易斯的低温研究用了40只狗，其中14只付出了生命的代价，才终于换回了一个孩子的生命。"以14条狗为代价换回一个孩子的命，无论如何都值得。明尼苏达州应该为此感到自豪，我们的法律允许科学家以如此低廉的代价拯救人类的生命。"

———

　　李拉海协助刘易斯进行了手术，他深刻体会到，这场手术是一个多么意义重大的分水岭。如果多萝西·尤斯蒂斯再坚持一小会儿，他们也许就能拯救她的性命。

　　然而，李拉海并不认为低温技术就是终极答案。他始终怀疑这种技术到底能给医生赢得多少时间，够不够解决更复杂的心脏问题。

例如，李拉海怀疑这点时间根本不够用来修复室间隔缺损这种涉及心脏下部两个心室的缺陷，更别提其他更加复杂的情况，如房室管畸形，也就是克拉伦斯·丹尼斯在帕蒂·安德森的心脏里看到的异常；还有可怕的法洛四联症，布莱洛克的蓝婴手术本想补救这个缺陷，最终也失败了。1952年，许多医生仍然相信，无论技术多么先进，没有任何外科医生能够解决这两个问题。

《英国外科学杂志》上有关奇静脉的报道的确激起了李拉海的兴趣，但英国科学家的发现会不会只是另一次没有结果的小打小闹？对此，只有一个办法能知道。

第六章

10% 的血量

沃尔特·李拉海协助约翰·刘易斯成功完成了历史上第一例心内直视手术，在此之前，他已经正式晋升为明尼苏达大学的副教授，不仅可以自由地进行他的研究，还有一位全职的住院医生莫利·科恩（Morley Cohen）来帮他管理实验室。

　　科恩是个 30 岁的加拿大人，之前欧文·温恩斯坦用诱人的机会吸引来了一批满怀抱负的外科医生，科恩就是其中之一。现在，还有什么好事能比得上在温恩斯坦的得意门生手下工作呢？

　　在李拉海的指导下，科恩一直在尝试用不同的方法给血液加氧。受小时候养热带鱼的启发，他从附近宠物店买了一个水族箱增氧泵，用里面的气泡石给狗的血液供氧。但是，供氧容易，去掉血液中的气泡却非常难，或许这根本就是不可能的事。几个星期尝试无果，科恩感到很沮丧。

　　这时，李拉海给科恩看了《英国外科学杂志》上的论文。

　　看这个，李拉海说。

　　科恩也很认同有关奇静脉的研究结果——这些被称为奇静脉的东西，听起来好像很有潜力。现在需要做的是测量奇静脉这根细小血管的流量。英国科学家只证明了它的重要性，并没有拿出可以应用于外科手术的确切数据。

科恩使用了与英国科学家相同的方法，只增加了一项操作：在系紧上、下腔静脉（也就是将血液送回心脏的主要血管）之后，他从流经奇静脉的微小血流里，定时采集了血液样本（他用的收集工具是避孕套，避孕套能服帖地放置在胸腔里，还不容易渗漏）。科恩用了 19 只狗，通过实验测定了体重和奇静脉血流之间的关系。他发现，哪怕是不到正常值十分之一的血流量，也能让动物安然无恙地存活 30 分钟或更长时间。

不到十分之一！这太有悖常识了。

但事实如此，研究结果无懈可击。

科恩灵机一动：为什么不用狗自己的肺叶来给它的血液注入所需氧气呢？一个肺叶应该就能提供奇静脉所需的最小血流量——活的肺组织能自动进行氧气交换。只需要一个泵、一些管子和肺叶，便可以绕过狗的心脏，这样，就把狗的自体器官变成了它自己的"心肺机"。

这是一个巧妙而又简单的想法，也正是李拉海所希望的。于是，沃尔特让莫利在狗身上开始了新一轮的实验。这时是 1953 年，在美国各地，越来越多的医学研究中心都在加紧探索。

———————

如果不是因为他的机器，历史可能不会记住约翰·吉本。

吉本既不是一位行动迅速或富有创新精神的外科医生，也不是那种广受爱戴的教师。有人认为他很冷漠，考虑到他毕业于普林斯顿大学，还在哈佛接受过外科训练，就不奇怪了。

从他创作的诗中可以看出，他很少质疑自己，也不是一个很阳光的人，诗是这么写的：

> 箱子一行行排列着，
>
> 从里面进出往来的是生命，
>
> 子宫是箱子，
>
> 棺材也是。
>
> 宽大的混凝土板推向天空，
>
> 满是箱子，
>
> 箱子里，处处皆是柔软。
>
> 把我们的身体放在椅子和沙发上，
>
> 让我们的身体进入轻柔的睡眠，
>
> 当我们从摇篮滑向坟墓。

但吉本的确率先造出了自己的机器，而且远在克拉伦斯·丹尼斯和其他人之前。他从 20 世纪 30 年代开始研究这个机器，当时他还在哈佛；后来，在费城著名的杰斐逊医学院担任外科教授期间，他还在继续着这项研究。

尽管吉本本人非常不愿抛头露面，但他的心肺机实验却引起了轰动——作为一个人类，吉本竟然试图用电和钢铁来扮演上帝，至少在普通人看来，这也太精彩了。此外，吉本的工作也吸引了 IBM 董事长托马斯·J. 沃森的注意，IBM 在当时还是新兴计算机行业中的新生代力量。这个生意人为吉本提供了资金和技术支持，帮助他开发心肺机，有人评价说它看起来正像一台电脑。

1950 年 5 月，《生活》杂志写道："这个设备就是一个闪闪发光、钢琴大小的不锈钢柜子，它很快就会在人体上进行测试。此前它已经在 9 只狗身上做过实验，这台机器成功替代了狗的活体心肺发挥作用，时间长达 46 分钟。"

事实上，直到两年后，吉本才第一次把机器用在了人身上。那是一个只有 15 个月大的女婴，被诊断为房间隔缺损，已经奄奄一息。吉本打开婴儿的胸腔，将她连接到机器上，然后切开她的右心房。心脏开始大出血，由于不断使用着吸引器，吉本能还算清晰地看到心脏内的情况。然而，手术还是变成了一场噩梦：他手眼并用在心脏里尽全力探查，既没发现任何孔洞，也没发现其他异常。房间隔缺损是误诊，婴儿夭折了。尸检显示她真正的病因是动脉导管未闭，这是一种涉及心脏外部解剖生理的出生缺陷，早在 1938 年罗伯特·格罗斯就成功修复了这种缺陷，此后这类缺陷的修复更是成了外科手术的常规内容。

吉本说："这个病例说明，做手术之前，先对接受手术的心脏进行彻底检查是多么重要。如果我们当时给病人关闭了导管，可能就能挽救这个孩子的生命。"

尽管吉本对机器的表现很满意，但直到 1953 年 5 月 6 日，他才在为塞西莉亚·巴沃莱克进行的手术中再次使用这台机器。巴沃莱克是一个 18 岁的女孩，在过去的 6 个月里，她因为心脏衰竭而三度入院。她还被诊断为房间隔缺损，吉本打开她的心脏之后发现的确如此。手术中，吉本通过持久稳定的抽吸清除了血液，保证了清晰的手术视野，他后来在记录中强调，的确需要进行"足够"的抽吸。吉本的机器维持着病人的生命，在这 26 分钟的时间里，吉本修复了缺陷。

13 天后，巴沃莱克出院了，她的病已痊愈，成了一个完全正常的年轻女孩。

此前不久，约翰·刘易斯刚刚在低温疗法方面取得了里程碑式的成就，但是现在吉本的成功让刘易斯黯然失色；这 26 分钟的辉煌，让这位费城外科医生瞬间赢得了桂冠。现在剩下的唯一任务就是复制他的成果，这样，受益的就不仅仅是一位幸运的少女，而将是全人类。

但在接下来的 7 月，吉本尝试了两次，都以灾难告终。

其中一位病人是一个 5 岁的女孩，她在吉本真正开始手术之前其实就已经不行了，他把她的心脏暴露出来不久，心脏就变成了蓝色，像气球一样膨胀，停止了跳动。吉本仍然迎难而上，按摩这颗肿胀的心脏，直到它恢复本来的颜色，然后他把女孩连接到机器上。接着吉本成功缝合了她的房间隔缺损，关闭了心壁，然而，他却无法让女孩脱离机器：每次他试图这么做时，女孩的心跳便会停止。大约 4 小时后，吉本放弃了，他将女孩与机器彻底断开。她死了。

第二次试验的对象是另一个 5 岁女孩。吉本希望能找到她心脏上的房间隔缺损，就像术前诊断的那样。他打开了孩子的心脏，也确实找到了缺陷的位置，但却意外发现了另外两处异常，一个是动脉导管未闭，另一个是孩子的心脏下腔之间也有一个洞，即所谓的室间隔缺损（VSD）。现在，他是否能同时修复这三处缺陷已成了一个学术层面的问题，因为手术中出血异常凶猛，就像克拉伦斯·丹尼斯给帕蒂·安德森做手术时遇到的情况一样，怎么抽吸都无济于事。

吉本写道："看不清，完全没法操作，鲜红的血液不断涌出来，我们只好关闭了心房，移除了插管。"随后，女孩死了。

——————

两个月后，欧文·温恩斯坦在明尼阿波利斯组织了一场外科研讨会，很多外科医生赶赴现场参会，吉本也是其中之一。

读者们早就从 5 月 18 日那期《时代周刊》上知道了吉本成功的消息，报道称这位费城外科医生"让梦想变成了现实"。即便在温恩斯坦的听众中，也很少有人知道吉本 7 月的那场医疗灾难。在 9 月的这场研讨会上，吉本向同行们汇报了自己失败的尝试，但他们都认为他还是会继续下去，毕竟吉本是这场革新的开创者。然而，吉本本人却非常沮丧，他宣布自己的研究将暂停一年，并禁止其他人再将他的机器用于人体。

事实上，吉本已经 50 岁了，在余下的时间里，他再也没有用过那台机器。对他来说，探索已经到此结束。

尽管如此，吉本在研讨会上却没有表现出丝毫的谦逊。他清楚地记得，之前温恩斯坦的手下克拉伦斯·丹尼斯用心肺机率先做了尝试（丹尼斯这台机器的设计可以追溯到吉本本人），于是他不得不进入手术室也开始了实验。现在，另一位来自明尼苏达的年轻的激进分子也声称自己将在心脏手术方面取得突破。

吉本一直挺喜欢沃尔特·李拉海，3 年前，这位老外科医生曾在布罗德莫听过李拉海第一篇国家级研究论文的演讲。对于一位常春藤盟校毕业的费城人来说，这位穿鳄鱼皮鞋、戴金表的中西部年轻人太浮夸了；李拉海当时仅 34 岁，看起来却总是一副趾高气昂的样子，仿佛已经登上了人生巅峰。除外科手术之外，吉本教授和李拉海还有一个共同之处，就是对美酒的喜爱。

在温恩斯坦的研讨会上，李拉海介绍了奇静脉，吉本却对此不屑一顾。他并不关心李拉海的实验证据显示了什么。这个 10% 的概念——它叫什么来着，麻烦再说一遍？太荒谬了。

这绝对不可能，吉本说，连动物都需要更多的血液。

李拉海把莫利·科恩拉到一旁说：我知道我们是对的！吉本就是不相信！

温恩斯坦的研讨会结束后不久，科恩又给狗做了一次自体肺手术，手术中狗的肺叶充当了自己的心肺机。

无论用什么标准衡量，自体肺的一系列实验都很成功：科恩用将近 50 只狗重复了实验，而且 90％以上的实验狗都存活了下来。李拉海的团队又加入了一位新成员，33 岁的赫伯特·E. 沃登（Herbert E. Warden），现在，他和科恩都已经熟练掌握了这项技术。研究表明，从生理学角度来说，相较于用人造零件拼起来的机器，自体肺似乎能更好地执行功能。

但这次却没人开香槟庆祝。和从前不一样，李拉海和他的同事们越来越悲观，他们知道，在手术中需要特别小心地操作那些管子，否则，手术就会变成一场灾难，哪怕只有一个微小的扭结，血液也会回流到肺部，然后肺会迅速膨胀，一切就都毁了。熟练的外科医生也许每次都能万无一失地避免管子扭结，但对于处在心内直视手术巨大压力之下的普通外科医生来说，各种错误随时都可能发生。李拉海、科恩和沃登都开始怀疑自体肺是不是太脆弱了，可能根本就无法用在病人身上。

1953 年的一个秋日，同样的事情再次发生：一根管子扭了一点。科恩和沃登把它弄直，然后继续手术。实验狗情况良好，但科恩的心思却在别处。他最近得知妻子怀上了他们的第一个孩子。沃登也对他表示了祝贺。

就在此时，在米勒德大楼的阁楼上，沃登的双手还在这只杂种实验狗的胸腔里操作，他突然灵机一动。

沃登突然说，如果我们能把需要心内直视手术的病人，塞进一个类似胎盘的东西里，那该多好？

科恩也回答说，没错。

胎盘是将血液从母体输送给胎儿的器官，以此维持胎儿生命，但问题是，他们能从哪儿弄到胎盘呢？

当然是从第二只动物身上。

但是为什么要用胎盘这么复杂的结构呢？为什么不把手术对象直接接到另一只"供体"动物身上呢？

科恩和沃登很兴奋，李拉海也是，他以前就听说过不少医生试着把病人和供体连接在一起，让好血和坏血混合，以此治疗白血病。他们进行了一通检索，结果竟意外发现了大量有关交叉循环实验的文献，很多研究者都试图用这种方法来治疗其他疾病，如癌症和高血压。甚至还有人尝试用这种方法给动物搭建心脏旁路。所有这些科学家的大胆尝试，都要归功于19世纪法国生理学家查尔斯·爱德华·布朗-塞卡德（Charles Edouard Brown-Sequard），当时，他将新鲜的富氧血液注射到被切断的动脉中，让被砍断头的狗短暂地恢复了眼部和面部运动。

但是，无论以何种形式，交叉循环从未在人体实验中获得过成功。1953年秋天，没人相信它在心脏外科或其他领域能有什么前途。

心脏之王——心内直视手术先驱的真实故事

除了科恩、沃登和李拉海。他们根本不会考虑杯子是一半空还是一半满的问题，他们思考的首要问题是，这究竟是不是正确的容器。

———

李拉海和他手下的住院医生们把自己的想法勾勒出来。一如以往，操作简单是他们的准则。

血流必须温和而且精确，因此，他们需要一种容易操作、可以校准的泵。他们选择了一台 SigmaMotor 公司生产的价值500 美元的泵，型号是 T-6S，这个泵本来是用于乳制品行业的。T-6S 型泵可以同时朝不同方向泵出相同量的液体，这几乎就像人类的心脏一样。这是一台坚固的机器，但功能却很巧妙：它不会在液体里吹出泡沫，要知道，这种微小的气泡对活体组织是致命的。

传统橡胶不适合作为导管，因为它们不透明，气泡可能会隐藏其中，外科医生也没法看清管道是否畅通。李拉海去了马荣（Mayon）塑料制品厂，这家公司就位于明尼阿波利斯，是他的高中同学办的，李拉海在那儿找到了一些透明的啤酒软管，这些管子是用来连接酒吧的水龙头和酒桶的。这正是他想要的东西。

一个牛奶泵，加上啤酒软管，这几乎就是设备的全部。

10 月的一天，沃登和科恩麻醉了两只狗。他们给供体狗的一条腿剃了毛，做了个小切口，暴露出一根动脉和一根静脉，并在每根血管里插入短而坚硬的管子作为插管。然后，他们打开"病患"狗的胸腔，将插管置入狗相应的动脉和静脉中。插管被连接并固定在啤酒软管上，再通过 T-6S 型泵将"病患"狗与供体狗连接起来，这样，一个环路就完成了。

通过校准，机器恰到好处地为身体提供奇静脉所需的最小血流量，接着，泵被打开了，连接"病患"狗心脏的血管被夹闭。在足足半小时的时间里，"病患"狗完全靠供体狗维持生命。随后，沃登和科恩关掉了泵，拔掉了管子，缝合了切口，让两只狗苏醒过来。

事后他们发现，手术还是出了差错，一根管子的位置错了，导致"病患"狗出现了脑损伤。之后他们又用 16 只狗重复了实验，这些狗全部正常，没有受到任何伤害。也就是说，这项技术给未来的心内直视手术提供了 30 分钟的时间，只要手术操作能在这一时间内完成，病人以及供体都不会受到任何伤害。这次，他们可能真的找到了通向成功的关键。

同样令人惊讶的是，这些狗醒来的速度相当快。在米勒德大楼阁楼的大厅对面，就是克拉伦斯·丹尼斯的实验室，李拉海清楚地记得那些动物的情况：它们从丹尼斯的心肺机上被唤醒之后就一直昏昏欲睡，而实验只不过持续了短短几分钟，仿佛血液流经这个复杂装置时发生了某种不为人知的生理反应，对这些动物造成了损伤。

交叉循环还有其他优势。之前用心肺机的时候，清洗和消毒是件麻烦事，高压灭菌器无法装下一整台机器，化学试剂也不能保证百分之百地杀死细菌。但交叉循环实验中使用的啤酒软管很容易消毒，而且因为它的成本几乎可以忽略，每次实验时都可以用一段干净的新管子。由于 T-6S 型泵的任何部分都不会接触到血液，因此甚至完全不需要考虑泵的清洗和消毒。啤酒软管接在移动的金属指状物后面，金属指状物则负责推动血液流动。

———

在李拉海的指导下，沃登和科恩用供体狗和"病患"狗进行了不同流速的实验。他们分析了交叉循环的血液中氧气、二氧化碳、pH 值、血红蛋白和其他关键参数的变化，并测量了血压和脉搏。实验结束后，他们处死动物，仔细检查了它们的肝脏、肾脏、心脏、肺和大脑，没有发现任何损伤的迹象。

1953 年秋天，李拉海批准了第二组实验。他的助手们打开了狗的心脏，用普通的实验室软木塞钻孔器，在心脏两个下腔之间的心壁上打了一个大洞，人为制造了一个室间隔缺损模型。之后他们缝合了缺损。这次实验的目的并不是要完善修复技术（只是简单的缝合而已），而是为了证实奇静脉的低流速血液能创造一个半干的手术环境，为外科医生提供清晰的手术视野。

结果确实如此。

李拉海和助手们还试图通过实验确定狗的心脏是否能顺

利挺过手术。

结果，心脏很好地挺了过来。

现在，李拉海十分确信，有了交叉循环技术，他将能够修复人类的室间隔缺损，再加上一点经验，便能进一步攻克房室管异常、法洛四联症和其他外科医生仍然无能为力的严重缺陷。为了确保自己没有忽视任何微妙而危险的神经系统并发症，李拉海决定首先在受过训练的动物身上进行实验，比起野狗或者流浪狗，这些动物的行为模式已为人们熟知，术后测试结果也更加可靠。于是，李拉海向他的朋友——心脏病专家保罗·F. 德万求助，问他能不能送自己一些纯种金毛犬。

德万是 3M 公司，也就是明尼苏达州矿业和制造公司创始人的儿子。德万是一位百万富翁，但金钱并没有给他带来健康。小时候，德万患有风湿热，这个疾病永久性地损坏了他的心脏瓣膜，使他一生都活在肺炎和心力衰竭的阴影中。德万最初从事的是儿科医生的工作，却因为自己身体的原因多次入院，在一次住院期间，他决定把心脏病学作为毕生追求。因此，他成了 20 世纪 30 年代明尼苏达州的第一位，同时也是全世界的首位儿科心脏病医生。李拉海认识他的时候，他是明尼苏达大学的教授，这位百万富翁在大学完全不要工资，免费工作。

德万养了一些金毛犬，主要是打猎用的，当李拉海提出想用它们做实验时，这位儿科心脏病专家不仅同意了，还提出要让自己的训练师在狗接受交叉循环实验后对它们进行身体测试。李拉海接受了德万的提议，结果发现，实验后这些纯种狗的表现同以前一样，无可挑剔。

于是，李拉海开始寻找人类受试者。

———

1952年夏天，弗朗西丝·格利登得知自己怀孕了，她和丈夫莱曼时常还会想起女儿拉多娜。

他们也管她叫唐娜。唐娜是个瘦骨嶙峋、满脸雀斑的女孩，圆圆的脸蛋和红色的头发让人联想起她父亲的爱尔兰血统。唐娜无忧无虑，也很漂亮。她喜欢猫和狗，尤其喜欢家里的山羊。别人要想找唐娜，第一个想到的地方就是房子后面，格利登家在那里修了个花园，养着各种动物。

他们的家位于明尼苏达州北部的树林中，房子比农舍大不了多少。莱曼是一名矿工，在希宾北部约16公里处梅萨比岭的矿场工作。几十年来，蒸汽铲车在这个神话般的铁矿脉中挖出了世界上最大的坑——这个坑长4.8公里，宽1.6公里，有435英尺（约132米）深。据估计，梅萨比矿场提供的铁矿原料，占战后美国全部钢铁生产原料的四分之一。

1950年初，12岁的唐娜看起来还很健康。

就在两年前，一位医生发现唐娜的心脏有杂音并且略有扩大，但似乎也不算很糟：她日常都会参加体育活动，在学校的各种表现还不错，还参加了自己的第一次圣餐仪式。她食欲正常，脸色看起来也不差，最多只是患个普通感冒或流感。

然而，就在1950年春天，唐娜的精力突然衰退，就像有什么看不见的敌人吸干了她的生命力。她膝盖疼，步行不到三个街区便会筋疲力尽。她还时常呼吸困难，有一次，她在院子里昏倒了。希宾的医生把她送进了明尼阿波利斯的大学医院。心脏科医生给她做了心脏导管插入，她被诊断为室间隔缺损。心脏科医生对这个女孩无能为力，只给她开了洋地黄，并嘱咐她吃低盐食物。

那年9月，唐娜在希宾住院一周。9月14日星期四，她出院了，这时，她感觉好多了。星期五的晚上，她上床睡觉的时候很兴奋，因为周末她要去参加朋友的生日聚会。格利登夫妇一共有10个孩子，唐娜和妹妹雪莉同睡在一张床上。两姐妹常常彼此搂着慢慢入睡。那是一个很容易入睡的夜晚，天气仍然有点热，温暖的微风透过开着的窗户吹到女孩们身上。

第二天早上醒来，雪莉和她家的小猫在床上玩耍。她以为姐姐还在睡觉。这时妈妈走进了房间。唐娜躺着的样子令弗朗西丝·格利登惊慌失措。

弗朗西丝把丈夫喊了过来。

莱曼碰了碰唐娜，马上意识到她已经死了。

时过境迁，两年后的夏天，弗朗西丝又怀上了孩子。秋天过去了，怀孕的过程很顺利，就像当年怀唐娜一样。

1953 年 2 月 24 日，格雷戈里·格利登出生了，脸色、哭声和胃口都很好。就像姐姐唐娜一样，格雷戈里是个健康的婴儿，他跟着爸爸妈妈回家了。

第七章

人类受试者

起初是持续发烧。4 天后，高烧仍然不退，格利登夫妇把孩子带到希宾综合医院。这天是 1953 年 4 月 7 日，小格雷戈里才 6 周大。

没什么好担心的，格利登夫妇试图安慰自己，毕竟小婴儿很容易感冒。唐娜心脏不好并不代表格雷格[1]的心脏也会有问题。

医生的诊断是支气管炎，格雷戈里的心跳并无异常，听起来也没有杂音。于是，医生给孩子开了点抗生素，6 天后格雷戈里康复出院了。格利登夫妇悬着的心也放下了。

但是，不到两个星期，格雷戈里又发烧了，需要再次住院治疗。这一次，抗生素同样起了作用，医生还是坚称孩子的心脏是正常的。11 天后，小男孩又回家了。

如今，格利登夫妇有些担心了。他们知道先天性心脏病在早期很可能不易察觉——看看他们的女儿唐娜，好端端地活了 10 年，没人察觉到任何问题，更没人知道她的悲剧早已注定。安静的时候，弗朗西丝会把耳朵贴到孩子小小的胸膛上。已经养育过 10 个孩子，她当然知道一颗正常心脏发出的声音。

1　格雷戈里的昵称，下文同。——译者注

5月中旬，她再次听了听小格雷格的心音，这一次，她的心凉了。

她听到了从前唐娜心脏里的那种杂音。

5月20日，格雷戈里因为支气管炎第三次住院，弗朗西丝把自己的担忧告诉了医生。这一次，医生也听到了杂音，并在格雷格的病历本上写道，听到了"响亮的吹风样的收缩期杂音"。他让孩子拍了个胸部 X 线片，在明尼苏达北部这种不太发达的地方，尤其在一个小医院里，诊断心脏问题的方法并不多，胸片是其中之一。胸片显示，孩子的心脏已经扩大，放射科医生的结论是："心脏有房间隔或室间隔方面的缺陷。"

也就是房间隔缺损（ASD）或者室间隔缺损（VSD）。

格雷戈里的心脏上也有一个洞，就和当年导致唐娜死亡的那个洞一模一样。

弗朗西丝和莱曼忧心如焚。凭常识判断，儿子的心脏这么早就出现了问题，他的病情将比姐姐唐娜发展得更快。格雷戈里的肺已经明显受损，这个小家伙还不到 3 个月大，仿佛已经被耗干了。一名护士说"婴儿很虚弱"，另一名护士也说"他吃饭都会累"。他们用枕头把格雷戈里的后背垫起来，好让他能呼吸得顺畅一点，同时又把他放入氧气帐里。这一次，他在医院里住了 15 天才出院。

仅仅过了一个星期，他又入院了，还足足住了一个月之久。他们的家庭医生 B. F. 弗林跟格利登夫妇说，以希宾的医疗条件，已经没什么可做的了，但是去明尼阿波利斯可能还有希望。弗林知道约翰·刘易斯正尝试在低温条件下修复房间隔缺损，也知道欧文·温恩斯坦手下的外科医生们正在研究其他新技术，这些技术都很被看好。弗林做好了安排，1953年9月，格利登一家驱车一路向南。

格利登夫妇曾去过一次明尼苏达大学医院，还是三年前带着唐娜一起去的。这次，医院看起来有些不同。或许只是一厢情愿，但医生们听起来的确更有见识，先天性心脏病的一些谜团似乎已经被解开了，医院里的心脏科医生看起来也比以前多了，事实的确如此。小儿心脏外科和小儿心脏病学都已成为被认可的专业学科。

还有一个很大的不同，大学医院里盖了栋新楼，叫"杂耍俱乐部心脏病医院（Varicty Club Heart Hospital）"，这所医院造价160万美元，拥有78张床位，正好坐落于密西西比河的岸边。在美国，这类医院还是第一家。

成立这家医院的想法最初来自一个明尼苏达商人，他患有无法治愈的心脏病，同时也是一家名叫杂耍俱乐部（Variety Club）的慈善机构的成员。这家慈善机构1928年在匹兹堡成立时，还占据了当时全美的新闻头条。那年的平安夜，有人发现一名女婴被遗弃在匹兹堡的谢里登广场剧院。婴儿身旁留下了一张字条，上面写着"请照顾好我的孩子"，落款是"一位心碎的母亲"。"她的名字叫凯瑟琳，我没能力再照顾她了，我还有8个孩子。我丈夫失业了。"警方没能找到这名女子，于是，这个婴儿被一帮剧院老板和娱乐业大佬收养了，他们最近刚成立了一个小型慈善机构，就叫杂耍俱乐部。小凯瑟琳的故事被媒体大势宣传，吸引来了大量捐款。在这些宣传的推动下，这个地区性的慈善机构也成长为一个国际组织。

这位明尼苏达商人即将死于心脏病，他在1945年成功地筹集到资金，在明尼阿波利斯建立了一个心脏病研究和治疗中心。和脊髓灰质炎一样，心脏病也是威胁美国人民健康的一大祸患，因此，这项事业立马得到了广泛的响应。这位商人所在的杂耍俱乐部地方分会募集了置办新设备所需的三分之一的费用，其余资金则来自联邦政府、州政府和私人捐赠。1951年3月，医院举行了盛大的落成典礼，奥斯卡获奖女演员洛丽泰·杨也出席了典礼，节目单上写道："这是一家满是捐赠牌的医院。它们被放置在每个房间，每张床的上方。"

成立杂耍俱乐部心脏病医院是个多么了不起的创举啊，官方宣传册称它是"一扇通往心脏健康的大门"。这座医院有四层楼，一层是专门面向儿童的病房，一层用作成人病房，一层用于研究，还有一层是门诊。不同于当时许多医院里患病儿童的心理需求得不到照顾的情况，这家医院不仅有足够的玩耍和学习空间，还有一个现代化的剧院，里面配有35毫米和16毫米的放映机。医院还有专门存放轮椅的房间和为表演嘉宾准备的舞台。医院设计师甚至考虑到了颜色的重要性：在杂耍俱乐部心脏病医院里，人们见不到一般专业机构惯用的白色，反而是浓郁的棕色、红色和绿色占据了主导地位。冬天，还有壁炉温暖大厅。

当然，弗朗西丝和莱曼·格利登当时还并不知道这家医院，但是，这个位于密西西比河畔的建筑，很快就会成为他们儿子的新家。

1953年9月，格雷戈里·格利登第一次到杂耍俱乐部心脏病医院就诊时，李拉海的一位助理心脏病医生雷·C. 安德森给他进行了初步检查。安德森记录了家族史，检查了婴儿的身体，听了他小胸腔里的心音，研究了新的 X 线片。X 线片证实了婴儿的心脏已经扩大，并提示两个心室之间有异常的血液流动。格雷格的心电图也不正常。

安德森给格雷格在希宾的医生弗林回复道："我认为这个孩子患有先天性心脏病，最有可能的是房间隔缺损。"

刘易斯用低温手术就可以修复房间隔缺损。但安德森并不能排除格雷戈里的情况也有可能是室间隔缺损，这比房间隔缺损更可怕，当时还没有人能修复。

想要确定孩子的情况，还需要进行更多检查。安德森要格利登夫妇下个月带儿子来做心脏导管检查，这是 1953 年时所能提供的最好的心脏病检查方法。

沃尔特·李拉海一直很欣赏沃纳·福斯曼（Werner Forssmann）的故事，这位医生尝试了第一例人体心脏导管插入术，在手术中他测量了心脏内的压力和氧含量，并把这些参数用于心脏疾病的诊断。福斯曼的故事再一次证明有时只有大胆的尝试才能推动技术的发展，但也证明了最棒的创新往往会遭到嫉妒和批判，甚至受到猛烈的围攻。随着李拉海的外科手术生涯不断发展，他将对此有更深刻的体会。

　　福斯曼是 20 世纪 20 年代的一名柏林医生，同事评价说他是个"非常怪异、独特的人，看起来既孤独又可怜，几乎从不与同事交往"。为了寻找一种可以将药物直接输送到心脏的新方法，福斯曼开始用尸体做实验。他发现，把导管（这是一种细长而柔软的管子）插入肘部附近的静脉后，便能很容易地沿着手臂下降至胸腔，最后进入心脏。这听起来像是科学怪人的做法，但的确有效。

　　找不到志愿者，福斯曼就在自己身上做实验。在没有麻醉的情况下，他切开了肘部附近的一条静脉，插上导管，缓慢地向里推进。后来，福斯曼的助手再也受不了了，求他停下来。看在助理的份上，福斯曼终于停手了。

　　一周后，福斯曼再次独自尝试。他又一次在没有麻醉的情况下切开了一条静脉，把导管推向心脏。他后来写道，自己没有感觉到疼痛："我只觉得暖融融的，也感受到一些轻微的刺激，有点想咳嗽。"

后来，当导管推进到极限位置无法继续向前时，福斯曼需要通过 X 线检查来确定导管尖端是否已经到达心脏。他爬上楼到放射科给自己拍了一张 X 线片，然后找到一张床躺了下来，几乎昏倒。同事们一开始以为他想自杀，毕竟他看起来就是那种人。他们发现他的时候，导管从他的胳膊里支棱了出来，衣服和床单上都是血，他默默地盯着天花板。心脏导管插入术的确可行，但这个技术几年后才被广泛接受。最初大多数医生都认为这个方法太奇怪了，也很危险，唯一的支持者竟然只是一个疯狂的德国人。但这些批评者可能从未料到，福斯曼有一天会因为这项发明而获得诺贝尔奖。

———

1953 年时还没有 CT 扫描或磁共振成像技术，也没有电子束计算机断层成像技术，当时所有心脏病诊断工具的精确程度都没法与计算机时代的设备相比。一名医生所拥有的全部检查手段就是听诊器、X 线片、心电图，不过现在医生们又有了心脏导管检查技术。心脏导管检查能测量血压和含氧量，缩小诊断的误差范围，但不能完全消除误差。丹尼斯、吉本和其他许多医生都非常清楚，除了尸检之外，想要得到准确无误的诊断，只能让病人躺在手术台上，打开他们的心脏。

在第一次拜访杂耍俱乐部心脏病医院的 3 周后，格利登

心脏之王——心内直视手术先驱的真实故事

夫妇又带着 8 个月大的儿子回来了。他们将格雷戈里带到一楼门诊的一个房间后，医生便通知他们离开了。

护士一边把格雷戈里放在桌子上，像木乃伊一样绑好，一边对着他唱歌，试图安抚他。李拉海的一位朋友、心脏科医生保罗·亚当斯将一根细导管插入格雷戈里右臂的静脉中，在 X 线成像技术的引导下，将导管慢慢地推向他残破的心脏。同时，医生抽取了血样，做了分析。导管插入检查大约花了 1 小时，之后心脏科医生把格雷戈里的父母叫回了房间。

我们认为他患的是室间隔缺损，保罗·亚当斯说。

为了解释清楚，他画了一张草图：心脏下部的两个腔室之间，也就是室间隔上有一个大洞。3 年前，另一位医生也给唐娜那颗垂死的心脏画过类似的草图。

这种缺陷不是刘易斯医生所能修补的，亚当斯说。任何人都无能为力。

但亚当斯仍然抱有希望。他告诉格利登夫妇，刘易斯医生的同事李拉海正在实验室里努力尝试，他想让外科医生有足够的时间在开放的心脏内操作，从而修复室间隔缺损。亚当斯还告诉他们，李拉海的实验进展得非常顺利，预计在不久的将来就能在人体上进行尝试。

格利登一家得到了些微的鼓励。

———

格雷戈里回家没多久，又因支气管炎住进了希宾的医院。

自 10 月以来，他的体重一直没有增加，但 X 线片显示他的心脏在持续扩大，这是心脏加速衰竭的表现（因为心脏被迫更卖力地泵血，于是长出额外的肌肉，这是人体的一种保护性代偿反应，但最终会反受其害）。

12 月中旬，人们迎来了新一轮的流感季，也迎来了草原上漫长的冬天。

在明尼阿波利斯，沃尔特·李拉海准备带着他的新技术进入手术室。他唯一缺少的就是病人。

李拉海的理想受试病人应该是一个心脏有缺陷的男孩或女孩，但身体状况得比较好。这样的病人比濒临死亡的孩子更有可能从麻醉和开胸手术的创伤中存活下来。然而，李拉海怎样才能证明让一个还算健康的孩子接受他那激进又未经验证的手术是合理的呢？如果不做手术，这个孩子可能会舒舒服服地再活上个 10 年或更长时间。一个医生只要对心脏病有所了解，他们就会知道这是多么难以预测。

但是，一个病恹恹的孩子在手术中死亡的可能性会更大，李拉海担心如果他现在失去任何一个病人，明尼苏达大学内外都会作出响应。反对者已经对米勒德大楼阁楼上发生的事虎视眈眈了。

此外，还有一个危险因素。在交叉循环手术期间，病人的生命将由第二个健康的人，也就是供体来支持。病人和供体的血流将通过置入动脉和静脉中的管道连接起来，当病人的心脏被打开时，供体的心肺将代替病人的心肺。所以，供体和病人一样，也面临着麻醉的风险，除此之外还有许多其他潜在的问题。理论上来说，病人和供体都有可能死亡。

但沃尔特·李拉海并没因为死亡而畏缩。毕竟他曾经在二战和温恩斯坦的手术刀下幸存下来。

权衡了一切利弊后，李拉海决定冒个险，拿格雷戈里·格利登赌一下。格雷戈里的父母已经告诉亚当斯医生，只要有任何机会能挽救他们病入膏肓的孩子，他们都会同意手术。

时间似乎不多了。

格雷戈里在希宾的另一位医生乔治·埃里克森刚刚给大学医院发了一封紧急信。格雷戈里的病情迅速恶化，他不停咳嗽，常常喘不上气来，并且高烧达 103 华氏度[1]，浑身上下全是汗。格雷戈里一点胃口也没有，护士们给他喂的一点点食物都被他吐了出来。雪上加霜的是，他左脚的大蹾趾感染了，没人知道这是怎么回事。

"我们想知道你们那边现在还有没有其他办法，"埃里克森在给大学医院医生们的信中写道，"在现在的情形下，如能提供任何帮助我们都将不胜感激。"

圣诞节前不久，亚当斯给埃里克森回信，信上说："我们希望能在一月份给这名病人进行第一次手术，手术中会用上李拉海研发的人工心脏。"

但亚当斯说，考虑到格雷戈里的情况，他们会尽快让他入院，12 月 28 日星期一这天就可以。

1　合约 39.4 摄氏度。——译者注

那一天下午，格雷戈里被父亲怀抱着进了杂耍俱乐部心脏病医院。莱曼和弗朗西丝直接从北边几小时车程外的希宾总医院赶来，他们的孩子在那里度过了生命中的第一个圣诞节。这次住院期间，弗朗西丝并不常来。看到格雷格，那些关于唐娜的回忆就重新回到她的脑海，令她难以承受。

格雷戈里在新的医院安顿下来，不久，李拉海前来做自我介绍。在格利登夫妇看来，李拉海似乎还没到足以掌握病人生死权力的年纪。他只有 35 岁，看起来不像外科医生，倒更像个好莱坞演员。一道伤疤从他的左耳延伸到脖子，但并未使他的容貌逊色多少。

不过，李拉海的表现一点也不像明星。格利登夫妇发现大多数医生都来去匆匆，对于不是自己分内的事儿也没什么兴趣，他们似乎都急于结束一天的工作。李拉海却不是这样。病人的喋喋不休，他真的在听，似乎格外善解人意，仿佛他自己也曾经是一个受医学摆布的病人。

李拉海明确地告诉格利登夫妇，他并不能保证手术的结果。但如果他自己的孩子需要进行心内直视手术，他也会毫不犹豫地使用交叉循环技术来辅助。

李拉海告诉格利登夫妇，他所谓的"人造心脏"实际上是另一个活人。事实上，如果给孩子实施手术，这个人将是他们夫妇中的一个，只要血型能与格雷戈里匹配上。

这位外科医生画了一张交叉循环的示意图，也介绍了他在狗身上的成功实验，要知道，狗的心脏和人类心脏是非常相似的。

我认为我们能治好格雷戈里，李拉海说。

格利登夫妇不需要任何劝说。他们在大学医院的33号表格上签了字，上面只有一句话："我，签字人，特此准许我的儿子，格雷戈里·格利登接受大学医院工作人员认为必要的手术或任何治疗程序。"

现在李拉海最迫切需要做的是稳定新病人的病情，为手术做好准备。

令人惊讶的是，格雷戈里是一个特别乖巧的宝宝。有好几天他不那么痛苦，就笑得很开心。他有一头蓬乱的棕色头发和一双美丽的眼睛，骨瘦如柴的样子也很惹人怜爱。

被送进大学医院后不久，格雷戈里曾因意外使用过量洋地黄而险些丧命，但自那之后他的病情的确好转了。他喜欢上了果冻、布丁和巧克力牛奶，因此长了一些体重。他的呼吸缓和了，烧也退了，面颊上有了一丝血色。他开始能睡整觉了，仿佛身上的诅咒都解除了。心脏病确实是如此不可预测。

格雷格的父母回希宾了，小家伙似乎并不怎么想念自己的父母。护士在他的病历里记录道："他很快乐，在婴儿床里踢着玩，不停发笑，还挥舞双手。"另一位护士写道："傍晚的大部分时间，他都在玩耍和咿咿呀呀地叫。"

几周过去了，护士们越来越喜欢格雷格。他喜欢在婴儿床上玩他的毛绒小动物和玩具，但他最喜欢的还是有人陪伴。护士们一有机会就抱他，她们把他放在婴儿座椅里，再把座椅放在护士站的桌子上，这样，护士们忙活的时候也可以围绕在小宝贝周围。她们给他读故事，用婴儿车推着他在大厅里走来走去，让他在游戏室里自由玩耍，带他去礼堂看电影或者看杂耍演员和小丑表演。护士们看着格雷格逐渐学会拿奶瓶、用杯子喝水、自己吃饭、爬上婴儿床的栏杆，她们对孩子的这些进步感到非常自豪。

格雷格第一次说出"妈妈"这个词，是对一位护士说的。

然后他迈出了人生的第一步。

又过了几个星期，格雷格的第一个生日来到了。护士们给他准备了一个蛋糕，上面插着一根蜡烛。医院规定禁止点蜡烛，但不要紧，她们为小寿星准备了生日礼物。她们吹了很多气球，唱了生日歌，所有人都喝了甜樱桃酒。

2月了，格雷格的父母还是没能过来探望。弗朗西丝又怀孕了，这是她第十二次怀孕。

与此同时，李拉海却深感沮丧。

———

1月的第二个星期，李拉海已经厌倦了用狗做研究。格雷戈里·格利登的病情明显好转，心脏科医生雷·安德森断言："病人现在看起来比我以前见过的任何时候都好。或许随时都可以做手术了。"于是，李拉海向温恩斯坦请示，他想把交叉循环技术带进手术室。

但这一次，温恩斯坦没有批准。

再一次，李拉海人生的关键时刻与他导师私人生活的动荡时期撞到了一起。当时温恩斯坦几乎就要永远失去他的长子，要知道，他可是用自己的名字为儿子取名的。

1951年底，温恩斯坦的长子巴德因盗窃和伪造支票被捕，继而被关进监狱，后来又被送上法庭。在法庭上，他向法官解释了作为一位杰出教授的儿子，自己是怎么在22岁成了小偷。巴德说，自己从大学辍学后做了几份卑微的工作，但都失败了，还把父母给他的钱都挥霍掉了。巴德又说，自己要抚养两个年幼的孩子，他必须做点什么。

"我迫切地需要钱，我一直跟妻子说我有工作。"

巴德说他曾与一位处境相似的朋友讨论过自己的困境。

"我们聊了一下，"巴德说，"讨论可以弄到钱的所有方法，首先是完全诚实的做法。然后我们做了排除，最终决定还是盗窃和偷支票，然后再倒手。"

"类似于做生意。"法官说。

"是的，是个赚钱的办法。"

巴德说，他读了两本关于锁匠的书，之后就用针和开瓶器撬开了一个仓库，接着和朋友一起偷走了那里的支票。

巴德还承认伪造了价值 97.73 美元的支票。就在 1951 年圣诞节前的第四天，他被送往州立管教所。在这之后不到两个月，巴德 21 岁的妻子提出离婚，理由有一大堆，包括巴德曾企图用锤子杀死她，喝醉了还打她，第二个儿子刚出生不久她还在医院的时候，巴德就和另一个女人上了床。法院同意离婚，并将孩子的监护权判给了巴德的前妻。

与此同时，巴德的父亲死心了，他断定自己的儿子肯定是疯了。

没人能否认巴德的天赋。他不仅拥有天才的智商，还是一位才华横溢的音乐家、迷人的健谈者，甚至算得上是个出色的舞蹈家，对巴德擅长的这些，温恩斯坦教授一窍不通。巴德在写作方面有着明显甚至是另类的天赋，他相信自己终有一天会成为著名的作家。

"我要让温恩斯坦这个名字比现在更有名。"巴德对自己的第二任妻子说。

但温恩斯坦认为，他的儿子需要被收容所关起来，不应该被放出来。巴德刚从州立管教所被释放，就在温恩斯坦的一手操作下，被送到州立精神病院关了 7 个月。之后温恩斯坦又把他送到一家私人收容机构。

1953 年底，巴德获释了。但是，儿子和父亲之间的裂痕已经无法弥合。不过 10 年，巴德就远走西班牙，再也没有回来。

温恩斯坦和妻子海伦相处得也不好。他们的婚姻积怨已久，到了近乎破裂的地步。温恩斯坦夫妇经常吵架，大多数时候都是因为巴德，在三个孩子中，海伦和巴德的关系一直是最亲近的。海伦的酗酒和抑郁症日渐加剧，她不止一次试图自杀，有一次服用了过量的安眠药。

海伦已经受够了"杰出的"温恩斯坦教授。她想要个能赚更多钱的丈夫，也需要一个对自己聪明任性的儿子更有同情心的父亲。1953 年，海伦把欧文赶出了家门。欧文只好在圣保罗旅馆开了个房间。接着她把另一个儿子也赶了出去，这个孩子只有 20 岁，还在医学院读书。不仅如此，海伦还让人把儿子的车轮给拆掉了，这样他连车都开不走。温恩斯坦的女儿已经出嫁，这一次算是躲过了母亲的暴怒。

1954 年 1 月，海伦正式提出离婚。

通过律师，温恩斯坦表达了对妻子的一系列怨言，他觉得巴德现在的困境都是因为她："夫妻双方发展到如今的僵局，很大程度上是因为海伦溺爱儿子，而不是要求他现实地面对生活并承担责任。"

到了 1954 年初，支撑这位声名显赫的外科主任的似乎只有两样东西，一个是他最近才认识并与之坠入爱河的女人萨莉·戴维森（Sally Davidson），她是一位可爱、优雅和富有的医学杂志编辑。

另一个是他的爱徒们。

但现在，他最优秀的两位外科医生之间产生了分歧。

1954 年初，约翰·刘易斯成功地在低温下修复了房间隔缺损，他马上将目光投向下一个目标：室间隔缺损。他的朋友沃尔特·李拉海怀疑即便有低温技术也很难完成室间隔缺损的修复，但刘易斯却对此深信不疑。此外，当时他的学术地位明显居于李拉海之上，他不仅完成了历史上第一例成功的心内直视手术，在医院的从业经验也比李拉海多一年。刘易斯请求温恩斯坦允许他尝试修复室间隔缺损，要知道，在整个明尼苏达州，这将是第一次，温恩斯坦同意了他的请求。

　　1 月的第二个星期，李拉海得知了这件事，立即去找了主任。

　　温恩斯坦对李拉海说，让约翰先试几次，马上就轮到你了。

　　李拉海怒火中烧，他可从没被什么事激怒过。"我并非要固执己见，"这次交谈后他在给老板的信中写道，"然而有时候，想到自己很可能是对的，我就会被这种信念所驱使。"

　　李拉海不想让温恩斯坦认为自己只是想名垂青史，便在信中特别强调，查尔斯·贝利刚发表了一篇在低温下关闭室间隔缺损的论文。手术是在 1953 年 3 月进行的，对象是一名 15 岁的女孩，然而，贝利在手术报告中并没有明确交代病人是否还活着，也没写明是不是彻底修复了室间隔缺损，甚至连手术是否成功都没说。但无论如何，贝利自那之后再也没有尝试过修复室间隔缺损，也没有其他人试过。

"我亲爱的沃尔特，"温恩斯坦在给李拉海的回信中写道，"你的坚持令我惊讶……我并没有说你不应该尝试室间隔缺损修复手术。我只是觉得，既然刘易斯已经明确表示想要试试修复室间隔缺损，就让他先来做几个病例吧，对此我觉得应该给予支持。竞争是好的，只要动机友善、对大家有所帮助，同时在竞争中还抱有同理心。"

这样，格雷戈里·格利登就只能再等待其他机会了。

格雷戈里的确在继续等着，他是医生实现自我价值的游戏中的一枚棋子。他在杂耍俱乐部心脏病医院又等了几个星期，其间刘易斯借助低温技术为一名疑似室间隔缺损的儿童做了手术。

但诊断出现了错误，孩子的缺陷比先前预判的要更加严重，刘易斯根本没法修复，孩子死在了手术台上。

刘易斯又把第二个疑似室间隔缺损的孩子带到了手术室，这一次，诊断是正确的。

但这个小孩也死在了手术台上。

刘易斯深受打击，任何一个病人死去都会让他崩溃，更何况还是小孩子。他头痛欲裂，回到家，爬到床上，只允许妻子送来热敷袋，以抚慰他突突作痛的太阳穴。

也许沃尔特·李拉海终究是对的，低温技术并不是解决室间隔缺损的终极答案。不管怎么说，刘易斯对心内直视手术已经失去了热情。就像前辈约翰·吉本一样，他也退出了这场心脏探索的角逐。

现在轮到沃尔特了。上帝与他同在。

第八章

勇敢的心

粗略一想，心脏只是个泵。

事实上，它是一个复杂的器官。心脏由 4 个瓣膜、2 个储血室、2 个泵血室组成，还有一个负责滋养心脏的蛛网状的血管网，以及一个控制心脏活动的错综复杂的神经网络。这个器官必须协调地推动血液通过总长约 6 万英里（9.6 万公里）的动脉、毛细血管和静脉，对于一个平均体型的人来说，每天流经血管的总血量是 2000 加仑（约 7600 升）。

泵血的过程不是独立完成的。心脏必须对温度、机体消耗、情绪和心理压力等方面指征时而剧烈、时而细微的变化做出适当的反应。心脏的功能需持续一生之久：在大约 75 年的生命历程中，不知疲劳地跳动约 25 亿次。心脏被骨骼妥善地保护起来，这足以说明生物演化已经证实了它的重要性。大脑和作为免疫系统基础的骨髓，则是人体其他少数几个受到同等重视的部位之一。

先天性心脏病可能带来很多种形态上的缺陷。心脏瓣膜可能完全长在一起，有时也会少一块或者干脆完全缺失。主要血管则可能错位、狭窄或完全阻塞。一个心房或者心室可能先天狭小或者干脆缺失，一侧心壁也可能太厚或太薄。心脏的"供电系统"——神经，也可能出故障。肌肉可能羸弱无力。穿孔几乎可能发生在任何地方，孔洞也可大可小。在研究心脏病理学时，人们不禁会感到，产生一个正常婴儿时协同奏响的基因交响乐，是多么的神奇而微妙。

距离格雷戈里·格利登的手术没有几天了，沃尔特·李拉海每天琢磨着心脏的各种异常，倍感压力。他检查了刚刚尸检完的心脏，还有明尼苏达大学为数不多的保存在福尔马林里的心脏标本，接着梳理了相关的文本和插图。在1954年的3月，他最感兴趣的当然是室间隔缺损。

此前没人能真正治愈这种病，所以很少有人对这种缺陷感兴趣。在各种资料里，对室间隔缺损的文字记述或者图画描绘都非常少，李拉海发现了几张图片和照片，但也只给出了左心室的视图。但他必须通过右心室进入格雷戈里的心脏，对医生来说右心室比左心室更容易进入。

如果室间隔缺损只是一个简单的洞，李拉海可能会略微感到安慰。但大量现有的知识告诉他，室间隔缺损可大可小，可能在显眼的地方，也可能隐藏在或厚或薄的心壁上。实际上它还可能是几个洞，并且可能还有更多未知的、可怕的特征。心导管检查对预测这些情况丝毫派不上用场，米勒德大楼阁楼上被钻洞的狗心脏模型也只能揭示这么多信息了。

然而，所有这些也都是建立在诊断正确的前提下。

在李拉海打开格雷戈里的心脏之前，一切都是谜，甚至即便打开了心脏，他面对的仍然可能是谜一样的景象。

如果有人能帮李拉海做好更充分的准备，那一定非杰西·E. 爱德华兹（Jesse E. Edwards）莫属。

爱德华兹是梅奥诊所的一名病理科医生，在医学院学习期间，他对解剖学非常着迷。战争把他送到了欧洲，他在那儿给盟军士兵做尸检，帮助纽伦堡审判给战犯定罪。对他来说，人体任何部位都非常有趣，但他尤其痴迷于心脏，也对心脏的许多疾病进行了研究。是的，爱德华兹也加入了这场探索。

作为一个病理学家，他真的选对地方了。与其他医疗中心截然不同，自 20 世纪初以来，梅奥诊所几乎在每次尸检后都会把心脏保存下来。到 1954 年，它拥有的人类心脏收藏规模已经无人能敌。这是多么壮观的景象啊！无数心脏保存在盛着福尔马林的木桶中——婴儿的心脏、老人的心脏、正常人的心脏，还有因为各种你能想象到的失调和疾病而被损坏的心脏。

更值得一提的是爱德华兹与这些标本的联系，简直紧密得令人难以置信。每颗心脏都被包裹在一个粗棉布口袋里，贴着标签。爱德华兹可以把手伸进桶里，把自己想要观察的心脏捞出来，而且，他只需要看看心脏的解剖学特征，就能列述出死者的年龄、性别、病史和经手的医生（虽然并不总能说出死者的姓名）。爱德华兹对每颗心脏标本的缺陷如数家珍，如果知道病人的死因，他也能复述出来。他还保留了几千颗心脏相应的 X 线片、心电图以及许多其他记录，哪怕有些细节他没能记住，也可以通过查阅记录了解到。爱德华兹就像一个中世纪的修道士，执着地守护着神圣的知识。

1954 年 3 月中旬的一天，距离给格雷戈里·格利登做手术只剩一周了，李拉海驾驶着他的 1951 年款别克路霸敞篷车向南方的罗切斯特驶去。随行的还有沃登和科恩，正是这两位帮李拉海研发了交叉循环手术，高级外科医生维克也一同前往，他将在格雷戈里的手术中担任李拉海的首席助理医生。

杰西·爱德华兹是个无私的人。他相信自己的收藏属于科学，而不是属于他个人或梅奥诊所。他告知李拉海和三位同事想看什么都可以，想问什么就问什么，看多久都没问题，只要他们需要。

李拉海一行人花了大半天的时间，徜徉在心脏收藏之中。爱德华兹的收藏中有将近 50 颗心脏有室间隔缺损，这几位外科医生对每一颗都进行了仔细的检查。

到了傍晚，他们真的需要喝一杯了。

李拉海年轻时经常去的米奇酒吧已经不在了，取而代之的帕克之家也毫不逊色。店主名叫雷德·多尔蒂，是一位爵士钢琴家，他的迪克西兰乐队曾是沃尔特在米奇酒吧最喜欢的乐队之一。多尔蒂依旧演出。他在自己的新俱乐部里喝烈酒、弹钢琴，客人们则在弥漫的烟雾中吃着堪萨斯牛排、喝着马提尼酒。

3月的这个晚上，沃尔特和几位男同事从梅奥诊所返回自己的医院，途中去了帕克之家，多尔蒂为他们准备了喝的东西。沃尔特可不只是一位常客，不久前，他还成功地为多尔蒂做了缩窄性心包炎手术。这种疾病会导致心脏外膜发炎并留下瘢痕，每一次呼吸都伴随着疼痛。手术结束后，多尔蒂对李拉海感激不尽。

外科医生们一边喝酒，一边详细地聊起了他们在罗切斯特看到的心脏标本。他们真的泄气了。

李拉海以前就知道室间隔缺损是个聪明的对手，但直到今天他才意识到对手有多么狡猾。即便格雷戈里·格利登就像诊断的那样，患的是室间隔缺损，他们也不确定打开孩子胸腔后，等待他们的究竟是什么情况，更何况这个假设本身已非常大胆。他们检查了爱德华的收藏中将近50个有室间隔缺损的心脏，结果，没有两个是完全相同的。

然而这只是他们的一部分担忧。

先不说他们会在病人心脏里找到室间隔缺损还是别的什么前所未见的缺陷，单是打开心脏这件事本身便已是危机四伏。李拉海可以借助奇静脉减少出血量，但也无法完全避免出血；如果缺陷藏得比较深，他们还能在血洼中找到它吗？更何况需要缝合的区域布满看不见的神经，一针扎错就会造成严重的破坏！而且谁又能保证缝合线一定能把孔洞牢牢缝住呢？在健康狗的心脏实验中，缝合线的确能封闭穿孔，但病人的心室又是另一回事了。病人的心脏组织本就因为疾病变得弱不禁风，心脏泵血产生的压力很可能会撕开这些组织上的缝线。

除此之外，交叉循环这种新奇操作涉及的另一个人，也就是供体，又会面临什么样的危险呢？

几位医生在雷德的酒吧接连灌下几杯酒，很快，沃尔特和几个同事就感觉心情好起来了。他们千里迢迢来到这里，可不是为了被泡在药水里的几颗心脏吓倒的。

就在下周，他们将把交叉循环技术搬上手术台。

1954 年 3 月 25 日下午晚些时候，大学医院手术室主管吉纳维芙·A. 斯科尔特斯（Genevieve A. Scholtes）用打字机敲出了第二天的手术日程表。她油印了几份，像往常一样，分发到了整个医院。

粗看起来，3 月 26 日就和往常一样稀松平常。温恩斯坦要为一位癌症女病人做手术，维克要做一个胃部分切除术。沃尔特·李拉海当天的第一个病例是疝气修复，他做这种手术纯粹就是为了挣钱。

但除此之外，李拉海和维克也出现在另一个"第四间隔缺损修复"的手术清单上，手术对象是编号为"862270"的格雷戈里·格利登。在这个小男孩的名字下面，有人用铅笔写上了"莱曼·格利登"和"交叉循环"几个字。

斯科尔特斯知道这是怎么回事。几天前，李拉海邀请她去了自己的狗类实验室，以便确定如何为未经测试的双人手术配置手术室。当然，温恩斯坦和他圈子里最亲密的一群人也知道此事，除此之外，其他人都对此一无所知。

尽管如此，在这样一家教学医院里，这种出奇的东西很难逃过人们的注意，在这里八卦可是一种流行元素。傍晚时分，这份手术排班表引起了内科主任塞西尔·沃森的注意。

———

作为一名肝病专家，沃森医生曾是"曼哈顿计划"的主要医学顾问之一，该计划最著名的成果之一就是研制出了原子弹。他为公众所知的身份是一位杰出的内科医生和教授，众所周知他还讨厌鸽子。针对这一点，他给相关编辑写了很多信，其中一封写道："除了可能通过粪便、污垢或灰尘传播疾病外，鸽子对人造成的烦扰也相当大，它们持续不断、嘟嘟囔囔地发出噪声，就像水刑一样，刚开始还算温和，但时间一长就令人难以忍受。"

沃森和温恩斯坦相互敬重，但有时也会产生严重的分歧。例如，这两位主任在溃疡的问题上就争执不下，沃森属于保守派，他倡导给胃溃疡病人服用大量的牛奶和奶油；温恩斯坦则属于激进派，他主张直接给病人做胃切除手术。有一次，沃森竟然在温恩斯坦赶到之前，把一位要去手术室的病人从电梯里拉走了。

涉及心脏疾病时，沃森想让每个入院的病人都先到内科，在那里可以由他的人决定治疗方案，包括决定是否需要手术。但温恩斯坦却希望可能需要手术的人都直接来外科，在那里他是老大。20世纪40年代末的那段时间，两人的冲突使得杂要俱乐部心脏病医院的规划变得相当棘手。当时沃森要求掌管医院的所有床位，而温恩斯坦坚持自己至少要分管一半。温恩斯坦赢得了这场战斗，却失去了内科主任的友情。

所以，当沃森看到1954年3月26日的手术日程表时，他很快就猜到了温恩斯坦的得意门生打算干什么。

内科主任再一次被激怒了。

在温恩斯坦手下的所有外科医生中，李拉海的个性无疑是最接近疯狂的查理·贝利的。李拉海的才华无可争议，但他战时的经历似乎让他无所忌惮——即便隆美尔元帅和安齐奥海滩[1]没有达到这个目的，有关淋巴瘤的不愉快经历肯定有。在温恩斯坦看来，李拉海向来胆大妄为，这也不是什么秘密了。

但这一次，温恩斯坦和李拉海做得太过火了。

沃森单靠自己很难阻止他们，于是他去找了唯一可能阻止此事的人——明尼苏达大学医院的院长雷·M.安伯格（Ray M. Amberg）。

安伯格是一位管理者，也是一位卓有建树的政治家和宣传家。每年要制定预算的时候，他都会去明尼苏达州议会陈

1　指1944年发生于意大利的安齐奥战役。

述大学医院的各种案例。他深知这个系统是如何运作的，知道和委员会主席一起抽雪茄、喝酒的重要性，也知道一顿免费午餐和明尼苏达大学球赛门票的价值。安伯格让包括温恩斯坦和李拉海在内的所有医生都牢记一点，当议员或者他们的家属来大学医院看病的时候，绝对不能跟他们收费。

1953 年，众议院拨款委员会的一名成员在一次听证会上说："我过去一直觉得那儿就是个不起眼的小地方，直到我在电梯里弄伤了胳膊去了那家医院。经过一番治疗，我现在根本不在乎他们要什么，只要合理，他们就应该得到。"

安伯格精心选择需要讨好的媒体，允许记者和摄影师进入大学医院来帮他吹嘘工作人员的伟大成就。在国家制定预算期间，约翰·刘易斯低温治疗这样的成功案例，比免费的扁桃体切除手术有价值多了。

3 月 25 日这天，沃森找到安伯格，对李拉海的交叉循环手术提出了反对意见。

难道温恩斯坦和他的手下这么快就忘记了约翰·刘易斯的前科？刘易斯可是医院里众人皆知的心内直视手术先驱，他认为自己可以修复室间隔缺损，却以失败告终。丹尼斯、吉本和其他使用心肺机的那些人的经验教训呢，大家也忘了么？沃森还说，交叉循环技术比任何机器都更不靠谱。使用机器，你可能失去一个人，但使用交叉循环技术，则可能同时失去两个人，其中还包括一个健康的成年人。李拉海可能会成为第一人，好吧，为了这个历史第一，他可是要实施一场死亡率高达百分之两百的手术。这其中又有什么伦理道德可言？想象一下如果媒体知道了这件事，新闻大标题会是什么？在沃森看来，李拉海在温恩斯坦的教唆下，已经到了近乎疯狂的地步。

温恩斯坦也为李拉海做了辩护，不可否认的是，两名手术对象都面临风险，但风险不应被夸大，毕竟交叉循环技术已经在实验室里取得了惊人的成功。至于李拉海——好吧，沃尔特可能的确太大无畏了一点，但他并不鲁莽。他对拯救格雷戈里·格利登充满信心。没有沃尔特，这孩子一定会死。

从前，温恩斯坦和沃森在杂耍俱乐部心脏病医院发生纠纷的时候，安伯格为他们做过裁决，但这一次他没有介入。这些心脏手术案例不同寻常，刘易斯为大学医院带来的更多是荣誉，而且，到目前为止，他们成功地避免了死亡事件见诸报端。

安伯格对李拉海有一种预感。假如温恩斯坦对李拉海有信心，那么安伯格也会对他有信心。

———

格利登一家一直在等待。3 月初，莱曼和弗朗西丝来看望过儿子，但因为工作和家庭等原因，他们大多数时间还是待在希宾。光是维持一家人的生计，就是一项艰巨的任务。莱曼在矿井里加班加点地工作，但仍然会因为定期裁员而失业，同时他还要支付新冰箱、电视机和汽车的费用，所以钱很紧张。为了维持生计，格利登一家自己种菜，还养了几只鸡、一只山羊和一头牛。莱曼还猎鹿，主要是为了弄些鹿肉，而弗朗西丝则会把水果做成易于保存的罐头。

对于格利登夫妇来说，那是一个相当紧张的 3 月。他们的另一个孩子得了严重的湿疹，加上格雷戈里在住院，医疗费用不断增加。最重要的是，弗朗西丝已经怀孕 8 个月了。

3 月 17 日，李拉海打电话说，格雷戈里的手术终于安排上了。莱曼将作为他儿子的供体，他们都是 O 型血。

就这样，一周后，弗朗西丝和莱曼驱车 200 英里（约 322 公里）来到了明尼阿波利斯。他们看到儿子精神很好。格雷戈里在婴儿围栏里笑，自己跟自己玩。他体温正常，胃口也不错。除了从小胸腔里透出的杂音外，他看起来真是一个健康的小男孩，只是瘦了点而已。

那是 3 月 25 日的傍晚，春天开始之后的第五天。

在医院的主园区，安伯格、沃森和温恩斯坦因为交叉循环手术而争论不休。

在杂耍俱乐部心脏病医院的 3 楼，格雷戈里正在吃晚餐。因为父母来看他，护士允许他待到 7 点半，比平常睡觉的时间晚了 1 小时。格利登夫妇亲了他一下，跟他道晚安，然后一起去了莱曼的房间，就在儿子病房的楼下。

格雷戈里很快就睡着了。第二天早上 6 点，护士来为他做术前准备的时候，他还酣畅地睡着。

第九章

第零秒

一夜酣睡过后，第二天一早，李拉海像往常一样 6 点便起了床。他吃了点早餐，读起了晨报。

1954 年 3 月，所有新闻都是围绕原子能的。阿尔伯特·爱因斯坦刚刚庆祝了他的 75 岁生日，他以他那杰出的天才揭示了物质的奥秘。联邦政府为核电站的发展提供了资助，这些核电站将有望提供取之不尽的低廉电能。

但最显眼的头条新闻引发的却是恐惧，而不是希望，艾森豪威尔总统宣布，他准备对苏联和中国的"共产主义侵略"实施"大规模的即时性报复"。整整一个月，华盛顿方面不断传出消息，称美国将进行一次秘密核弹试验，氢弹的破坏力将令此前的一切相形见绌。3 月 1 日这枚炸弹在太平洋上的比基尼环礁上被引爆，爆炸产生的威力高达 1500 万吨级，比毁灭广岛的原子弹强一千多倍。这枚武器的代号是"喝彩城堡"（Castle Bravo），正如其名，核弹在坚硬的岩石上留下了一个250 英尺（约 76 米）深、超过 1 英里（约 1.6 千米）宽的大坑，并释放出一个直径近 4 英里（约 6.4 千米）的火球。一位目击者回忆道："在我看来，它就像一个悬浮在空中的病态大脑。"82 海里[1]外，雪白的灰尘飘落在一艘日本金枪鱼捕捞

---

[1] 相当于 152 公里。——译者注

船的船员身上，造成了辐射灼伤，而这艘船居然名叫"幸运龙"，这着实有些讽刺。美联社报道称："由于食用后可能导致肿瘤，'幸运龙'捕捞的水产品不得不从市场上撤下并被掩埋。"

李拉海的命运也逃脱不了讽刺的意味。

他现在不太想起自己的病了，但每每想起，他都感觉辐射真是挽救他生命的重要因素。经过手术和放射治疗近 4 年后，李拉海的淋巴瘤没有再复发。李拉海自我感觉良好，看起来也不错。他患过癌症的唯一迹象是脖子上已褪色的瘢痕。幸运的是，他没有因此患上白内障，这是放射治疗可能产生的副作用之一。他精力充沛，是个充满激情的年轻人，经常每天工作 18 小时。

李拉海开车去了大学医院，换上手术服，去二号手术室看了一眼，然后去了另一间手术室，开始做他日程表上的疝气手术，这个手术大概需要 1 小时。

在杂耍俱乐部心脏病医院，护士叫醒了格雷戈里·格利登，给他清洁了身体，穿上干净的手术长袍，一位住院医生为他注射了术前镇静剂。护理员也来了，安抚了一下婴儿，便推着格雷戈里穿过楼间走廊，进入大学医院主楼。

二号手术室里，麻醉师们正在等待。

———

这间手术室虽比旁边的房间都大，但它本身也就是间小屋子，勉强能放进去两张桌子。手术室里铺着白色的瓷砖地板，墙壁是绿色的，有一台蒸汽散热器，还有几扇窗户。炎热的夏天，医生会打开窗户，希望能从窗口吹入密西西比河的一丝丝微风。

这间屋子看起来并不像是个能创造历史的地方，但它其实早已经是了。3 年前，就在这间屋子里，克拉伦斯·丹尼斯成了将心肺机用于人体的第一人。但同样是在这里，帕蒂·安德森在血泊中死去。

二号手术室的设备在 1954 年时算是最先进的，但其实也就那么回事。医生和护士仍然用最传统的方式监测生命体征，包括用玻璃体温计测体温、用袖带血压计测血压，测量脉搏的时候也只是用手指抵住手腕数数儿。外科医生可以使用心电图仪，但抽吸泵和马达造成的电信号干扰让设备变得不那么可靠。没有一台设备是有计算机辅助或者数字化的。当时没有脉搏血氧仪来帮助外科医生持续监测血液中的氧含量，心脏出现问题时也没有起搏器或除颤器来救急，快速的血气分析技术也还不存在，不能提前预警那些看不见的并发症。对李拉海来说，最有用的仪器之一是挂钟，因为它有一个很大的秒针。

比起过去医生用浸了乙醚的抹布让病人昏睡的麻醉方式，现在的麻醉技术已经取得了巨大的进步，但风险仍旧存在。加上可选的仪器非常有限，想要精确监测病人的代谢水平几乎是不可能的。先进的呼吸机也不存在，医生需要通过挤压一个黑色的橡胶袋来给病人注入麻醉气体，每分钟挤压 15 次或 20 次，只要手术还在继续，就不能停手。徒手控制稳定、均匀的气流本来就很困难，加上患病婴儿体型小、更脆弱，他们的麻醉风险尤其高。

此外，尽管高度易燃的乙醚基本已经废弃不用了，但取而代之的仍然是其他易燃易爆气体。在格雷戈里的手术中，医生将使用环丙烷——连名字都透露着危险，这听起来就像是一种试验性的喷气燃料。事实上，环丙烷也的确是一种危险品，插座或开关故障产生的火花，甚至静电，都可能把它引燃。任何进入手术室的人都要穿特制的鞋子，女性不能穿丝质内衣，因为丝绸和手术服摩擦后会产生致命的火花。

尽管采取了预防措施，环丙烷爆炸事件仍然频发，频次之高令人不安。一位著名的哈佛大学教授估计，美国的手术室里每年发生的爆炸事件多达 130 起，其中约 30 起是致命的。没人知道真实的数据，因为在 1954 年那个年代，医生们通常可以掩盖自己的过失。

爆炸造成的死亡现场令人目不忍睹。它炸断了麻醉系统的通路，致命的玻璃和金属碎片四处飞溅，灼热、血腥的爆裂快速摧毁了病人的肺部。一名医生记录了他亲眼所见的死亡现场："爆炸的威力直接把面罩从脸上掀起来，飞起的距离甚至超过了一英尺。"在一些严重的事故中，甚至还有医生和护士丧生。

在布鲁克林发生的一次环丙烷爆炸事故中，一位女士丧生，她的丈夫悲痛欲绝地告诉《纽约时报》："我不明白在一家现代化的医院里怎么会发生这样的事。"事故中，一名医生被爆炸产生的冲击力当场击昏，而整个事故有可能是由静电引起的。医院院长哀叹道，任何地方、任何环节都可能产生静电火花，"哪怕就是动一下胳膊或腿，甚至只是坐在椅子上不动"。

这种事是最令人恐惧的，就像一个致命的幻影，也像极了格雷戈里·格利登心脏里那个等待着沃尔特·李拉海的缺陷。

———

麻醉起效了，格雷戈里睡着了。李拉海完成了他的前一个手术，和维克一起回到了二号手术室。

现在是早上 8 点半。

维克的要求很高，有时态度也很粗暴，经常让谨小慎微的年轻住院医生们更加胆怯。他又矮又壮，长着一头浓密的黑发和两只大爪子一样的手。如果在街上遇到他，你可能会以为他是个在海边工作的工人。但事实上，他的技术是明尼苏达大学外科医生中最精湛的，包括主任在内，没人能与他相提并论。一位了解维克工作的护士这样评论："维克医生完成的手术，看起来都像是上帝的手法。"

20 世纪 40 年代初，温恩斯坦对心脏手术失去了兴趣，维克接过他的衣钵开始了对闭式心脏手术的探索。维克在明尼阿波利斯比任何人都有经验，他现在是美国最好的心脏外科医生之一，虽然脾气暴躁，但他是一个伟大的老师，李拉海和其他许多人都是这么认为的。维克发明了几种新的闭式心脏手术技术，还对之前的技术进行了改良，他非常乐于把自己的专业知识分享给丹尼斯和刘易斯。但在 20 世纪 50 年代早期，维克突然失去了对心内直视手术的热情。有人猜测是因为他搞不定氧合器和交叉循环连接，不过这种可能性不大，毕竟维克是个聪明绝顶的人。还有人猜测是因为曾经有一个小女孩死在了他的手术台上，让他想起自己的女儿，这正触到了他的痛处。

也许是先后在手术台上失去了帕蒂·安德森和谢乐尔·贾吉，让他痛苦万分；也许，他并不想成为没有指南针的哥伦布，在一片血海中航行；也许，同刘易斯和吉本一样，一个又一个无辜病人的死亡，磨灭了他的斗志。在探索的路上已经死了很多人，具体有多少，已经没人能知道。没有政府机构或专业协会来统计这些数据，有的外科医生在医学文献中报告了自己的失败案例，但也有很多人没有这样做，因为治死孩子并不是什么光彩的事儿。更简单的是悄悄地埋葬他们，然后继续前进。

无论是因为什么（维克从来没有说过为什么，坦白也不是他的风格），总而言之，维克对在心内直视手术中当副手心满意足。李拉海也很高兴能获得他的帮助。

都准备好了吗？李拉海问。

他身边的人都准备好了。

李拉海打开了格雷戈里的胸腔。

这孩子瘦得几乎没有任何皮下组织，李拉海思索着。几乎一点脂肪都没有。他的心脏一定很小。

在维克的协助下，李拉海切开了格雷戈里的胸骨，暴露出心脏。到目前为止，没有出现任何意外。

看起来还行，李拉海说，现在可以带孩子的父亲进来了。

这时是早上 8 点 45 分。

———

莱曼·格利登在镇静剂的作用下昏昏沉沉，他被带进二号手术室，安置在靠近格雷戈里的手术台上。莱曼几乎可以伸手摸到他的儿子。

从技术上来讲，局部麻醉就足以缓解莱曼这天早上将要承受的疼痛了。但李拉海害怕关键时刻焦虑的父亲会突然从手术台上跳下来查看自己的孩子，这李拉海可承担不起。麻醉师们给莱曼进行了麻醉，让他睡了过去，但他们还是格外谨慎，因为莱曼血液中的任何东西很快就会进入他儿子的体内，小孩的体型还不及父亲的十分之一，极可能在医生们有所觉察之前就死于药物过量。

科恩和沃登合作，切开了莱曼右侧的腹股沟，暴露出两条大血管，一条是股动脉，这条血管直接从心脏运送出刚刚完成氧合的动脉血；另一条是大隐静脉，它将蓝色的静脉血

（氧气耗尽之后血液呈现蓝色）送回心脏。医生将导管插入血管，连接到啤酒软管上，软管则连接着那台 T-6S 型泵。手术室里没有冷却毯，这次手术将不会使用低温技术。

科恩和沃登从黎明前就开始在二号手术室调整血泵。校准是个难点，因为如果向格雷戈里体内输入的血液太少，他的大脑将会因为缺氧而衰竭；然而过多的血液会让血压过高，导致全身组织肿胀，也可能致命。供体和病人之间的血液交换量必须完全相等，也就是说，从莱曼流向格雷戈里的血量，必须恰好等于从格雷戈里流回莱曼的血量。

与此同时，李拉海和维克也开始操作自己负责的那部分——格雷戈里。

李拉海用短手术刀在男孩颈部的静脉上划开一个口子，将一根导管插到上腔和下腔静脉内，这是把缺氧血送回心脏的大血管。接着，他将另一根导管通过一根大动脉插入连接心脏的主动脉。主动脉是从心脏发出，将含氧血输送到身体的最大血管。然后，他将插管连接到不同长度的啤酒软管上，再通过泵连接到莱曼身体上。最后，李拉海用虹吸管把回路中的空气排出。

格雷戈里的心脏仍然在给自己的身体泵血，但很快，他的血液将绕过心脏，进入他父亲的体内。

现在是上午 10 点 3 分。

———————

李拉海是个非常专注于学术的人。他没想创造历史，也没想过这个房间里已经发生过的两起心内直视手术的悲剧，更没考虑过失败的后果。他只想着这次手术。这是他的另一项才能，他能暂时抹掉一切不相关的思绪，只专注于手头的任务。后来有运动员将此称为化境状态[1]，李拉海就能深入这种状态之中。

但是，医疗毕竟与体育竞技不同，运动员只要练习就会有所收获，但对于一项激进的新手术来说，可不会有排练的机会。李拉海唯一能依赖的是狗的实验，以及与麻醉师、手术室主管吉纳维芙·斯科尔特斯，还有外科医生们一起讨论制订的详细的手术计划。他靠的是运气和技术。

李拉海检查了整个循环通路中格雷戈里的这一半，包括男孩体内所有的管道和套管，已经完全妥帖了。沃登和科恩给格雷戈里父亲这边也做好了准备，两组麻醉师核查了麻醉效果，一切正常。一名技术人员操作血液泵。护士们也忙碌着。还有很多人在围观，有人站在观摩台上往下看，还有人站在手术室里，住院医生和实习生则坐在高脚凳上。

准备好了？李拉海问。

大家都做好了准备。

打开泵，李拉海说。

操作员按下开关，T-6S 型泵启动了。在手术记录中，李拉海将这一瞬间称为"第零秒"。

血液通过啤酒软管开始流动，李拉海观察了足足两分钟，

---

1 zone，类似心流（flow）的一种状态。

以确认整个循环通路没有泄漏，供体-病人的血液交换是平衡的。然后，他在格雷戈里的上、下腔静脉和肺动脉上绑上小型止血带，其中肺动脉是将血液从心脏输送到肺部的血管。

现在，格雷戈里的心脏被彻底绕开了，等待了 27 秒后，李拉海切入了男孩的心壁。他用手术剪延长切口，维克则轻轻地沿着边缘将切口分开。

不到一分钟，心脏就这么被打开了。

正如预期，心脏继续跳动着。

虽然相比正常情况，奇静脉需要的血流量已大大减少，但进入右心室的血液还是比李拉海预期的多。这虽不像之前用心肺机时那么糟，但也够糟糕的了。不过谢天谢地，维克的抽吸很及时，他们能看清了。尽管这并非理论上的干燥视野——一颗完全没有血流、静止的心脏，但他们终于能看清楚了！他们面前仍有泛起的血流，但最起码不再是一条愤怒的血河。

李拉海开始用手指和止血钳探查格雷戈里的心脏。他没有放大镜，也没有合适的光照，他的头灯发出的光束太窄了。但是"乞讨之人"可没有资本挑三拣四，1954 年 3 月那会儿，还没有心脏手术头灯，李拉海的头灯是从一位耳鼻喉科医生那里借来的，这个灯本来是用来检查耳朵的。

不过，李拉海很快就发现了男孩心脏里的缺陷。和心导管检查结果的判断一致，就是一个单纯的室间隔缺损，一个10美分硬币大小的洞。它位于分隔心脏两个腔体的隔膜上，很容易就摸得到。

李拉海说，诊断看起来是正确的，我们继续吧。

李拉海开始缝合。他从容不迫，一声不吭，动作又快又稳。不过十几针，室间隔缺损就被缝合好了。

事实上，任何一个裁缝都可以在5分钟内缝好这个洞，李拉海不禁想到了自己握着多萝西·尤斯蒂斯那颗毫无生机的心脏时的情景。

观摩台上，一片寂静。

高脚凳上的人，肃然无声。

时间从第零秒开始，到现在已经过去了12分15秒。

格雷戈里的心脏已经敞开了近10分钟，远远超过了低温技术所能承受的极限。但他的皮肤仍然是粉红色的。

———

李拉海检查了自己的工作。很好。伤口的缝线很牢固，心肌组织很坚实，缝合也很紧密。如果这些缝合线能坚持住，人体的自愈能力会在几天内将李拉海的"手工作品"永远地封合起来。

李拉海用丝线缝合心脏的外壁，小心不让空气进入。然后，他检查了有没有心脏传导阻滞的迹象，造成这种现象的原因可能是缝合时刺穿了某根看不见的重要神经，导致心脏电传导系统损伤。当时人们对心脏传导阻滞知之甚少，但李拉海知道这种疾病可能是致命的。心脏可能因此减缓跳动，直到完全停止，没人有能力阻止病情的发展。

但此时格雷戈里的心脏在强有力地跳动着。李拉海把手放在上面，颤动消失了，连杂音也消失了。

看起来不错，李拉海说。维克也表示同意。

观摩台上有人拍了一张照片。

松开血管，李拉海说。

维克松开了绑住血管的止血带，血流重新回到格雷戈里的心脏。从第零秒算起，时间已经过去了 15 分 20 秒。

李拉海又等了 3 分钟，以确保格雷戈里的心脏能继续正常工作。它真的做到了。男孩的血压和脉搏都在可以接受的范围。他的皮肤仍然是粉红色的。

把泵关了，李拉海说。

为输送牛奶而设计的 T-6S 型泵完成了它在人体的首秀。

距离第零秒过去了 19 分钟。麻醉的效果不错，自始至终平安无事。李拉海和维克切断了格雷戈里与他父亲的连接，缝合了孩子的胸腔，同时，沃登和科恩也解下了莱曼身上的循环设备，并缝好了他腹股沟处的切口。

莱曼醒过来了。格雷格还好吗？他马上问道。

沃登给出了肯定的回答。

李拉海和维克的手套上还沾着血，他们越过格雷戈里，同他的父亲握了握手。

就像李拉海之前的实验狗一样，格雷戈里很快醒了过来，而且没有出现任何神经损伤的迹象。

李拉海对莱曼说，我很高兴。这个缺陷正是我们之前预测到的，手术结果也很理想。

李拉海来到候诊室，告诉弗朗西丝她的丈夫和儿子都很好。弗朗西丝无比感激，她的祈祷终于应验了。

在恢复室待了 5 小时后，格雷戈里被送回了杂耍俱乐部心脏病医院。1954 年时还没有重症监护病房，但会给特殊的病人配备私人护士，其中一个私人护士被专门分配给了格雷戈里。

格雷戈里在当天剩下的大部分时间里都在睡觉。他偶尔会睁开眼睛，但李拉海给他开了止痛的杜冷丁，很快就又让他陷入沉睡。小男孩的生命体征很稳定，他的脸色很好，呼吸偶尔会有点吃力，但还不到需要担心的程度。他排尿了，这表明他的肾在手术中完好无损。

李拉海对所有这一切都了然于心，他反复核查着格雷戈里的情况：当天下午和晚上，他亲自给男孩做了检查，第二天凌晨 3 点半他又从家里打来电话问询，黎明时他再次亲自来检查。李拉海不在医院的时候，维克或李拉海手下某位值得信赖的住院医生就会待在那里。对这个男孩，李拉海几乎就像第一次当爸爸的人对待自己刚出生的儿子那样。

手术后第一天，也就是 3 月 27 日，格雷戈里的表现极大地鼓励了李拉海。护士说喂糖水的时候，格雷戈里会特别迫切地喝下去；1 小时后，他还喝了牛奶。虽说杜冷丁还在发挥作用，但小男孩现在更活跃了，会踢腿和晃动手臂。他又度过了一个美好的夜晚。凌晨 5 点 45 分李拉海打来电话的时候，格雷戈里还在熟睡。

3 月 28 日，小男孩的病情继续好转。那天早上，他吃了手术后的第一顿饭，包括一口荷包蛋和三口麦片粥。还没到下午，他又想喝最喜欢的巧克力牛奶了。他的伤口缝合处很痒，老想去抓。他还坐了起来。

一位护士写道："他的呼吸现在听起来很清晰了。"

弗朗西丝和莱曼探望过格雷格后，便回到了北部希宾的家中，他们深切地希望李拉海能帮助他们的孩子摆脱厄运，希望女儿的悲剧不会在儿子身上重演。

———

4 月 1 日，格雷戈里的情况似乎是到了一个转折点。

他的食欲看起来像是发生了报复性的反弹，他尽情地吃，大口大口地喝橙汁和巧克力牛奶。他的脸颊泛着可爱的粉红色，睡得也很好。格雷戈里成了大学医院的明星病人，吸引了大批好奇的学生和医生前来围观。

然而，事态的发展令人猝不及防。格雷戈里突然出现呼吸吃力，嘴唇有时候还发紫，左臂似乎在发冷，右臂却还是热的。他一直揪耳朵，好像耳朵很疼。之前他是那么亲近人，现在只要有人靠近，他就会缩到一边去，被抱着的时候也会哭闹。他现在只想躲在氧气帐篷的嘶嘶声中。

4月2日，一名护士注意到："他的反应似乎不像从前那么快了。"

第二天，另一位护士也说："喘气声听起来肯定是哮喘。"

大家怀疑孩子只是呼吸道感染，因为心脏病病人（当他们的肺因高血压而受损时）很容易患上这种疾病，李拉海给他开了抗生素。

4月3日是一个星期六。莱曼不用去矿井，他开车带着格雷戈里的姐姐杰拉尔丁从希宾来到医院。大约下午2点，他们到达医院的310号房间，男孩正待在他的氧气帐里。格雷戈里没有认出他的爸爸和姐姐。他不让别人抱他，只想喝一口巧克力牛奶。

莱曼和杰拉尔丁走到大厅里。

突然，一名护士从格雷戈里的房间飞奔出来，跑到护士站。几乎就在同时，维克和另外两名医生也赶来了。在310号房间紧闭的门后，莱曼和杰拉尔丁听到了可怕的骚动。

格雷戈里快要窒息了。他的呼吸道肿起来了，没法吸入足够的空气。医生将一根氧气管插入他的气管，但格雷戈里仍然喘不上气来。李拉海别无选择，只能进行紧急气管切开术。格雷戈里被匆匆忙忙地推进了手术室。

2小时后，护理员把格雷戈里送回病房，他看起来好多了。他喝了巧克力牛奶，脸色恢复了，又可以轻松呼吸了。除了需要定时给气管插管进行抽吸，他整夜都在睡觉。

4月4日星期日的报纸，开始透出了夏日的气息。草坪种子和玫瑰广告在这一年第一次见报，"家庭"版块还刊登了年度种植指南。复活节快到了，天气变得非常暖和。漫长的草原冬天终于过去了。

护士这样描述格雷戈里："肤色很好，活动自如。"

父亲和姐姐相信格雷戈里终于渡过了难关，于是动身回家。他们留下格雷戈里在医院里静静地抚摸着自己心爱的小毯子。

但那天晚上，男孩又连续喘不上气来，两度呼吸急促，非常危险，第二天他又开始昏昏欲睡，身体变得非常虚弱。护士们给他喂了点布丁，但他对巧克力牛奶也不感兴趣了。下午6点，李拉海开始对他进行持续观察。

整个晚上，李拉海都在小男孩的病房进进出出。李拉海、维克、沃登、科恩，还有其他医生一起，就像在和一个捉摸不透的敌人战斗着。有一次，格雷戈里完全停止了呼吸，李拉海不停按压他的小胸膛，直到肺重新工作，总算是救活了他。格雷戈里的气管抽吸液中满是血和黄色的黏液，粉红的泡沫沾污了他的嘴唇。

午夜过后，一名护士给希宾拨去了电话，是杰拉尔丁接的。

你弟弟的病情恶化了，护士说，你父母最好过来一趟。

不过格雷戈里再一次挺了过来。

这时候，李拉海已经精疲力竭，他需要回家睡一觉。但如果需要的话，他可以在几分钟内赶回来。

———

夜色渐深，格雷戈里的意识时断时续。凌晨 3 点 30 分，他啜了一口糖水，之后就再也没醒过来。哪怕是持续不断的插管和抽吸，也没能弄醒他。经过漫长而令人焦灼的探查，护士终于监测到了他微弱的脉搏和血压。

黎明时分，麻醉师用橡胶袋将氧气强行挤入格雷戈里的肺里。

早上 8 点，李拉海来了。格雷戈里突然睁开眼睛，环顾四周，然后又闭上眼回到自己的世界里。

李拉海听了男孩的心脏，检查了他的胸部。他的血压和脉搏正在迅速下降，皮肤呈现出乌云的颜色，摸起来也很冷。

9 点，格雷戈里再次睁开眼睛，仿佛想再最后看一眼这个世界。

之后，他闭上了双眼。

10 分钟后，他的心脏停止了跳动。

李拉海绝对不会轻易放弃。

他让麻醉师继续用橡胶袋给孩子吸氧，同时准备给他注射一针肾上腺素，这是一种强力的兴奋剂。

李拉海瞄准格雷戈里的肋间，把针果断地扎进了小男孩的心脏。他在等待。

继续等待。

男孩没有任何反应。

他的嘴唇如同两片乌云。

静悄悄的。

冷冰冰的。

格雷戈里走了。他小小的心脏长期承受着沉重的负荷，再也无法被唤醒了。

1954年4月6日上午9点15分，李拉海宣布他的第一例心内直视手术病人死亡。

———————

弗朗西丝的预产期就在这一周，她和莱曼·格利登的第十二个孩子按计划就要出生了。他们在中午前抵达了明尼阿波利斯，看到的却是已经断气的格雷戈里。弗朗西丝和莱曼在小儿子的T恤和裤子上签了名，然后去见了李拉海。

对不起，李拉海说，我们尽了最大的努力。

格利登夫妇说他们理解，他们知道整件事的风险。

李拉海认为，导致格雷戈里死亡的是肺炎或其他并发症，而不是手术，只有一种方法能确定孩子真正的死因。格利登一家会同意尸检么？尸检结果能帮助李拉海判断他将来是应该在手术室里再次尝试用交叉循环挽救其他病人的生命，还是应该退回到实验室从头开始。

莱曼·格利登签了同意书。临行前，他和弗朗西丝向李拉海表示感谢，并祝他好运。之后，他们满怀悲痛地离开了。

———

下午 2 点，病理科医生开始解剖格雷戈里。穿过腹部器官，他找到了男孩的肺和心脏。他把这两个器官切了下来，交给了李拉海。如今李拉海已经对这个房间非常熟悉，两年前的夏天，也是在这里，李拉海和多萝西·尤斯蒂斯做了永久的告别。

现在是李拉海第二次，也是最后一次打开格雷戈里的心脏。

他并不怎么信教。但从第零秒开始之后的 11 天里，他都在祈祷，他希望格雷戈里的心脏得以痊愈。

第十章

明尼阿波利斯的心脏圣地

小婴儿帕梅拉·施密特（Pamela Schmidt）的生命似乎总是危在旦夕，一位医生甚至建议她的父母抓紧时间再生一个孩子。但无论如何，帕梅拉竟然活了下来。1954年4月3日，她最近一次来杂耍俱乐部心脏病医院做评估的时候，已经4岁了。

　　施密特夫妇知道格雷戈里·格利登，他的房间离帕梅拉的房间很近；这对父母很快也听说了李拉海，就是这位年轻大胆的外科医生，刚刚为格雷戈里做了一场引人瞩目的手术，用了新的技术，修复了他的心脏。帕梅拉和格雷戈里有同样的问题，她也患有室间隔缺损。

　　然而，格雷戈里的死再一次打击了施密特夫妇。小男孩被灵车送回家以后，李拉海和施密特夫妇交谈了一会儿，莫名地鼓励着他们。手术并不是格雷戈里的直接死因，李拉海说，他的死因是快速恶化的肺炎。李拉海想再次尝试心内直视手术的新方法，心脏病专科医生推荐帕梅拉作为候选病人。

　　李拉海给夫妻俩讲解了交叉循环技术，也解释了手术中病人和供体需要承担的风险。他让夫妻俩先回他们在明尼阿

注：本章标题原为 Lourdes in Minneapolis，卢尔德（Lourdes）位于法国西南部，是天主教的朝圣之地。

波利斯的小公寓好好考虑一下。帕梅拉虽然病了，但还没到病入膏肓的地步，他们还有时间。

接下来几天，施密特一家的心情犹如坐过山车。前一分钟还想冲回去同意李拉海做手术，下一分钟，他们就想到了可怜的格雷戈里，现在小男孩已经冷冰冰地躺在了棺材里。

最后，施密特夫妇做出了决定，毕竟他们也别无选择。不管做不做手术，他们的小女孩都在缓缓地坠向坟墓。

事实上，即便施密特夫妇允许李拉海做手术，帕梅拉还得与肺炎作斗争。女孩发烧了，食欲消退，还常常半夜哭着醒来，充满了恐惧。护士在记录中写道，孩子出现了"全身不适"。

施密特夫妇的希望再一次破灭了，帕梅拉病情越来越严重，这让李拉海无法进行手术。

医生给女孩服用了青霉素，女孩的病情竟真的好转了。李拉海让施密特夫妇到医院血库先做测试，看父母二人谁的血型能和帕梅拉相匹配。

施密特一家又一次遭到了打击，父亲的血型虽能与帕梅拉相匹配，但他血液中血红蛋白的含量很低，血库负责人不建议他作为女儿交叉循环手术的供体。但李拉海却认为负责人过于谨慎了。他不顾血液科医生的建议，安排了手术。

就这样，1954 年 4 月 23 日早晨，护理员推着帕梅拉进入大学医院的二号手术室。李拉海和维克打开了女孩的胸腔，沃登和科恩则开始为孩子的父亲做准备。李拉海检查了帕梅拉心脏的外部结构，一切正常——没有难以对付的意外情况，太好了。几位外科医生将病人与供体连接起来。

打开泵，李拉海说。

上午 11 点 5 分，帕梅拉的手术正式开始，现在是第零秒。

泵启动了，父亲和女儿的血液混合在一起。现在，父亲的生命支撑着孩子的生命。

李拉海切入帕梅拉的心壁，将切口扩大，开始探索心脏内部。心脏内几乎没有血流；这一次，他稍微对自己的技术进行了改良（用另一根止血带系住主动脉），李拉海成功地阻断了几乎所有的血流。

李拉海很快就发现了帕梅拉心脏上的缺陷，这是一个裂开的室间隔缺损，大约有半枚一美元硬币那么大。诊断是正确的，心脏内部也没有什么难对付的意外情况，挺好。

李拉海缝合过格雷戈里·格利登的心脏，现在，他采用相同的方法缝了六针，封闭了眼前的裂口。他检查了缝合效果，发现有一个小小的缺漏，于是又加缝了第七针，从而彻底封闭了缺损。到目前为止，手术进展得非常顺利。

就在李拉海准备完成接下来的缝合工作并结束手术时，突然出现了麻烦，帕梅拉的心脏收缩太慢，而且各个腔体的收缩不同步。李拉海担心是不是自己不小心造成了心脏传导阻滞，也就是心脏电信号传导系统被损伤了。他考虑了一下是不是可以撤掉第七针，可能就是这一针刺穿了一根隐蔽的神经，但他也不能冒险让裂缝重新裂开，第七针非常有必要。

李拉海只能赌一下了，看帕梅拉的心脏能不能自己恢复正常的节律，于是他缝合了心脏。小女孩的心跳仍旧缓慢，而且还不稳定，现在，李拉海不得不承认确实是自己的操作造成了心脏传导阻滞。他担心心跳会持续变慢，最终完全停止。

时间已经过去了 10 分 45 秒。

医生们默不作声，但内心却是焦急的，在 1954 年的春天，没人知道如何逆转心脏传导阻滞。

几秒钟过去了，女孩的生命竟然出现了转机，帕梅拉的心脏开始加速跳动，几个心腔再次协调地工作起来。李拉海又观察了 2 分钟，直到他确信女孩的心脏可以靠自身的力量继续跳动下去。

他说，停下泵。

时间距离第零秒过去了 13 分半。

帕梅拉·施密特被治愈了。

李拉海和维克的外科手套还湿漉漉地反着光，他们隔着病人，相互握了握手。

————

一两天后，李拉海接到了《明尼阿波利斯论坛晨报》记者维克托·科恩（Victor Cohn）的电话。

李拉海从来没有接触过科恩，但他知道科恩的报道无可挑剔，他的文章也经常会出现在头版。科恩年轻且上进，当时大多数报纸只刊登通讯社提供的医学信息，他却已经建立了属于自己的医疗报道版块。科恩经常出现在学术会议上，而且他很专业，能用医生的语言和他们对话。他尤其与明尼苏达大学医学院维持了良好的关系。

我听说你最近做了一个很棒的手术，科恩说，还从来没有人做过这种手术。

你听到的情况是怎样的？李拉海说。

科恩说，他已经有了足够的资料和信息，可以写一篇相当可信的报道，但他需要李拉海的配合，才能让故事更为生动，他相信这篇报道有可能被传播到全世界。听起来，李拉海已经在心内直视手术领域取得了绝对胜利。

我们还没准备宣布这个消息，李拉海说。

科恩试图给李拉海施加点压力，他说，如果李拉海自己不说，那他就只能照着目前掌握的资料去写。

李拉海说，我会自己决定我们想要什么，想好了我会来找你的。

———

就科恩所掌握的信息来看，他对 4 月 6 日下午验尸间里发生的事一无所知，这一天，格雷戈里·格利登的心跳停止了，病理科医生把男孩的心脏交给了李拉海，李拉海再一次打开了它。

这颗心脏内的一切是多么完美！李拉海缝的线牢牢地固定在上面，也就是说穿孔确实被修补好了！这无疑证实了是肺炎，而不是交叉循环技术，杀死了李拉海的第一个心内直视手术病人。

李拉海的内心充满了喜悦。尽管如此，他深知格雷戈里的死只会成为诋毁者的新弹药而已。李拉海仿佛能听到他们说：你的确修复了室间隔缺损，但结果和克拉伦斯·丹尼斯的手术又有什么不同呢？你没有杀死两个人，但也杀死了一个啊。你还得让多少人死？格雷戈里去世的消息在大学医院传开，最终传到内科医生那里，包括内科主任塞西尔·沃森也知道了。这样一来，外部的压力更大了，外科主任手下的医生们不得不收敛一点。

李拉海离开验尸间，径直去找了心脏科的医生们，大家一致认为，尽管格雷戈里的手术失败了，但还是应该再给交叉循环一次机会。

这次我们不要只找一个病人，李拉海对其他心脏科医生说，找两个。我们立即安排手术，做完一个马上做另一个。这样，在其他人作出反应之前，我们便已经能证明这个技术可行了。

心脏科医生很快确定了两名手术候选病人，4岁的帕梅拉和另一个3岁的男孩布拉德利·梅尔曼，他也患有室间隔缺损。

李拉海再次去征求主任的同意。格雷戈里的手术完成后，温恩斯坦曾对李拉海表示祝贺，考虑到尸检结果证明手术实际上是成功的，李拉海并不认为男孩死去的消息会使这位外科主任因此畏缩。尽管如此，鉴于之前约翰·刘易斯有关室间隔缺损的一系列尝试都以悲剧告终，李拉海还是给温恩斯坦写了一封短信，简单阐述了他打算再给两个孩子做手术的想法。

李拉海写道："我们把第一次手术的结果告知了这两对父母，他们仍然希望我们给孩子们实施手术。"

"亲爱的沃尔特，"温恩斯坦回信说，"我当然同意，照你们的想法去做吧！"

———

最终，李拉海决定，任何记者都没有资格独家发布交叉循环的新闻。所以，明尼苏达大学新闻中心召开了新闻发布会。科恩觉得自己受到了欺骗。

不过，4 月 30 日下午，当李拉海在杂耍俱乐部心脏病医院礼堂登台演讲的时候，科恩还是出席了。就在不久前，也是在这个地方，杂耍演员和小丑们还为格雷戈里·格利登表演了节目。在场的还有其他几位记者，李拉海也带来了和他搭档的几位外科医生。

李拉海从来没主持过新闻发布会，事实上在 1954 年，任何外科医生都没主持过这种会议，好在李拉海曾在布罗德莫和随后许多学术会议上受过演讲的锻炼。发布会上，他提到了首次尝试交叉循环的悲惨结局，以及随后取得的两次巨大成功，后两次手术都发生在过去 10 天内，病人是一个 3 岁的男孩和一个 4 岁的女孩。他向在场观众展示了幻灯片，包括手术室的布置图、室间隔缺损的示意图，还有一张二号手术室的照片，那是在给小女孩做手术的当天早上拍的。他感谢了所有参与这项工作的人，包括护士、麻醉师和血库主任。他自豪地指出，自己在手术中使用的是一个通过邮件购买的价值 500 美元的泵，这是他取得突破性技术的核心。

李拉海说："很长时间以来，我们一直认为，一定有更简单的方法能让我们在心脏内部进行操作。人们曾经精心设计了替代心脏和肺脏功能的机器，但效果并不令人满意。因此，我们尝试用动物自己的肺来氧合血液，并用简单的机械泵代替它们的心脏。"

李拉海说，正是在这个想法的基础上，自然地衍生出了交叉循环技术的构思。他说："我们的方法，广泛适用于有经验的心脏外科医生。"

一位新闻机构的工作人员发布了一篇长达四页的新闻稿，这个故事本可以到此为止。

但故事的主人公可是沃尔特·李拉海，一个开着别克敞篷车、戴金首饰的男人。沃尔特一心想要庆祝自己的成功，他知道记者想要什么。之前，内科主任担心如果交叉循环手术失败了，报纸将被何其可怕的大标题所占据……好吧，现在可以给臭脾气的沃森看看了。

门开了，一个身着黄色连衣裙的 4 岁小女孩出现了。她有着棕色的眼睛，黑色的刘海——帕梅拉实在太可爱了。出于安全考虑，她坐在轮椅上，但她看起来却充满了盛放的生命力，她的脸颊红扑扑的，脸上浮现着迷人的微笑。令人难以置信的是，仅仅 1 周前，她还躺在手术台上，她的心脏敞开着，有那么一刻甚至似乎要永远停止跳动。在见到李拉海之前，她是一个病人，她的生命正在慢慢地消逝。

帕梅拉同父母以及李拉海医生合影。她的父亲是一名工厂维修工，他回答了科恩的问题。

作为女儿手术的供体，当你走进二号手术室的时候，有没有害怕？

"不，"父亲说，"我没担心，一丁点也没有。担心是我妻子的事儿。"

施密特谈到了女儿严重的病情：在她短短的生命历程中，女儿得过八九次肺炎，她 1 岁前的大部分时间都是在氧气帐中度过的。格利登夫妇和帕蒂·安德森的父母，一定能明白这一切。

"她是个小斗士，"施密特说，"她从来没有放弃过。"

外科医生预测，从现在起帕梅拉将彻底变成一个正常的人。事实上，的确如此。3 岁的布拉德利·梅尔曼也一样，他的手术比帕梅拉还早了 3 天。

这是个童话故事，是发生在明尼阿波利斯的神迹，犹如

在大谈共产主义和病态大脑般的蘑菇云的时代里，给人们注入的一剂鼓舞人心的良药。

这个故事通过广播和报刊传遍了全世界。《时代》杂志称交叉循环是"大胆的"尝试。《纽约时报》宣称：不可能的手术现已成真。加州的一份报纸说李拉海的工作是"奇迹"，而一份埃及报纸则形容这个手术极具"革命性"。伦敦《每日镜报》评价道："这是一次夸张的、充满想象力的行动，太不可思议了，就像廉价科学惊悚小说的情节。"唯一负面的声音来自一位反活体解剖者，他给李拉海寄了一份《镜报》的剪报，上面潦草地写道："你这头猪。上帝创造动物不是为了让人折磨的。拿你们自己和罪犯做实验去吧。"

不出所料，本地报纸对这件事大肆报道。5月1日的《论坛晨报》在头版刊登了关于手术的报道，还配了很多照片。其中有一张独家的照片，是布拉德利·梅尔曼和他母亲的合影，还有一张照片是李拉海和维克正在给帕梅拉做手术。事实上，正如读者可能已经猜到的，照片上两名外科医生的面罩都没有遮住鼻子，说明这是一张摆拍照，是大学的新闻服务机构拍摄的，他们还在验尸间和其他场所进行此类拍摄！好吧，没必要吹毛求疵。这张照片也在世界范围内广为传播，它是对这次手术最生动形象的阐述了。

李拉海以前就上过报纸，《论坛报》刊登过他获得基金会拨款的消息，《论坛报》的姊妹刊物《晚星》也曾报道过他因为狗心脏衰竭的研究获得国家奖的消息。但从前那些消息都是边角新闻。这次，围绕交叉循环的报道铺天盖地，李拉海被来自记者、医生的问询和垂死孩子的父母们忧心忡忡的咨询所包围。李拉海不会拒绝任何人，毕竟他自己也曾经和死亡擦肩而过。

他也没有忘记格利登一家。5月4日，在应付媒体和继续推进交叉循环的实施计划的空闲，李拉海抽出时间给弗朗西丝和莱曼寄了一封信。

他在信中写道："格雷戈里的事一直让我感到痛心和失望，他的手术非常成功，但术后这段时间，我们却没能帮他挺过来。我想再次告诉你们，如果不是因为格雷戈里的手术鼓励了我们，我们不会有勇气继续去拯救其他孩子。我非常感激你们二位。"

李拉海收到了弗朗西丝的回信。一个月的时间里，发生了这么多事。格雷戈里躺在一口白色小棺材中，被埋葬在拉多娜的坟墓旁边，什么标记都没有，因为格利登夫妇连一块墓碑也买不起了。儿子下葬后几小时，弗朗西丝又生下了一个小儿子。到目前为止，谢天谢地，这第十二个孩子看起来很健康。

"小格雷格没能活着和这两个孩子一起庆祝手术的成功，我们感到很难过，"弗朗西丝写道，"但我们只能接受事实，这是上帝的旨意，我们知道他的死并没有白费，因为这给了后面两个孩子又一次活下去的机会，毫无疑问，未来还会有更多孩子……愿上帝保佑和引导你们正为之奋斗的了不起的工作。"

第一篇报道还墨迹未干，李拉海和他手下的外科医生就已经抵达了蒙特利尔的喜来登蒙特皇家酒店，美国胸外科协会正在这里举行会议。布罗德莫会议中的大部分参会者也都会出席这个会议。过去的4年硕果颇丰。约翰·刘易斯在低温治疗方面的成功激励了无数外科医生，现在，主流大学基本上全都有心内直视手术的探索项目，有的哪怕还没正式启动，也在计划之中了。

　　尽管如此，只有李拉海能大大方方地宣布，自己能成功治疗室间隔缺损。而且只有李拉海在认真地思考怎样攻克下一个难关，他想尽快修复更极端的缺陷，战胜心脏病领域最可怕的怪物，例如法洛四联症。

　　赫伯·沃登站起来代表李拉海的小组阐述他们的论文，此时，外科医生们挤满了蒙特皇家酒店的礼堂，论文以实验狗为例详细介绍了交叉循环技术。沃登的陈述超过了规定的10分钟时间，讲台上的提示灯开始闪烁，主持人本来应该控场，此时却直接忽略了超时提示，他和观众全都听得入了迷。

　　这篇论文是几位外科医生在手术室里实践交叉循环技术之前提交的，因此，李拉海只好临时在讨论环节介绍三个参与手术的孩子的情况。他多么仪表堂堂，多么自信啊！

　　李拉海简单描述了格雷戈里·格利登和帕梅拉·施密特的手术经历，然后讲述了小布拉德利·梅尔曼手术中的困难，外科医生们用了 24 分钟——是的！整整 24 分钟——打开心脏修复缺陷，然而，这个孩子仍旧熬过了手术并完全康复了。李拉海早就预料到有人会批评他的方法可能让两个人在一次手术中同时死掉，他解释说："到目前为止，还没有哪位供体受到过任何的不良影响。完成供体任务 24 到 36 小时后，他们都出院了。"

李拉海的发言结束后，他被摩拳擦掌想亲自尝试交叉循环的外科医生包围了。克拉伦斯·丹尼斯在纽约的心肺机实验仍然不怎么成功，他甚至对理查德·维克说：哎，迪克[1]，你觉得我还应该继续研究我的充氧设备吗？

但并非所有人送来的都是祝贺。

一位外科医生用黑色幽默的口吻说，再生个孩子可能还更简单点，当然也更便宜。

罗伯特·格罗斯也没有表达半句赞赏，他仍然对去年会议上的纠葛耿耿于怀。当时李拉海公开批评了格罗斯的心房井，的确，在用心房井做手术的时候，外科医生的双手几乎得浸在一摊血中。李拉海说："能清晰地看到操作视野的外科手术，远比盲目地操作要更让人踏实。"真是直言不讳的批评，这件事之后，格罗斯给温恩斯坦写了一封言辞激烈的信，质问他怎么敢让一个年轻傲慢的外科医生，批评一位著名教授的工作？

可预见的是，约翰·吉本也不接受交叉循环技术。吉本

1　迪克是理查德的昵称。——译者注

认定李拉海就是个酒囊饭袋，也是各种学术会议上的"交际花"，他活像个休假的水手，在酒店房间和酒吧里厮混到半夜。现在，刊登着李拉海照片的新闻报道铺天盖地而来，镜头前的他还摆出了一副本垒打之王的姿势。与之相反，当之前吉本的成功事迹登上《时代》杂志时，吉本拒绝了拍照（杂志称吉本"羞于拍照"）。想想看，在向医学界展示研究成果之前，李拉海竟然还召开了一场新闻发布会。简直太鲁莽了！

而这些炒作又是为了什么？李拉海最新的荒谬想法，无非来自他之前那个愚蠢的奇静脉的概念。

吉本在蒙特利尔的会议上说："我们仍然坚信，不涉及其他健康人的手术才更可取。交叉循环对供体肯定存在一定的风险。"

事实上，更大的风险不论是对交叉循环技术，还是对心肺机来说，都是相同的。虽然交叉循环技术让外科医生有更多的时间在开放的心脏内工作，但这额外的几分钟也导致了前所未有的问题。外科医生必须发明新的手术操作技术，并加以改进；他们必须开发新的设备，比如合适的头灯。弗洛伦斯·南丁格尔的那一套护理技术已无法满足术后病人的护理需求和帮助他们恢复健康，而控制慢性心力衰竭手术对其他脏器造成的影响，尤其是对已受损的肺部的影响，在很大程度上仍是一块处女地。

蒙特利尔会议之后，李拉海又做了两例手术，都获得了成功，但接下来的一个病人却死在了手术台上，李拉海本以为病人有室间隔缺损，打开心脏之后却发现是房室管缺损，当初帕蒂·安德森也是因为这种缺陷而失去了生命的活力。手术中，李拉海曾试图修复缺损，却不小心把主动脉瓣的一部分缝合在了一起。于是病人死了。

　　但他仍然在继续努力，接下来的 8 个病人，他治愈了 6 个，另外 2 个死于术后并发症，和格雷戈里·格利登的情况一样。其他地方的外科医生也开始在实验室中研究交叉循环技术，但还没有谁在人体上使用过这项技术，而且仍然没有人能研制出安全的心肺机。也就是说，直到 1954 年春夏之交，李拉海是世界上唯一一位能够完成心内直视手术的人。

　　随后，可怕的麻烦接踵而至。

　　1954 年 9 月 7 日，一名 7 个月大的女婴在李拉海完成手术 4 小时后死于心肌梗死。2 周后，又有一位病人在胸腔闭合 1 小时后死亡。这之后又一个病人死亡。1 周后，又一个病人死亡。从 9 月到 11 月中旬，李拉海给 7 名病人使用了交叉循环技术，只有一人活下来了。

　　质疑者再一次警觉起来。李拉海所在医院的一些心脏科医生开始拒绝把病人介绍给他，以免他们死在李拉海的手术台上。护士们开始背着李拉海叫他"杀人犯"。

那年秋天，李拉海被深深地撼动了，他也几乎要被死亡吓退了。

死亡还不是让他退却的唯一因素。更严酷的是要告诉孩子们的父母，他们最宝贵的孩子死在了他的手上。李拉海不像某些资深的外科医生，他们通常会指派住院医生去完成这折磨人心的工作，而李拉海总是会亲自去告知坏消息。他觉得自己有责任给病人的父母一个交代。他想让他们知道，他们的牺牲没有白费，同时他也已经尽了最大的努力。

此外，还有随之而来的挫败感。手术一旦失败，赌上的就是最高昂的代价——人的生命。有时候，李拉海也需要挣扎着寻求哲学的帮助来化解这种挫败感。

当一些住院医生或者其他人，质疑探索之路为什么如此曲折时，李拉海会说，当你进入荒野冒险，你绝不会期待能找到一条已经铺好的路吧。

他还会说，准确的判断来自经验，而经验都来自错误的判断。

他不会忘记多萝西·尤斯蒂斯，这个女孩过早地失去了生命。

然而在某些时刻，他也会自我怀疑，自己究竟把伙伴们拽入了哪一层深渊？究竟何处才是尽头？——难道也要像杰西·爱德华兹那样，积攒大量的心脏标本么？

想到这里，他总会回家，在孩子们都安然入睡之后，和凯伊一起喝杯马提尼，吃些牛排，与此同时，他却闭口不谈那些失败对他造成的影响。他会睡一觉，第二天早上，再和其他外科医生一起，仔细查看最新的结果。他们会在实验室里尝试新的东西，在手术室里使用不同的方法，李拉海相信终有一天他们会成功，那些尚未出生的孩子会因为他们的努力而获得重生的机会，他们也会从每一次成功的尝试和李拉海重振的信念中找回信心。李拉海想起沃纳·福斯曼，这位看似疯狂的德国人发明了心导管插入术，还有其他像他一样的人——当芸芸众生都待在光明的舒适地带，他们却铤而走险，走入黑暗，探索未知。

李拉海相信，生命不会轻易坦露自己的秘密。

但1954年的这个秋天，生命可不仅是不愿坦露秘密，它固执、残忍，而且鲜血淋漓。

尽管有时会感到沮丧，李拉海仍然努力坚持自己对复杂的心内直视手术的信心，临近年终时，李拉海前往大西洋城，参加他职业生涯中最有声望的会议。美国外科医师学会的学术会议正在这里召开，明尼苏达大学的大多数外科医生也都来了。尽管在那个秋天遭遇了太多的麻烦，欧文·温恩斯坦仍然坚定地支持李拉海，他特别期待大西洋城的会议。欧文现在已经对儿子巴德完全放手了，法官批准了他妻子海伦提

出的离婚。那年夏天，欧文娶了他的真爱萨莉·戴维森，这个女人不仅回报了他的爱，而且深深钦佩着他的工作，丝毫不在意丈夫的收入。此时，他们刚从夏威夷度蜜月回来。

在大西洋城的会议上，李拉海再次讲述了交叉循环技术。围绕最初三个病例的媒体报道已然平息，但李拉海还有两个轰动性的成果。就在两周前，他从第一次失败中汲取教训，成为史上第一个成功矫正房室管缺损的人，这可是一种比室间隔缺损更严重的缺陷。

更令人惊讶的是，8月31日，他首次治愈了一名患有法洛四联症的孩子。

法洛四联症是以19世纪的法国人艾蒂安-路易斯·阿瑟·法洛的名字来命名的，他是第一个描述这种疾病的人。这种病人的心脏集合了四种严重的缺陷，包括室间隔缺损、肺动脉瓣狭窄、右心室过度肌肉化和大动脉错位，简直是噩梦。病人身体呈现出的独特蓝色，正是由于缺氧的血液还未来得及在肺里补充足够的氧气，就回流到了身体里。

对于1954年的外科医生来说，法洛四联症就是心脏缺陷领域的"珠穆朗玛峰"。

阿尔弗雷德·布莱洛克的蓝婴手术的确改善了病人的预后，但许多在解剖室里亲眼见过法洛四联症病例的人都深感怀疑，这种病是不是真能被完全矫正，即便是借由令人惊叹的心内直视手术技术，有了充足的操作时间和干燥的手术视野。大西洋城的一些人对李拉海的说法公开表示怀疑，为了反击，李拉海邀请了质疑者来观摩他的工作。

赶来报道大西洋城会议的记者们察觉到，李拉海这次开创历史的手术可能又会成为爆炸性新闻，于是他们没人再去关心那些难懂的解剖学奥秘了，全都转而关注李拉海8月31日这场史无前例的手术。这一次，在他经手的14个交叉循环病例中，李拉海第一次找不到现成的供体了。他的病人叫迈克·肖（Mike Shaw），是一个10岁的小男孩，住在明尼苏达州中部。这次，全靠一个陌生人救了场。

迈克·肖几乎从一出生就病了。仅仅走上几步路，他的嘴唇和指尖就会变成蓝色，还会喘不过气来。家里没有车，他的母亲只好用一辆红色的小板车拉着这孩子在城里转悠。1954年春天，迈克病情加重了，他的医生在明尼苏达大学医院安排了一场蓝婴手术。这个时候，就在治愈帕梅拉·施密特仅仅一周后，李拉海医生得知了这个男孩的消息。李拉海判断迈克能作为交叉循环手术的候选病人，他给了迈克已经离异的父母一个选择：一个是蓝婴手术，另一个是李拉海的新式心内直视手术。两个选择非此即彼，因为如果进行了蓝婴手术，李拉海就无法在同一颗生病的心脏上验证第二种方法是否正确了。

肖的父母把儿子托付给了李拉海，李拉海随即安排了血液检测。迈克的血型是所有血型中最罕见的，AB型、Rh阴性，这种血型仅存在于1%的人中，而且他的父母都不是。小男孩的亲戚、邻居和朋友都接受了测试，所有人都不匹配。

红十字会和一个退伍军人组织梳理了他们的档案，最终找到了 29 岁的高速公路工人霍华德·霍尔茨。

霍尔茨已婚，是三个男孩的父亲，最小的孩子还只是个婴儿，他并不认识肖一家，但他读过关于李拉海和他出名的病人帕梅拉·施密特的故事。于是，他开着车来到明尼阿波利斯，听李拉海解释了手术供体在交叉循环手术中所起的作用。

这是我们挽救这个男孩生命唯一的机会，李拉海说。

霍尔茨这辈子只做过阑尾切除手术，但他当即就答应作为迈克的手术供体，他后来告诉美联社："如果我自己的孩子是一个蓝婴，我也会希望有人能伸出援手，我只是做了我希望别人会对我做的事。"

手术前不久，霍尔茨见到了迈克和他的三个哥哥，还有他们的母亲，这个单亲妈妈在一家家禽加工厂工作，负责从鸡身上割下腿和翅膀。

霍尔茨对肖太太说，他可真是个可爱的小家伙，希望一切都能顺利。

他们的确做到了，在这场交叉循环手术中，充当供体的英雄和 10 岁的小病人都安然无恙。肖夫人在为孩子写的病情日记中写道："第二天，我们就观察到他的嘴唇、指甲和耳朵重新有了血色，变成了美丽的玫瑰红色。"

———

李拉海那些大西洋城的同行们并没有就交叉循环达成共

识。一位外科医生尝试将同样的技术用于人体，但没有成功。的确有一些外科医生仍然对交叉循环感兴趣，但也有很多人变得不屑一顾。听说李拉海也有过很多次失败的案例后，不止一位医生认为李拉海太不道德了。有位内科医生断言，对于一个垂死的心脏畸形的孩子来说，吗啡止痛是更好的选择，外科手术反而像是立即执行的死刑判决。因蓝婴手术而闻名的心脏病专家海伦·陶西格也表达了对李拉海的谴责。她听说李拉海成功完成了法洛四联症手术后，反而说：太糟糕了，现在他将要继续做了。

很多医生认为，如果要继续尝试，最好等心肺机完善之后（如果真能做出来的话）。这些人和吉本有同样的担忧，毕竟交叉循环手术的潜在死亡率可是百分之两百[1]。虽然到目前为止还没有一个供体死于李拉海的手术，但也有传言说，有一名年轻女子在手术中受到了严重的脑损伤。

李拉海刚刚做完大西洋城会议上的演讲，后排观众中就有人大声喊道：快承认吧，医院里有人被搞成植物人了！

起哄的人不知道女子的名字，不过他说的应该是杰拉尔丁·汤普森（Geraldine Thompson）。

———

那年秋天，大多数前来接受交叉循环手术的病人都是因为先天性的室间隔缺损，8 岁的莱斯利·汤普森（Leslie

1　指一次手术可能死两个人。——译者注

Thompson）也一样。来找李拉海之前，她已经经历了漫长而令人忧伤的求医问药的过程。她拜访过马萨诸塞州、科罗拉多州和德克萨斯州的全科医生和心脏病专家，在德克萨斯，心脏病前沿外科医生迈克尔·E. 德贝基（Michael E. De-Bakey）和丹顿·库利的医疗小组给她看过病，但最终也没有治好她。莱斯利做了 X 线和导管插入检查，医生对她又是戳又是探，在见到李拉海之前，所有医生的结论都是她活不了多久了。

杰拉尔丁和丹·汤普森（Dan Thompson）倒数着李拉海给女儿做手术的日子，他们越来越焦虑，也许打一场高尔夫球能让他们放松下心情。于是，他们来到一家乡村俱乐部，一位老人无意中听到了他们的谈话。

老人说，我在这个镇上做外科医生已经 30 多年了，我认识李拉海、维克、沃登和那里所有的人。他们的确非常乐观，但如果你也配合他们这么做，那你一定是疯了。这个技术实在是太新了。

汤普森夫妇被吓坏了。他们真的是"疯了"么？正是这个词，一直萦绕在他们脑海中，隐藏在他们想要救女儿的渴望背后。

汤普森夫妇立马联系了李拉海。李拉海说，当然，他们仍然有权改变决定，但他觉得他们不应该被陌生人的评论所左右，这些评论实在是太无聊了。丹的一个医生朋友也这么认为。经过反复痛苦的挣扎，汤普森夫妇最终还是决定进行交叉循环手术。杰拉尔丁说她愿意做任何事，只要能挽救女儿的生命。她的血型与莱斯利的正好匹配，她将成为交叉循环手术中的供体。

1954年10月5日早晨，丹亲吻了女儿，她被送进了手术室。然后他去了妻子的房间，也吻了吻她。

我会尽力的，杰拉尔丁说。

丹回到手术等候室。他的医生朋友也会在观摩台上观看手术。

医生朋友再次出现时，丹感觉似乎已经过了好几个小时，但实际上才不过几分钟而已。朋友脸色苍白，他带来了不好的消息。

朋友说，出问题了，手术已经停止了。

李拉海根本就没有接触到莱斯利的心脏，他直接关闭了她的胸腔。问题不在莱斯利，而是出在了杰拉尔丁那里。

片刻之后，李拉海找到了丹。

他说，我们犯了一个可怕的错误，不知道为什么，杰拉尔丁体内出现了空气栓塞。

也就是说，她血液里进了气泡。

和克拉伦斯·丹尼斯的第二个心内直视手术病人谢乐尔·贾吉的情况一样，杰拉尔丁体内也进了空气。这个错误完全归结于一名麻醉医生的失误，他甚至并不属于李拉海的团队，只是轮班的上级医生，他这次来本是想提供帮助的。李拉海没有深究这些细节，最起码当时没有。他向丹道了歉，却仍旧对杰拉尔丁抱有渺茫的希望：虽然小气泡损伤了杰拉尔丁的大脑，但某些神经功能仍然存在。至于说究竟保留了多少功能，只有时间才能告诉他们答案。

杰拉尔丁离开手术室的时候，还处在昏迷中。她犹如在黑暗中徘徊了几天，然后才慢慢回到了人间。但苏醒之后，她已经全然变了一个人。她走路时拖着左脚，一只手紧握，好像拼命地抓着什么别人看不到的东西。时间和地点对于她来说完全混乱了，她有时会产生幻觉，比如在床上看到蜘蛛和蛇。她再也不能正常地说话了，也无法照顾自己，更不用说照顾四个年幼的孩子，这其中还包括那个心脏仍然没被治愈的孩子。

———

与此同时，帕梅拉·施密特却备受关注，毫不夸张地说，她成了万众瞩目的"心脏皇后"。

年轻的帕梅拉凭借心脏上的一个洞（任何一个裁缝都可以在 5 分钟内缝好的洞），从默默无闻到脱颖而出，出现在网络电视节目上，美国民主党政治家休伯特·汉弗莱和其他参议员纷纷致以问候。就在汤普森夫妇带着女儿莱斯利一起来到明尼阿波利斯的那个月，《时尚》杂志还发表了一篇长达六页的文章来报道施密特一家。在未来几个月甚至几年里，帕梅拉将成为美国心脏协会在全州乃至全美的"心脏皇后"。随着媒体持续不断地报道，帕梅拉几乎成为 20 世纪 50 年代明尼苏达州最出名的孩子。在镜头下，帕梅拉骑着自行车、在雪地里玩耍、看着电视节目中自己的样子、听妈妈读《斯奎菲臭鼬》，还会和李拉海一起出席心脏协会的各种筹款活动。

李拉海的生活也发生了变化，而且不仅是在公众曝光的层面。

温恩斯坦很快就提升他为正教授。虽然坊间还流传着对他的批评，但李拉海马上成了医学院委员会里炙手可热的人物，尽管他本人对此并不怎么在意。他觉得委员会论坛的作用基本上就是交流闷热的空气，因此他实际上很少参加他们的会议。李拉海对成为主管根本没有任何渴望，甚至院长职位对他也没有什么吸引力。

事实上，任何带有官僚主义色彩的东西，都会让李拉海望而却步。李拉海是手术室和实验室里纪律严格的典范，但他的办公室却邋遢随意，里面堆满了期刊、病例记录、病人的 X 线片，几乎一直堆到了天花板。李拉海回复信件和电话总是拖拖拉拉，只有回复病人的询问时例外。他总忘记付各种服务账单，收到的支票也被扔在桌子抽屉里几个月都不兑现。李拉海甚至会错过所得税申报的最后期限，因此即便是山姆大叔也得和其他人一样学会等待。

李拉海早就发现，拖延也没什么可紧张的，如果忽视的时间足够久，随着案头工作越堆越多，大多数工作也就自动变得不用处理了。

无论如何，李拉海有工作要做。大量工作等着他，他的时间可不是用来舔邮票的。

————————

其实哪怕没有杰拉尔丁·汤普森的事故，李拉海也知道约翰·吉本和塞西尔·沃森的担忧虽然夸大其词，但并非没有道理。交叉循环的手术过程中，既然需要用到一个供体，就确实可能危及到第二个人的性命。

交叉循环还有其他缺点。因为大多数的内科、外科医生实际上都不敢使用这项技术，所以它也不太可能帮助李拉海实现宏大的野心，让复杂的心内直视手术成为一项普及性的技术。即便所有医生都有同样的愿望，那些远离医学前沿的普通社区医院的医生，可能永远也无法说服他们的主任或理事来支持这种非传统项目。

另外，人体的生理条件也是交叉循环技术的一项限制因素，供体的肺脏和心脏都需要承受额外的负荷，这也使得这项技术更适合用于儿童心脏缺陷的修复，如果是成年人，可能供体就很难承受了。在李拉海经手的 45 个病例中，最重的病人有 83 磅，其他大多数病人的体重都轻多了。

冬天来临了，李拉海继续在手术室里实践他的交叉循环手术，同时，他和住院医生们也在实验室里探索着很多新方法。

其中一种方法似乎格外简单易行，就是使用所谓的"动脉储血器"。采用这种方法时，外科医生需要把病人的心脏夹闭起来，然后将捐献的血液从一个瓶子里滴入病人体内。李拉海成功了，但也只用过 5 次，而且，就像交叉循环一样，动脉储血器也最适合儿童。

另一种方法用的还是长期以来实验室最常用的实验狗。此前一位加拿大医生用猴子做的实验也与之不谋而合。但这个加拿大人的所作所为真可能让反对活体解剖的人深感反胃。

———

威尔弗雷德·毕格罗的低温研究曾经启发了刘易斯，刘易斯随后完成了世界上第一例成功的心内直视手术。威廉·T. 马斯塔德（William T. Mustard）和毕格罗一样，也在多伦多工作，他所在的医院是著名的多伦多病童医院，就在毕格罗医院的街对面。年轻的比尔·马斯塔德[1]本来是一名骨科医生，但他无法抗拒心脏的诱惑。马斯塔德喜欢冒险和刺激，骨头对他来说当然无法与心脏相提并论，他可是一个会在正式晚宴或演讲时中途停下，突然展示他单臂俯卧撑天赋的人。如果这还不能让人发笑，马斯塔德甚至可能会吞下一条活金鱼，或者穿着燕尾服就直接跳进喷泉里去。

马斯塔德对低体温技术没兴趣。他也认为外科医生最好能想办法让血流绕过心脏，以便在活体心脏内部进行操作。他知道最大的挑战并不是给身体泵血，而是怎么把缺氧血变成富氧血。其他人用的是钢筛子和钢圆盘制成的人工肺，马

---

1 比尔是威廉的昵称。——译者注

斯塔德用的却是"真材实料"，具体地说，他用的是取自尸体的肺。过了一阵，用死人的肺没有进展，马斯塔德就将注意力转移到了活的恒河猴身上，这种猴很便宜，而且容易买到。

1951年，马斯塔德觉得自己准备好了，可以在人身上试一试了。

他选择的第一个手术对象是个16个月大的孩子，患有法洛四联症。他的助手给孩子实施麻醉，使他进入了梦乡；与此同时，马斯塔德麻醉了4只恒河猴，剃光它们的胸毛，取出肺，并用抗生素和生理盐水把肺里的血冲洗干净。

马斯塔德写道："除了感染寄生虫造成的瘢痕组织，肺脏最终被冲洗得通体发白。"接着，马斯塔德把猴子的肺悬在钟形广口瓶中，再往瓶子里压入纯净的氧气，然后用管子将肺连接到泵上。在给整个循环通路充满人的血液之后，马斯塔德把病人连接了进来。

然而，在给第一个病人手术的过程中，最后一步操作遇到了麻烦，病人死在了手术台上。

1年后，马斯塔德迎来了第二个病人，是个10个月大的蓝婴，也在手术后2小时就死亡了。

马斯塔德一直没有停下探索的脚步。到1954年，他已经把十几个孩子先后带进了手术室，最小的只有19天大，最大的不过11岁，这些孩子都快病得不行了。而手术的最终结果却是没有一人幸存。

因此，这十几个孩子的死亡率是百分之百。他们大多数直接死在了手术台上，或者手术结束后不久就死了，只有一个男婴活了 15 天。

吉尔伯特·S. 坎贝尔（Gilbert S. Campbell）刚开始探索时，还没听说过马斯塔德用猴肺做的那些实验。坎贝尔是欧文·温恩斯坦手下另一位年轻有为的外科医生，他 30 岁的时候已经发表了 19 篇学术论文。

他琢磨着，为什么不用狗的肺给病人的血液充氧呢？

于是，他开始实验。在他的手术中，"肺供体"和"病人"都是狗。大概到了 1954 年底和 1955 年时，他差不多已经准备好在人体上尝试他的狗肺技术了。但首先，他需要确定这些人类好朋友的肺，是否真能帮人的血液充氧。

有一天，坎贝尔在一名男子的腹股沟内进行手术，不过这个手术并非心脏手术。在事先征得了这名男子的同意后，他把一根管子、一个泵和两个刚刚清洗过的狗肺带进了手术室。他将狗肺的一端与已被麻醉的病人的静脉相连，另一端与动脉相连。这名男子的蓝色血液流进了狗的肺部，鲜红的血液从另一端流了出来，回到男子的体内。病人没有出现任何不良反应。

现在，坎贝尔准备好了，他要把技术用到心内直视手术中去。考虑到李拉海和维克在心脏手术方面更有经验，他招募他们来做主刀医生。李拉海对新想法总是抱着跃跃欲试的态度，不管想法是他自己的还是别人的。

第一次尝试，是治疗一个患有法洛四联症的男孩，男孩在手术后不久就死了。

几天后，卡尔文·里奇蒙（Calvin Richmond）出现在了医院。

卡尔文 13 岁，来自阿肯色州农村，是一个非裔美国人。1954 年 8 月，他从马拉的雪地车上摔了下来，车子从他身上碾过，他被撞得昏了过去。他在医院里醒来，并在那里待了 9 天。卡尔文一直没有完全康复，他呼吸困难，一直不停咳嗽。最终，阿肯色大学医院的医生们诊断他出现了室间隔缺损，这是车轮碾过他的胸脯时造成的。整个阿肯色州没有一位外科医生能修复室间隔缺损，但他们都听说过李拉海。

卡尔文是个佃农的儿子，他家太穷了，无法支付去明尼苏达州的费用，因此，小石头城的一家报社和一家电视台替他做了件善事。他们号召人们伸出援手，结果人们捐了近 3000 美元，其中大部分是小学生捐的硬币。阿肯色州空军国民警卫队为这次近千英里的航行提供了一架飞机。1955 年 3 月 16 日，卡尔文和他的母亲一起飞往明尼阿波利斯，一名记者随行。在飞机盘旋降落的过程中，记者写道："不知道他是否意识到，人们为他的到来做了多少准备，承担手术的外科团队花费了多少时间来研究他的病历，更别说为了完善技术而已进行多年的专业训练和大量实践，正因如此，他们才敢于拿生命当赌注。"这的确是赌注。从来没人敢把一个男孩和一只杂种狗的肺连在一起。

事实上，李拉海本想给男孩使用交叉循环技术，还打算给他免费做手术。但卡尔文的母亲，虽然血型与孩子匹配，却不肯躺到手术台上。她不知道杰拉尔丁·汤普森的事儿，但直觉告诉她，她可能会再也醒不过来。她在美国南方腹地长大，有自己坚守的信仰。

李拉海随后去州监狱寻求帮助。之前有个病人和所有亲属的血液都不匹配，他们就通过监狱为病人找到了一个交叉循环供体。

但监狱里所有的囚犯都是白人，谁都不同意让黑人的血和自己的血混在一起，哪怕是一个可怜的生病男孩也不行。

没办法，李拉海决定用狗的肺。

卡尔文是个壮实的男孩，手术那天早上，坎贝尔从他们养的动物里挑了最大的一只土狗，它的肺比城市猎犬的还要干净。坎贝尔给狗注射了一针硫喷妥钠，使它安静下来，接着又用一针更大的剂量杀死了它。他快速取出狗的两个肺，把它们放在一个无菌的盆里，冲洗干净后便将它们从实验室带到手术室。两个肺被悬挂在一个充满氧气的塑料箱里，通过啤酒软管连接到卡尔文身上，接着，那台久经考验的老 T-6S 型泵，开始驱动男孩的血液在整个循环通路中流动。

在接下来的 20 分钟里，就是靠这么一只流浪狗的肺维持着小卡尔文的生命，李拉海缝好了他心脏上的洞。

一天后，一名记者得到了院长雷·安伯格的许可，来杂要俱乐部心脏病医院拜访卡尔文。

"你在干吗?"记者无意中听到卡尔文问护士,当时护士正将橡胶臂圈围在男孩的胳膊上。

"只是给你量一下血压,看看你是不是还活着。"护士说。

"不需要这么做,"卡尔文说,"我不是正说着话吗,对不对?"

———

卡尔文·里奇蒙手术后一个月就回家了。李拉海在另外12场手术中用了狗肺,但就像科恩和沃登以前使用的自体肺一样,狗的肺也十分脆弱,使用起来很讲究,它容易胀起来,然后就没用了。在死了几个孩子之后,明尼苏达州的外科医生们最终彻底放弃了这项技术。

狗肺、自体肺、动脉储血器、交叉循环,所有这些技术都不是心内直视手术的理想选择。李拉海的确走在心脏探索领域的前沿,但离宣布胜利还有一段距离。尽管头条新闻写得很神奇,但李拉海现在却认为他真正需要的还是一台机器。

安全、简单、容易重复,显然他要的机器和丹尼斯或吉本的机器并不一样……但无论如何,这仍然是台机器,要是有人能把它设计出来就好了。

当然,没人会把钱交给不速之客——一个在李拉海给格雷戈里·格利登做手术的前一天,突然出现在大学医院的人。此人名叫理查德·德沃尔(Richard DeWall),他甚至连个外科医生都不是。他是明尼阿波利斯郊区的一名全科医生，平时没太多事儿可做。闲暇之余，他在厨房的桌上用熟石膏做了一个人造心脏瓣膜模型。

德沃尔在遇到李拉海的时候，可能并没想过要改变历史。他只想知道一流的明尼苏达大学外科医生对他的小发明有什么看法。

第十一章

手术针和气泡

理查德·德沃尔带着他的熟石膏心脏瓣膜模型来到大学医院，他首先拜访的是理查德·维克，他还记得维克是他在医学院上学时的老师。这次见面，维克对他印象非常深刻。在1954年，只有梦想家才会相信人造的心脏瓣膜能成真，但德沃尔显然是个天才。谁知道他还会想出什么别的点子呢？

　　维克让德沃尔去找李拉海，李拉海向来无法拒绝雄心壮志之人。尽管如此，这个年轻人看起来还是太不切实际了。德沃尔讲话时细声细语，还有些腼腆。他现在是个郊区家庭医生，熟悉听诊器，但工作中几乎用不上手术刀。德沃尔从前实习的地方不过是一家名不见经传的医院，他在明尼苏达大学学习时的成绩也并不怎么值得骄傲。事实上，他是以全班倒数的成绩毕业的。

　　德沃尔解释说，自己对心脏的兴趣可以追溯到战争末期，当时他是一名海军士兵，患上了风湿热，这种病有可能会损伤心脏瓣膜。自那以后，全科医生的工作再也不能满足他了，科学研究才能让他兴奋起来。

　　德沃尔从前的坏成绩并没有给李拉海留下什么坏印象，他自己高中化学还差点不及格呢，他的老师更是预测他会从大学退学。但李拉海知道，明尼苏达大学研究生院的院长在录取外科住院医生时有最终决定权，他完全可以因为德沃尔学习成绩不好而不接受他。不管怎么说，外科用来培养住院医生的经费是有限的，院长觉得外科主任手下已经有太多住院医生在到处瞎晃了。

我们的预算有限，李拉海说，很抱歉，德沃尔医生，我们这儿没有适合你的职位。

但如果是聘请德沃尔在他的实验室兼职做一个动物管理员，李拉海的钱倒是足够了。结果，这位刚刚27岁的家庭医生欣然接受了这份工作。

德沃尔很快就融入了工作。他开开心心地照顾狗、拖地板，校准和运行实验室的那台T-6S型泵，过了不久，他还开始协助起实验狗的手术。事实证明，他真的非常聪明，对机械装置很感兴趣。另外，对于合成材料以及这些材料与活体细胞之间的相互作用，他有着天生的领悟力。李拉海知道自己这次捡到宝了。德沃尔关了自己的家庭诊所，全职加入了李拉海的实验室。

几个星期过去了。李拉海开始进行他最早的那3例交叉循环手术，他邀请了德沃尔在一旁观摩。通过实验室的工作，德沃尔已经知道如何操作血泵，很快，在接下来的一次心内直视手术中，李拉海就让他替代之前的技术员来操作泵了。于是，动物管理员迪克·德沃尔[1]，现在成了李拉海临床团队的正式成员。

1　迪克是理查德的昵称。

和其他外科医生一样，德沃尔也亲眼看到了交叉循环技术的局限性。他知道，他们必须找到一种比使用活人作为供体更好的方法。一天，李拉海找到他，谈论起这个问题。

迪克，李拉海说，我们还是得有个充氧器，一台正儿八经的机器。但它又必须构造简单，不能太复杂。

德沃尔马上就着手研究起来。

几年之后，李拉海成了一个传奇的人物，坊间也流传着德沃尔-李拉海氧合器诞生的故事。沃尔特和外科医生们喜欢在结束一天的工作后去酒吧消遣，这在当时已不是什么秘密了。据说，某天晚上，一伙儿男人正在喝啤酒，莫利·科恩（也可能是赫伯·沃登，甚至可能是李拉海本人）凝视着刚倒出来的啤酒说：嘿——为什么不试试鼓泡呢！

其实，真实的版本是这样的：德沃尔延续了美国发明家的伟大传统，勤勤恳恳地开始了各种改造和修补。

起初，德沃尔先从熟悉的东西着手，捣鼓起金属网和金属盘，丹尼斯、吉本和其他大多数人也是用这些东西来制造心肺机给血液充氧的。但金属网和金属盘也有问题，在李拉海寻找最简单的解决方案的引导下，德沃尔很快对鼓泡产生了兴趣。毕竟气泡的本质不就是富氧的空气吗？

由于没接受过正经的科研训练，德沃尔并没有去图书馆查找那些鼓泡充氧实验失败的文章，实际上这类失败的尝试的确不少。气泡会让组织坏死，传统观点认为气泡一旦进入血液，就永远不可能被安全地清除出去，但德沃尔并没有被这些事实吓倒。

他只跟李拉海一个人讨论了利用鼓泡充氧的可能性，李拉海对任何事情都抱有开放的态度，之后，德沃尔就用管子、橡胶塞和狗的血去继续他的研究了。

德沃尔在鼓泡实验上的最早尝试，是先将血液暴露于高压氧气中，再将一根倾斜的管子插到血液里。这种方法确实能给血液充氧，但一旦血液减压，就会冒出气泡，原理和深海潜水员浮出水面太快而患上潜水病时的情况一模一样。

但德沃尔在他的加压系统里发现了一件非常有意思的事。在收集容器中，气泡都集中在顶部，而底部的血液中似乎完全没有气泡。这个现象也说得通，有气泡的血液比没有气泡的血液轻，也正因如此，它们才升到容器顶部。

现在他有方向了。

此外，德沃尔还发现，气泡的大小很重要。大量的小气泡比少量的几个大气泡更难消除，当时其他研究人员仍然在用微孔玻璃制造气泡，这种方法会产生数百个甚至数千个致命的小气泡。

而德沃尔用自己的方法，生成的是较大、更明显但数量却较少的气泡。他实际上是用18个标准静脉注射针头，穿透一个普通的橡胶塞，再连接到一个氧气罐上。

作品完成了，德沃尔造出了一台没有活动零部件的机器

（除了 T-6S 型泵之外），成本不到 15 美元。这是个多么简洁的装置啊，它的组成无外乎几个金属支架、一些大口径啤酒软管、一个软木塞、一根塑料管、一个储液器、一些针头和两个过滤器，连高中科学竞赛的展出作品都比这更复杂。

但机器的确起作用了，它是这么工作的：将缺氧血输入塑料做的"混合"管，再通过那 18 根针将较大的氧气泡引入"混合"管中。二氧化碳被释放，氧气被血液吸收，就像在活体肺里一样。之后，充氧血流过消泡剂（一种乳制品加工业中常用的产品），再沿着一条长长的、螺旋形的啤酒软管向下流动；随着血液向下流动，残余的气泡会升到血流的顶部破裂，这样，没有任何气泡的血液便会滴入一个储血器中，再由泵送回病人体内。

在从机器中流出的血液里，德沃尔已经看不到任何气泡了，但他知道，仍然有可能存在一些肉眼看不见的小气泡。所以他用 10 只狗做了实验。在奇静脉所需的低血流流速下，德沃尔打开了狗的胸腔，让它们的血液不流经心脏，而是通过设备进行循环，持续了半小时后，他把它们缝合好，然后密切观察了好几天。他没有看到任何神经系统损伤的迹象，狗还是从前那些狗。

德沃尔把实验结果告诉了李拉海，李拉海坚持要亲自看看。他把狗从笼子里放出来，带着它们四处走动，用手电筒照了照它们的瞳孔，看着它们摇了一会儿尾巴，他也找不到任何身体受损的迹象。要说简单，15 美元零件和啤酒软管组成的装置的确够简单！李拉海非常兴奋，他给这 10 只实验狗拍了个影片。

德沃尔又用另一批狗进行了测试，结果完全相同。

我们就快成功了，他对李拉海说。

这时候是 1955 年初。

———————

1954 年时曾有那么多人死在李拉海手里，到了此时，当初可怕的阴影已经渐渐远去。

1954 年 12 月 3 日，李拉海第二次成功修复法洛四联症，自此，李拉海在他最近一段时间的 19 个病例中，已经让 15 个孩子健康地回了家。他自信满满，一周会安排两场手术。

手术室外，李拉海再度备受关注。

情人节以及之后的格雷戈里·格利登手术周年纪念日接二连三地催生出新的故事。美国心脏协会充分利用李拉海的成功事迹，给他安排了无数的演讲和剪彩活动，同样备受关注的还有这位外科医生最著名的病人帕梅拉·施密特，她已然成为一位头戴王冠的小小"心脏皇后"。越来越多病人满怀希望地来到明尼阿波利斯，他们都是被别处的医生介绍来的，有人甚至会背着李拉海收取 400 美元的介绍费，真是贪婪啊！要知道，李拉海做个心内直视手术也只收 400 美元而已，如果遇到贫穷的孩子，他甚至会免除这笔费用。

李拉海尽自己所能让所有病人都有看病的机会，官员们设立的外科床位配额总是不够用，他就经常悄悄地让生病的孩子们住到普通儿科病房（理论上来说他们并不属于这个病房）。

尽管如此，等待中的病人名单还是越来越长。名单上那些无法及时见到李拉海的孩子们也在不断死去。

他们迫切需要这台机器。

这台机器，马上就要准备好登场了。

但就在此时，一个强大的竞争者加入了这场角逐。距离明尼阿波利斯往南两小时路程，是梅奥诊所的所在地，李拉海的一位同学正准备在人身上试用自己的机器。

———

约翰·柯克林是李拉海在明尼苏达的大学同学，但他们却没有什么交集，这一点都不奇怪。周六打完橄榄球，李拉海和他的伙伴们喜欢在米奇的店待到第二天清晨，但柯克林特别不喜欢参加派对。他性格内向，勤奋好学，是一位有深刻创见的思考者，对统计学有着毕生的热情。柯克林认为，生命力可以被量化，而且在很大程度上是可控的。

柯克林是哈佛医学院的优等毕业生（他唯一评C的学科是外科学）。从见到格罗斯教授的第一天起，他就走上了心脏外科之路，格罗斯教授的心导管手术专利，开创了心脏闭式手术的新时代。柯克林在梅奥诊所接受过培训，他的父亲是那里的放射科主任，之后他又在哈佛大学波士顿儿童医院与格罗斯共事。和李拉海一样，柯克林不惧怕冒险；和李拉海一样，20 世纪 50 年代早期，他就决定把心脏手术作为他的毕生事业。

此外，和李拉海一样，柯克林也考虑过用第二个活人支持他的心脏手术。但是怀着这么激进的想法，他明显是来错了地方——尽管在培养医生方面少有机构能与梅奥诊所相匹敌，但它的研究理念却相当保守，以至于温恩斯坦手下那些骄傲的医生都管梅奥叫"礼仪学校[1]"，而对于自己的大学医院，他们则评价道："你要想在这儿赶上节奏，基本上得原创一种手术才行。"

不管怎么说，柯克林认为用心肺机比用活人作为手术供体有更大的潜力。一旦造出一台完美的机器，便能实现更精密和严格的操作。

1952 年，柯克林像之前的李拉海一样，拜访了几位心脏外科研究人员，据他总结，约翰·吉本设计的机器应该是最好的。吉本的确让他进了自己的实验室，但能不能带走设计图就是另一回事了，毕竟有前车之鉴——从前吉本就跟克拉伦斯·丹尼斯分享过自己的秘密研究，结果丹尼斯窃走了这个秘密，还篡夺了第一人的头衔。现在又来了一个奇才，也抱着超越先行者的渴望。最终，梅奥诊所和吉本所在的杰斐逊医学院两方的高层讨论了一番，梅奥诊所拿到了蓝图。另外，柯克林也终于在提出要求一年后走进了吉本的实验室。

1　指教女孩子学习仪态和着装的学校。——译者注

吉本的机器有几个非常可取的点，但柯克林还是打算改进它。

柯克林在厄尔·H. 伍德（Earl H. Wood）医生的协助下开始了研究。伍德是梅奥诊所的一名生理学家，也是明尼苏达大学的毕业生，曾师从该校著名的生理学主任莫里斯·维舍尔。伍德的一生做出过很多创新，比如，日后他会因为研究太空飞行对人体的影响而成名。和柯克林一起开始研发心肺机时，伍德最出名的发明应该算是反重力服（还在载人离心机上进行了测试），这项发明能让军事飞行员进行高速空战而不会昏厥。

即便有伍德这样极具创造力的天才帮忙，柯克林的机器研发还是进展缓慢。当吉本获得第一次成功时，柯克林、伍德和同事们在实验室里做研究；之后，当吉本因接下来的两个病人死去而放弃研究时，柯克林的小组还在实验室里做着研究；后来，李拉海的"心脏皇后"横空出世，柯克林一伙人依旧默默无闻，仍然停留在实验室里。柯克林和伍德都是完美主义者，他们绝对不会仅仅因为要向明尼苏达双子城[1]的那些创新者们证明梅奥不是什么花架子的"礼仪学校"，就操之过急地带着半吊子的玩意儿冲到手术室里。

柯克林和伍德的作品（后来被称为梅奥-吉本机）几乎和沃立舍公司造的管风琴一样大，构造也极其复杂。它的主要部件包括三个泵、三个储液器、一些管子、一个有机玻璃锥、

1　双子城指明尼阿波利斯和圣保罗，即明尼苏达大学双城分校所在地，该校区为明尼苏达大学系统中历史最悠久、规模最庞大的分校，常被直接称为明尼苏达大学。

液位传感器、真空调节器、消泡柱、pH 计、加热元件、动脉滤器、高压止动器以及一个氧合器。这个氧合器是由 14 个 30 厘米×46 厘米的精加工不锈钢网组成的，这些网子整个封闭在一个塑料箱中。柯克林的机器造价数万美元，而且需要熟练的技术人员来操作。

到 1955 年初，这台机器终于奇迹般地开始工作了！在 10 只参与分流手术实验的狗中，有 9 只在术后存活了 30 分钟而没有出现任何不良反应（还有 1 只狗死于一个愚蠢的手术错误）。

心肺机终于准备好了，要从实验室迈入手术室了。

柯克林是一个追求精确的外科医生，他是公认的统计学家，思维方式经常就像一台机器，他把自己的人召集起来，告知他们将要为 8 个孩子做手术。

是的，8 个孩子：一个不多，一个不少。

即便前 7 个都死了，他们还是会做完第 8 个。柯克林认为，只有通过这样一系列的手术，才能产生具有统计学意义的数据。而只有有了可靠的数据，他们才能完善自己创造的心肺机。

———

在 1955 年初见到柯克林以前，琳达·斯托特的父母完全不知道柯克林冷酷的技术开拓理念。他们只知道自己 5 岁的女儿很虚弱，患有室间隔缺损，如果不做手术就会死。

埃德娜和土壤科学家霍华德·斯托特生活在北达科他州的俾斯麦市，即使是在这么遥远的地方，他们也读到过有关李拉海心内直视手术的报道。尽管有"心脏皇后"的先例，斯托特夫妇仍然从直觉上就对交叉循环技术缺乏好感，他们觉得这项技术很奇怪，而且特别危险。霍华德对杰拉尔丁·汤普森的故事一无所知，但是他想，如果供体的运气不好，死了，那么两个病人就都会死。于是，斯托特夫妇根本就懒得给明尼阿波利斯打电话。他们直接联系了梅奥诊所，诊所邀请琳达来做检查。

一位心脏科医生解释了柯克林医生提议的手术。

霍华德问道，好吧，这种手术已经做过很多次了么？

一阵尴尬的沉默。

心脏科医生回答说，事实上，您的女儿将是第一个。

斯托特夫妇本想直接离开，但他们听完了这位医生的讲述，又与柯克林见了一面。柯克林详细介绍了他的机器和它在实验室里的战绩，他说自己正在为很多人安排手术，不管琳达的手术结果如何，他都会给所有人完成手术。但他相信琳达的手术一定会成功，斯托特夫妇也相信了他，毕竟37岁的柯克林是何等聪明和自信，在梅奥人们都称他为"神童"。

1955年3月22日，柯克林打开了琳达·斯托特的胸腔，把她连接到他的机器上。随后，他划开了琳达的心壁，观察起心脏的内部。诊断是正确的，太好了，没有那些令人讨厌的意外情况。

但就在这时，讨厌的意外来了。

机器内部的压力在上升，准确地说是不受控制地飙升——275 毫米汞柱，300 毫米汞柱，接着是 350 毫米汞柱，压力标尺牢牢指向红色刻度区，机器看起来就快要爆炸了。

到底出了什么问题？

机器运转似乎还是正常的。肯定是琳达那儿出了问题。

突然，动脉管路爆裂了。

这根管子连接着一条主动脉，负责将血液输送回琳达体内。结果管子滑脱在手术台上，血喷溅得到处都是，琳达的循环通路也停止了。柯克林很困惑，但仍旧镇定地继续检查。可能是某根套管堵塞了，更有可能是动脉发生了扭曲。柯克林更换了套管，理了理动脉，但现在一个新的问题出现了，空气已经偷偷进入了环路。柯克林用虹吸管除掉气泡，重新把琳达连接到机器上。血液再次流经女孩的身体。

6 分 20 秒已经过去了。

这意味着，大脑已经缺氧 6 分 20 秒。

对大脑来说，哪怕缺氧 5 分钟都是极其危险的。

6 分钟，一点儿胜算也没有了。

好在手术室里温度很低，琳达的体温也随之降低了；实际上，此时她已经处于轻度的低体温状态，而这恰好拯救了她的大脑。她的生命体征开始恢复，情况看起来还不错。柯克林给她缝了 5 针，修补了她的室间隔缺损，接着缝合了心脏和胸腔。

琳达苏醒过来，没有发生任何意外，她有些警觉，但其他表现一切正常。柯克林 10 天后就让她出院了。

柯克林很快就完成了其余的 7 例手术。他失去了其中的 4 个孩子，另外 3 个都康复回家了，死亡率大概是 50%，但柯克林很快就在接下来的手术中让死亡率降低了。

从现在开始，在相当长的一段时间里，世界上只有两个人能持续和稳定地进行复杂的心内直视手术，那就是约翰·柯克林和沃尔特·李拉海，他们都是明尼苏达人，生活在相隔两小时车程的两座城市里。

———

尽管新闻头条带来了诸多荣耀，但大学医院里的一些人仍然对李拉海的心内直视手术工作心存疑虑。有的心脏科医生还是拒绝将病人转给这位年轻的外科医生，内科主任沃森虽然不再公开对抗，却依旧持怀疑态度。无论如何，交叉循环取得了巨大的成功，以至于当李拉海要把迪克·德沃尔那台 15 美元的机器弄到手术室里时，任何人都不可能再挑战他的权威。但出于礼貌，李拉海还是通知了他的导师。那是 1955 年 5 月。

李拉海说，温恩斯坦医生，气泡氧合器的表现非常令人满意，我们计划尽快将它用到手术室里。

温恩斯坦答应了，并且祝他好运。欧文为沃尔特感到骄傲。诺贝尔奖一定是他的。

后来，李拉海的心脏科医生朋友们确定了一位手术候选病人——詹姆斯·弗雷德里克·罗比肖。这是个来自加拿大新不伦瑞克省煤矿小镇明托的 3 岁小孩，有着黄褐色的头发和棕色的大眼睛。

小吉米[1]的故事似曾相识，令人痛心。他出生时看起来还很正常，后来，他的母亲注意到小婴儿的心脏跳得太快了，她甚至可以隔着汗衫看到孩子胸腔上起伏的心跳。医生向凯瑟琳·罗比肖保证，说婴儿的心脏通常都跳得很快。但在吉米大约 5 个月大的时候，他感冒了，另一位医生给他做检查，却听到了一阵杂音。

你知道这孩子心脏很不好吗？医生问。

凯瑟琳很震惊。除了他的脉搏、心跳，还有现在发现的杂音之外，吉米看起来完全健康。

男孩 1 岁的时候，母亲带他去了多伦多，威廉·马斯塔德就在那里。他对男孩的诊断就是室间隔缺损，但他并没有用自己发明的猴肺手术给他做治疗。吉米又过了两年好光景，之后便开始持续咳嗽，不断出汗，他的精力开始衰竭，心脏也开始肿胀。小男孩快死了。罗比肖夫妇的医生说，他唯一的机会，是跨越半个大陆去找李拉海。

吉米的爸爸约瑟夫以给人理发为生，凯瑟琳负责料理家务和照顾孩子。罗比肖一家可付不起去明尼阿波利斯的机票钱，红十字会少年团的残障儿童基金与当地组织明托儿童应

1　詹姆斯的昵称。

急基金联合起来，为母子二人买了票。1955年春天，凯瑟琳打包好书和玩具，带着吉米一起飞往西部。李拉海给凯瑟琳的印象是个很善良的人，还没见到本人，李拉海就在信中提出，如果家里没钱，他可以免去孩子的手术费。李拉海也并没有粉饰手术风险。他解释说，他想使用一种新的心肺机，这种心肺机在实验室里测试效果很好，但还从未在人体上试过。

凯瑟琳想，我们不能冒这种险，但如果什么都不做，他要是下周就死了呢？我怎么能心安理得？凯瑟琳给丈夫去了一通电话，商量之后，她同意做这个手术。

吉米在杂耍俱乐部心脏病医院等待手术安排，护士们都惊叹于他善良乖巧的个性，这不禁让人回想起格雷戈里·格利登。一位护士说："他很健谈、很开心，非常有感染力。"另一位护士也说："他睡觉特别积极。"事实上，3岁的吉米很想好好表现自己：他一定要展示自己是怎么刷牙的；妈妈不在的时候，他就吹泡泡、翻书、打玩具电话，开心地自娱自乐。他最喜欢巧克力牛奶，有一次，他管护士要，护士拒绝了，因为巧克力牛奶不在他的低盐饮食清单中，结果吉米礼貌地说："那等我的医生来了，你就问问他！"

护士果然问了，李拉海满足了他的愿望。

———

1955年5月13日，吉米躺在李拉海的手术台上。

他的心脏被打开长达 17 分半，在这十几分钟时间里，李拉海用缝合线外加一个塑料补丁修补了他的室间隔缺损。新的心肺机运行平稳。

当天下午，凯瑟琳去儿子的房间看望他。

我渴了，妈妈。吉米说。

凯瑟琳用吸管给他喝了点巧克力牛奶。

———————

凯瑟琳离开杂耍俱乐部心脏病医院时已近午夜。吉米很容易就睡着了，李拉海也催促这位母亲赶紧去睡一会儿。她回到了自己在救世军[1]的屋子，救世军为那些心脏有残疾的孩子的家庭提供帮助，其中许多家庭都住得很远。

黎明前不久，电话铃声把凯瑟琳吵醒了。护士叫她赶快过去。

凯瑟琳径直走进儿子的病房。屋里全是人，大家手忙脚乱，他们正试图救醒她的儿子。德沃尔医生在那儿，李拉海医生也被叫了过来。

凯瑟琳晕了过去。

医生们还在努力抢救。

1955 年时，心肺复苏术尚未被发明，医生们也没有除颤仪可用。事实上，除颤仪就是两个插电的供体外使用的金属板，用于抢救生命迅速衰竭的病人。在当时，医生只能徒手

———————

1　Salvation Army，一个国际基督教教会和慈善组织。——译者注

按摩，也就是用手挤压心脏。

德沃尔拿起手术刀。理论上说，当时他仍然只能算是一个动物管理员，但他快速打开了小男孩的胸腔，开始按摩他那不断衰竭的心脏。德沃尔就这样维持着男孩的生命，直到李拉海赶来接手急救工作。

李拉海又持续按摩了一小时。

然而，吉米的心脏却不肯恢复跳动了。

凌晨5点，李拉海宣布，男孩死亡。

李拉海不得不再一次写下残酷的最后一页病历。

但就像格雷戈里·格利登的情况一样，尸检的结果也让李拉海深受鼓舞。手术并不是导致吉米死亡的原因。他真正的死因是心内膜弹力纤维增生症：孩子的左心室内膜增厚，并且是致命性的，然而这在术前却未被诊断出来，手术中李拉海也没有发现。他只是用常规的手术方法从右心室探入，修复了室间隔缺损。吉米就像个被诅咒的孩子，而且被诅咒了两次。他出生时心脏上就有一个洞，但心内膜弹力纤维增生症可能是由腮腺炎引起的。20世纪50年代早期，还没有针对腮腺炎的疫苗。

航空公司不负责运送尸体，所以吉米是被火车运回家的。凯瑟琳家乡的医生坚决不建议她同行，她已经经历了太多的事。因此，她直接飞回了明托安排吉米的葬礼。

———

李拉海觉得手术已经证明，自己的技巧和机器的表现都很令人满意。他在给凯瑟琳的信中写到，打败他们的不是机器，而是"另一种令人困惑的疾病"。吉米死去 18 天后，李拉海再次进行了尝试。

这次的手术对象是一个 19 个月大的孩子，手术 4 天后就死了。

7 月 12 日上午，李拉海进行第三次尝试，这一次，他成功了。在气泡氧合器的帮助下，他修复了法洛四联症，并让年仅 20 个月大、名叫杰西·韦德尔的小病人健康地回了家。很快，李拉海又收治了 4 例病人，4 个孩子全部被治愈。这一年 8 月，李拉海已经放弃了早前的交叉循环技术。

他有了取代交叉循环的机器。

———

丹顿·库利还不到 35 岁，就已经因为闭式心脏手术的成就而享有盛誉。库利的手法速度惊人，而且极少犯错，几乎到了令人难以置信的程度。他还善于创新。库利与休斯敦贝勒大学医学院的外科医生迈克尔·德贝基合作，发明了一种修复主动脉瘤的方法。主动脉瘤是发生在心脏周围大动脉上的一种疾病，有可能致命。但这只是他（与德贝基一起）作出的重大贡献之一。在许多外科医生刚开始工作的年纪，库利就已经成为德克萨斯州的传奇人物。

但库利没有心肺机。他渴望进入心脏内部进行探索，但他在实验室里拼凑出来的装置，除了在为科学献身的实验狗光荣榜上多增添几笔外，几乎没取得什么成就。

1955 年 2 月，库利在休斯敦的一次会议上听李拉海简单描述了交叉循环手术。这位德克萨斯外科医生被台上明尼苏达小伙子所讲述的内容和演讲风格所折服。许多学院派的外科医生只知道用 X 线片和图表组成的幻灯做展示，演讲也非常枯燥。李拉海可不像他们，他会展示自己救治的那些年幼病人的照片，而且照片上的病人也不像一般医学杂志上那样，穿着病号服、眼睛上打着黑色横杠，简直像个罪犯。在孩子康复准备回家之前，李拉海会邀请他们到办公室拍摄一张照片。如果父母问孩子应该穿什么，李拉海通常会建议他们穿牛仔男孩或者女孩风格的衣服，戴上小牛仔帽，穿上小靴子，再模仿罗伊·罗杰斯和戴尔·埃文斯，手里拿上一把六连发玩具手枪。李拉海的照片让那些保守的老医生十分恼火，他们认为外科医生应该像个严肃的科学家，而不是爱出风头的表演者。

但库利却恰好喜欢这种风格。他自己有时也戴牛仔帽，穿蛇皮靴。库利对沃尔特的交叉循环手术结果深感震惊，他的合作伙伴德贝基也是。德贝基说："我觉得这些尝试非常棒，他们的想象力和勇气应该得到高度赞扬。"2 月，休斯敦会议期间的某天，库利决定去拜访李拉海。

这一年 6 月，他来到明尼阿波利斯。李拉海邀请库利到手术室看他怎么用交叉循环技术修复法洛四联症。手术给库利留下了深刻的印象，李拉海在实验室里展示的东西更是令他大吃一惊——气泡氧合器，这台机器已准备要进行它的第三次人体试验了。

回家的途中，库利顺道拜访了梅奥诊所，参观了约翰·柯克林的机器。库利可没有资金，也没有人来帮他建造或操作这样的东西。但如果是 15 美元的啤酒软管和橡胶塞子呢？

库利和德贝基开始了他们的尝试，库利首先学会了如何在实验狗身上使用李拉海的新心肺机，不到一年，他们已经把它用在了人身上。1956 年底之前，库利和德贝基已经用德沃尔-李拉海发明的氧合器（以及由库利设计的改进型氧合器）完成了近一百例心脏手术。

———

如果说因为交叉循环手术慕名前来明尼阿波利斯访问的医生如同涓涓细流，那么因为德沃尔-李拉海的机器而来的医生们便是滔滔洪水。

巴尔的摩、费城和洛杉矶的外科医生们都来了。丹尼斯从纽约回来了；柯克林手下的几个人从南边赶了两小时路过来（李拉海手下也有几个外科医生去了南边的梅奥诊所）；德怀特·哈肯从东边的哈佛大学过来；而著名的罗素·C. 布罗克勋爵也从伦敦飞过来了。在为期 6 个月的北美医疗中心之旅中，加拿大的乔治·A. 特鲁斯勒同李拉海一起度过了两个星期。他在给老板威廉·马斯塔德的一封信中写道："这里绝对是观摩心内直视手术的好地方。"之后，威廉·马斯塔德很快就把他的猴肺换成了德沃尔-李拉海的氧合器。

李拉海欢迎所有人的到来，甚至包括电视台摄影师。温恩斯坦手下的医生诺曼·沙姆韦不禁感叹："见鬼，我根本就不用查手术日程表了，打开电视就行！"

来访问的外科医生都想学习新技术，他们跟着李拉海，围在手术台旁，更多临时来的观摩者则在李拉海新手术室上方定制的玻璃圆顶廊台上观看。圆顶廊台上有一个对讲机，观摩者可以用它提问，李拉海可以边工作边回答。医院甚至还提供观剧镜，如果手术时间太长，客人们会收到盒装便餐，这样大家就一分钟都不会错过。一天的工作结束后，李拉海总是请他的客人吃晚餐，或者至少请他们一起喝个酒。

李拉海的雄心壮志正在逐步实现，他想要有朝一日普及高级心内直视手术技术。为了帮来访的外科医生开始他们自己的心内直视手术项目，他油印了氧合器的设计图，连同制造水泵、管道和消泡剂的公司地址和电话号码一起，四处分发。他在各种刊物上发表文章，还把自己的心内直视手术拍成短片，在大会上播放。

第一代氧合器本就构造简单容易制造，1957年李拉海又推出了改进型的气泡氧合器，借助说明书，复制李拉海的成功案例就变得更容易了。而且机器的售价不到100美元，并做好了预组装和消毒。

20 世纪 50 年代结束前，世界各地的外科医生都用上了德沃尔-李拉海的氧合器（或改装版本）。它虽是当时使用最广泛的心肺机，但市面上也不乏竞争对手。制造商把梅奥-吉本的机器推向市场，售价数千美元，也有医院采购了这种机器；瑞典、日本、苏联和其他国家的医生们也造出了自己的机器。格罗斯终于放弃了自己的心房井，他的心肺机也姗姗来迟；查理·贝利的心肺机同样走上了正轨。

　　所有这些机器中，除了德沃尔-李拉海氧合器，最受欢迎的是由另一位曾在明尼苏达接受培训的外科医生弗雷德里克·S. 克罗斯（Frederick S. Cross）设计的。克罗斯曾经协助约翰·刘易斯完成了他的第一台心脏手术。结束住院医生的工作后，克罗斯搬到了克利夫兰，在那里，他和厄尔·B. 凯（Earle B. Kay）合作，造了一台简单、可靠又便宜的机器。但克罗斯所在医院的外科主任非常害怕这种手术，他禁止自己手下的外科医生在本院尝试。于是，1956 年 1 月 18 日，克罗斯和凯将他们的新发明装进一辆旅行车，开着它穿过小镇，前往另一家医院。他们用这台机器维持着一个女孩的生命，打开并修复了她衰竭的心脏。两人接二连三取得成功，机器也投入了大规模生产。

　　批评家们几乎能在所有机器里或多或少地挑出些毛病，但他们最尖锐的矛头却都指向了德沃尔-李拉海的氧合器。现在看来，任何同沃尔特·李拉海这个名字沾边的东西都会自然而然地成为众矢之的。

评论家们说，你在血液中看不到任何气泡？当然没有了！气泡太小了，肉眼看不见，但破坏性还在。为了展示连接德沃尔-李拉海氧合器后狗脑中出现的微型气泡，一名质疑者甚至在学术会议上投影起幻灯片。

李拉海低声对德沃尔说，我不知道他到底是怎么弄出这些气泡的，但这并不重要。

接下来，这两位明尼苏达医生也对狗的脑组织做了广泛的研究，结果并没有发现什么气泡。而且他们成功救治的病人迅速增多，在这些病人中也没有发现任何神经损伤的证据。

库利和德贝基也没发现德沃尔-李拉海氧合器会造成什么危险。库利在一次大型外科手术会议上说："有了这种相对简单的氧合器，心内直视手术在临床上终于变得可行了。"李拉海得到了德克萨斯先驱者们的支持，争议终于告一段落。

———

1955年12月9日，李拉海完成了自己的第一百例心内直视手术，这也是他使用氧合器完成的第三十七例手术。但这个病人在手术后死了，死亡原因是心脏传导阻滞。

在高级心内直视手术的所有并发症中，心脏传导阻滞是最具破坏性的。你无法看到构成心脏电传导系统的那些神经，只知道它们的大致位置，只要有一针扎错了地方、一刀划错了位置，就可能彻底扰乱心脏收缩的节律。心跳可能会变慢，如果出现完全性传导阻滞，心跳便会彻底停止。通常，损伤的表现很明显，在外科医生关闭心脏之前便能被发现；但有时，病人貌似已被治好，离开手术室后，才出现心脏传导阻滞的问题。李拉海尤其担心的是室间隔缺损和法洛四联症的修复，因为他需要缝合的是神经非常密集的部位。李拉海做过统计，在他早期做的所有室间隔缺损修复中，12％的病例会出现完全性心脏传导阻滞，病人也会因此死亡。

心脏传导阻滞的问题得不到解决，会让普通社区医院不敢开展心内直视手术。那么，等待手术的名单将继续加长，更多的儿童将会死去，问题也就永远没有真正解决。

李拉海再一次动摇了，他再一次几乎因为死亡而退缩。

但他一如既往地压抑住了自己的感情。就连他的妻子凯伊都没法轻易打开他的心扉。有时候他回到家，却不愿谈论这一天发生的事，只想吃点东西、喝几杯酒，然后去睡一觉，她便知道准是又有一个孩子死去了。凯伊后来说："他遇到麻烦的时候，是不会让你接近的。"

有一次，一个孩子死在他的手术台上，李拉海走进了手术室主管吉纳维芙·斯科尔特斯的办公室，她是个非常理智的女人，她知道李拉海是在努力拯救生命，绝不是什么杀人犯。

这位外科医生坐下来，用双手捂住脸。斯科尔特斯关上了门。门外的大厅里，李拉海手下的医生们不停踱着步，他们准备开始查房。

李拉海说，我所有的病人都要死了。

斯科尔特斯从来没见过他如此挫败的样子。

别灰心，斯科尔特斯说。

你是想要安慰我吗？李拉海说。

不，斯科尔特斯说，但你不能泄气。你的确有过不少糟糕的治疗案例，但这一定会改变。

斯科尔特斯又劝说了一会儿，李拉海一直听着。等她说完，李拉海打开门，回到了医生们中。

好了，伙计们，他说，我们去查房吧。

———

刚开始，李拉海尝试用药物治疗心脏传导阻滞。强心剂组合对最先治疗的3个孩子起了作用，但也只是暂时的；这3个孩了最终都死了。对于之后的8例患有完全性心脏传导阻滞的儿童，他用了另一种药物（异丙肾上腺素），并在手术后的几天里十分小心地控制用量，最终成功地挽救了其中的5个。但37%的死亡率仍然太高了。

李拉海又转而尝试用电疗法。他知道，多年来，人类和电之间有着一种奇特而又经常令人痛苦的关系。

19世纪，意大利科学家曾试图用电流让尸体复活。德国人发现，他们可以通过施加电压使刚被斩首的罪犯的心脏产生收缩（出于对意识本质的好奇，他们在没了身子的脑袋旁大喊："你能听见我说话吗？"结果没有观察到任何反应）。还有一个有名的故事，主角是可怜的凯瑟琳娜·塞拉芬，她是一名 42 岁的女性，在一次手术中，胸部严重受损，仅剩下一层半透明的组织覆盖着她尚且健康的心脏。一位德国科学家在塞拉芬身上做实验，他发现如果用电极将电流直接施加到她的心脏上，就能改变她的心跳节律。可怜的塞拉芬的心脏实验帮助人们发现了新知识，至于她脑子里想的是什么，恐怕只有埃德加·爱伦·坡才能想象出来。

哈佛大学医生保罗·佐尔的工作似乎对李拉海有更大的实际指导意义。1952 年，佐尔通过向胸腔外施加电压，让两名患有原发性心脏传导阻滞的病人活了下来。

李拉海从生理学系借来一台标准脉冲发生器，帮几个出现传导阻滞症状的年幼病人做心脏起搏。他像佐尔一样，在病人胸部用了金属板。这确实逆转了心脏传导阻滞，但也付出了可怕的代价，孩子不得不接受每分钟 60 次的电击，不分白天黑夜，每次电击的电压高达 75 伏。即便注射了镇静剂，孩子们还是又哭又叫，皮肤上起了水疱，还被感染了。

李拉海想出了另一个主意，为什么不在心脏手术结束时将电极直接连接到心脏上呢？这样就不需要穿透皮肤和骨头，电流可以减小，电极也可以留在原地，直到心脏传导阻滞的危险过去。在文森特·L. 戈特（Vincent L. Gott）的帮助下，李拉海用狗试验了这个新方法。当时戈特还是一名住院医生，但有一天他将接替布莱洛克成为约翰·霍普金斯大学的心外科主任。李拉海和戈特发现，在平均电流仅为 2.2 伏的情况下，完全性心脏传导阻滞就可以被逆转，并且不会造成疼痛、起疱或其他副作用。

1957 年 1 月 30 日，一名 3 岁儿童在接受法洛四联症手术后出现完全性心脏传导阻滞。李拉海决定，是时候让新方法派上用场了。他在完成修复手术后，将一根镀银铜线缝在女孩心脏的外侧。他像往常一样缝合好胸腔，但是留了个切口把铜线伸出来，插进了脉冲发生器中，另外一个电极则附着在皮肤上，这样一个闭合电路就完成了。这个女孩活下来了，之后，李拉海的病人中又有 17 例出现了完全性心脏传导阻滞，其中 16 人被救活了（那一例死亡，是因为有人不小心移开了电线）。一旦病人们的心脏恢复正常的节律，李拉海就把电线拉出来，孩子便可以回家了。

李拉海开创了一个新时代，但让起搏器变得切实可行，还得靠他和一位在自家车库里工作的修理工继续努力。

———————

1957 年 12 月 31 日，李拉海成功地完成了他的第 413 例心内直视手术，这是截至当时世界上最大规模的系列手术。他离开大学医院，回家参加聚会。这天是新年前夜，也是他和凯伊的结婚纪念日，他们总是会庆祝这个日子。他们每次都邀请所有的外科医生、住院医生和访问医生来家里，所有人都玩到很晚，就像从前在米奇酒吧的那些美好时光，以醉醺醺的方式迎来新一天的黎明。

这是多么漫长的一年啊。

合众社（United Press）明尼苏达州分社评选李拉海为年度人物，关于这位外科先驱的故事几乎每周都见诸报端。1957年，读者从报纸上了解到李拉海从不吃午餐，世界各地的大学争相邀请他去演讲，最"令他激动"的是为格雷戈里·格利登做手术，以及李拉海相信外科医生很快就会为人类移植心脏和肺。病人从世界各地赶来找李拉海。一位记者写道："明尼苏达大学杂耍俱乐部心脏病医院3楼的工作人员说，现在哪怕是个护士，除了英文以外至少还得会一门外语。"

新年前的这个夜晚，当他们庆祝周年纪念日时，李拉海可能会对结婚11年来发生的巨大变化感到惊讶，不仅仅是手术，他和凯伊现在有4个孩子，都很健康、有风度，也很聪明。他的股票投资让他走上了成为百万富翁的道路，他家的日常生活也表明了这一点，他们一家开的是凯迪拉克，拥有一艘汽艇，还加入了一家乡村俱乐部。他们结婚时住的是一套小型复式公寓，而且还是租的，现在他们买下了宾斯万格的房子，这可是一座在建筑构造上备受赞誉的住宅，位于圣保罗的密西西比河畔。

最重要的是，在罹患淋巴瘤7年后，李拉海还活着，而且没有出现任何症状。

但是，正如李拉海和他的病人比常人更能理解的那样，命运的演绎并不会遵循任何剧本。

第十二章

一支红玫瑰

1958 年，丹陪同杰拉尔丁·汤普森走进明尼阿波利斯的一座法庭时，杰拉尔丁根本不知道自己在干什么。她摇摇晃晃，左臂僵直地佝偻在身体一侧。汤普森夫人站到了证人席上。一位专门负责医疗过失诉讼的律师开始问她一些简单的问题。

　　你叫什么名字？律师问。

　　汤普森夫人知道这个问题的答案，她还知道自己 33 岁了。

　　律师说，非常好，你的孩子呢？

　　夫人回答说，自己最大的孩子 12 岁了。

　　事实上莱斯利只有 11 岁。

　　汤普森夫人接着说，老二大概"10 岁左右"，事实上他才 9 岁。律师继续询问第三个孩子的年龄，汤普森夫人说："哦，我想想，7 岁或者 8 岁吧。"正确答案是 8 岁。那么最小的孩子呢？她实际上已经 6 岁了，但汤普森夫人只记得她是个"婴儿"。

　　5 分钟的询问过去，汤普森夫人被请了下去。陪审团不需要任何其他证据了，毋庸置疑，这位女性的精神是不正常的。

证人作证说，汤普森夫人从前是个充满活力又美丽的年轻女人，喜欢打高尔夫球和跳舞，还操持六口之家的大小事务，包括照顾心脏有残疾的年幼的女儿。1954年10月5日这一天，就在李拉海的手术室里，一切都变了。报纸上随后刊登文章，回顾了整个手术过程，汤普森夫人本来是准备在女儿莱斯利的室间隔缺损修复手术中充当供体，但是，一个"气泡"突然出现，进入了她的血液中。气泡没有要了她的命，却不可逆地损伤了她的大脑。前一天晚上高尔夫球场上陌生人的预言竟然应验了，那位老人的话，将萦绕丹的余生。

汤普森夫人的脑损伤并不是李拉海造成的。他甚至都没见到气泡产生的现场，当时他背朝着汤普森夫人和赫伯·沃登，而沃登正在准备把汤普森夫人接入交叉循环中作为供体。正当李拉海打开女孩的胸腔时，她母亲的血压突然急剧下降；而沃登当时正在将导管连接到汤普森夫人腹股沟的血管上，他突然看到她的血变黑了。

出状况了！沃登叫道。

李拉海快速转过身，看到黑色的血，他立刻怀疑进了空气。

把她身体右侧朝上！李拉海发出指令。

医生们将夫人从仰卧转向左侧卧，不管气体来自哪里，这个姿势能阻止更多的空气从主动脉进入体内。

但汤普森夫人的血压继续直线下降。沃登正准备打开胸腔给她进行心脏按摩，另一位医生给她注射了肾上腺素，这是一种强心剂。

起作用了，汤普森夫人的心脏恢复了跳动，外科医生也不需要切开她的胸腔了。但她现在的状态已经无法支撑另一个人的生命了。

我认为我们不能继续手术了，李拉海说。

随后李拉海和维克关闭了莱斯利的胸腔，女孩的心脏并没有被修复。

在接下来的几个星期里，事情变得越来越明晰了，汤普森夫人不可能再恢复如前了，李拉海和她做空军少校的丈夫进行了一番私密谈话。

丹，你必须起诉我们，李拉海说。别说是我告诉你的，但你需要照顾杰拉尔丁一辈子，这需要太多的钱，你自己一个人应付不了。你只能起诉。

李拉海是对的。丹·汤普森是一名军人，年薪只有 8000 美元。

在律师的帮助下，汤普森对李拉海、维克、沃登和 3 名麻醉师提起了赔偿金额达 55 万美元的诉讼。医院提出和解并同意支付 3.5 万美元，同时，李拉海将再次尝试救治莱斯利。现在，他用的是德沃尔-李拉海氧合器，不再需要第二个人在手术中进行辅助了。丹的律师提出要赔偿 5 万美元。丹很纠结，也很痛苦，但最终拒绝了和解，他还是寄希望于陪审团能富有同情心。两年半后，即 1958 年初，该案件进入了审判阶段。莱斯利仍然病着。

这是李拉海第一次经历负面报道。记者们报道了整个审判过程，每天都有一篇，而且经常刊登在早报和晚报的头版。读到丹回忆妻子终于从昏迷中苏醒时说的话，真是太令人悲伤了："我在哪儿？我怎么了？"太可悲了，杰拉尔丁有时认为自己正身处中国或百慕大，还会产生幻觉，觉得有人把蜘蛛和小人放在她床上，甚至觉得自己仍然生活在1954年。真是悲剧，她曾经110磅的体重现在已不足80磅；曾经是运动员和舞蹈演员的她，如今却连自己穿衣打扮都办不到了。如果没人看着她，她就会拿着香烟四处游荡，甚至差点把自己点着。

李拉海在法庭上没有主动说起任何细节，这也是他的律师要求的。他只回答了几个问题：不，他没看到空气进入杰拉尔丁的血液，据说空气是通过一个流干了的输液瓶进入的；不，监测静脉输液不是外科医生的工作，而是麻醉师的工作；不，他对任何问题都不知晓，注意力全集中在莱斯利身上，直到莱斯利母亲的手术台那边出现了一阵"不寻常的骚动"，打断了他的注意力。

经过近25小时的审议，陪审团陷入了九比三的僵局，最终宣布无效审判。6个月后，联邦法官驳回了案件。汤普森夫妇没有得到一分钱，甚至连真相也没真正查明。

其实真相是这样的，沃登当时正在把管子接入杰拉尔丁的血液循环，一名负责监督手术室的麻醉师正好路过，麻醉师看到一个空的静脉输液瓶，却误认为它是满的，只是还没流通。麻醉师以为导管被堵塞了，便用力挤了几下滴壶气囊，结果挤出的是空气而非透明溶液，最终空气进入了汤普森夫人的大脑里。麻醉师从未公开自己的错误，要不是充满疑惑的同事们通过排除法最终找到了原因，他甚至都不会主动向大家坦白。

审判结束后，李拉海继续在大学医院工作。汤普森一家回到德克萨斯。1960 年，莱斯利终于在马里兰州的一家公立医院做了心脏手术。她挺过了手术，但几天后死于术后并发症。照顾杰拉尔丁·汤普森对一个拿军人薪水的人来说，成了过于沉重的负担，无奈之下，他把妻子送进了精神病院。杰拉尔丁却坚持认为自己的丈夫被敌方政府的特工绑架了，拯救他是她的责任。1954 年，她头脑僵化，但心脏依然坚挺。到了世纪末，她还活着，比坟墓上的石碑更鲜活地提醒着人们，心内直视手术的先驱们曾付出了怎样的代价。

———

当然，李拉海早在审判之前就已经不再使用交叉循环技术了。到 1958 年时，他已经用气泡氧合器完成了 350 例手术。他所治疗的儿童心脏缺陷越来越复杂，而且已经开始为成年人做手术，这些人的心脏问题大多是由于不良习惯、饮食和感染造成的。他现在能更有效地减少并发症，总体死亡率也降低了。

最令他困扰的依旧是心脏传导阻滞，这是最致命的并发症之一。

治疗心脏传导阻滞的挑战并不在于如何给受到手术损伤的心脏恢复心跳或调整电节律：实际上将电极缝在心壁上，从胸腔穿出再连接到脉冲发生器上，这样治疗的效果非常好。李拉海想替换掉的是起搏器的发电机，这个发电机的大小和台式收音机差不多，就像真空吸尘器或台灯一样，需要插到电源插座上才能使用。

让安装了这种起搏器的病人离开手术室，简直就像是某种古怪的杂耍表演。病人和发电机一起躺在担架上，一位护理员推着担架，另一位跟在后面，随着他们缓缓走下大厅，电源延长线逐渐伸长。医生和护士们徘徊左右，第三名护理员拿着第二根延长线跑向下一个转接点。当第一根电源线拉长到极限，就将其拔下，迅速把第二根电源线插到插座里。这还只是刚到康复室而已！发电机驱动的病人不能乘坐电梯，因为电梯里没有电源插座。如果病人需要在医院里休养，或者下楼去拍 X 线片，延长线就得一直串接到杂耍俱乐部心脏病医院的大楼里，这看起来多滑稽啊。另外，病人也不可能到户外呼吸新鲜空气，更别提回家了。

但这些仅仅是不方便而已，还有更严重的问题。1957 年万圣节时发生的那场事故，如同一次可怕的警告。那天，明尼阿波利斯的灯全部熄灭了，当地人都会牢牢记住这个"黑色星期四"，大学医院里发生了谁也没有想到的意外：紧急供电中断了。工程师们给医院安装了两个电力支持系统作为双重保险，但两个系统竟然都出了故障。产科医生用手电筒给产妇接生，外科医生中途停止了手术。谣言说李拉海的一个病人死了，虽说只是谣言，但如果真的发生了这种事该怎么办？

除此之外，起搏器是否还有其他用途呢？哈佛大学的卓尔教授已经证明了起搏器能纠正由先天疾病引起的心脏传导阻滞。正如卓尔和其他研究人员一样，李拉海也认为起搏器的用途可不仅仅是为手术中受到损伤的心脏提供临时性治疗。当时很多人死于各类心脏病引起的突发心力衰竭，李拉海相信，如果他们的心脏能事先得到起搏器的控制，这些人很可能就不会死。但是现在，除非你真的希望余生都连着墙上的插座并祈祷"黑色星期四"别再重现，否则谁都毫无办法。

李拉海需要更便携的东西，一个能靠电池运转的机器。他知道谁能帮助他。

———

20 世纪 50 年代初，厄尔·巴肯（Earl Bakken）出现在大学医院，他看起来是个不错的年轻人。巴肯负责修理电气设备，包括离心机、压力记录仪，以及任何会用到真空管的东西。他同担任木材场经理的妹夫合伙，在一个用大肚炉子取暖的车库里工作。除此之外，巴肯还修电视机。

李拉海在做交叉循环手术那阵子遇到了巴肯。由于泵和马达的干扰，李拉海很难在手术中获得可靠的心电图，对此他深感沮丧。他去找手术室主管斯科尔特斯。

我们不能找人来解决这个问题吗？李拉海说。

但医院的电工不肯在手术期间进入手术室。他们说自己不喜欢血。根据工会合同条款，他们坚称自己有不介入手术设备的权利。

斯科尔特斯说她会找别人来修。

她找到了巴肯，巴肯不怕血。他很快想出了办法，减少了困扰李拉海的干扰因素。他是一个天生的解决问题的人，李拉海喜欢这一点，因此也对巴肯颇有好感。在手术室外，这位外科医生总能抽出时间和这个总是在法兰绒衬衫口袋里揣着一把计算尺的修理工聊天。至于巴肯，他认为李拉海创造了奇迹。因此，他对这项工作很有热情。1957 年底，他走进自己的车库，想试试能否实现这位外科医生的愿望，造出一台便携式起搏器。

现在需要解决两个问题：电力来源和设备大小。这就排除了真空管。真空管需要大量液体支持运作，也因此占据了大量的空间。

当时，一个新的时代正在到来，这就是晶体管时代，晶体管堪称微型的奇迹，焊工圣经《大众电子》的每一期似乎都有歌颂它的文章。巴肯翻阅了 1956 年 4 月以前的期刊，其中有一篇文章标题是《两个晶体管，五项新工作：简单、低成本电路的多种实际用途》，在这篇文章中，巴肯发现了做电子节拍器的方法。

就是它！踏破铁鞋无觅处，他要找的答案原来就在这么一本大众读物上！这个小装置由一节 9 伏电池供电，能发出微小的电脉冲，脉冲频率可以变化。

大约1个月后，巴肯做出了个小设备，可以让李拉海在实验室里试试了。巴肯做的起搏器，比一本平装小说还小，可以绑在腰上或者挂在脖子上。

它在狗身上的效果非常好。

1958年4月14日，李拉海给一名儿童进行心内直视手术，这名儿童出现了心脏传导阻滞。

把电线和那个盒子拿来，李拉海对一位住院医生说。

结果，它在人体上很好地发挥了效用。

便携式起搏器就这样诞生了。巴肯的小公司美敦力此后逐渐成长为一家拥有数十亿美元资产的公司。李拉海作为早期的投资者之一，也将从中获利。

———

1960年8月12日，李拉海完成了他的第一千例心内直视手术。只有少数几位外科医生能接近这个纪录，这其中包括库利、德贝基和柯克林这些先驱。

曾经，明尼苏达被哈佛大学的一位外科医生斥为医学学术的穷乡僻壤；现在，它在这一轮探索中取得了绝对的胜利。

但是，李拉海在很久以前指挥战时流动医院时就发现，自己是一个不能停下来休息的人。因此，他在20世纪60年代，一直激进地开拓新技术，直到心脏外科手术带来的无限希望最终惠及大众。通过研究和临床实验，他进一步完善了德沃尔-李拉海氧合器，之后转而开始研究一项革新技术，也就是膜式氧合器，这种氧合器最终将取代气泡氧合器，成为世界各地手术室里首选的仪器。巴肯则让起搏器进一步变小，最终研发出可植入的起搏器；而李拉海真的将它植入了人体。另外，李拉海还开发了一种广受欢迎的人工心脏瓣膜，并通过低温、化学、电和工艺实验的验证，让心内直视手术变得更加安全。上过李拉海手术台的人，上至耄耋老人，下至婴儿，其中还不乏其他外科医生拒绝接纳的许多重病病人。最终，大多数病人都痊愈回家了。

1966 年，当欧文·温恩斯坦宣布将从明尼苏达大学外科主任的职位上退休时，李拉海早已经不再是当年那个年轻鲁莽的冒险家了。

他已经 48 岁，是一位从业十多年的正教授，在高级心内直视手术领域有将近 13 年的实操经验，这个记录比世界上任何人的都长。他是美国心脏病学会的主席，也是其他 40 多个学会的官员或成员；林登·B. 约翰逊总统曾在白宫举行的仪式上亲自授予他荣誉；李拉海演讲的足迹遍布全球各地；他也赢得了更多的奖项，包括与维克、沃登和科恩共同获得了拉斯克奖，这一奖项又被誉为"美国诺贝尔"，许多诺贝尔奖得主在得诺贝尔奖前都曾先获得了这个奖项。李拉海本人甚至不止一次获得过诺贝尔奖提名。

但是，在美国皮奥里亚小镇，对于孩子病危的焦虑的父母来说，真正有意义的当然是李拉海培养出了数量惊人的弟子，这些医生接受了培训，继而到各地去救治更多的病人：他们都是些年轻的男医生（其中没有女性；李拉海属于他们的上一辈人），受过李拉海的训练，并跟随他工作了几个月到几年不等。李拉海总共培训了138名外科医生，他们来自美国、印度、以色列、南非、巴西、越南、苏联和其他30个国家。

如同他自己的导师一样，李拉海本人也成了一名伟大的老师。

———

看着沃尔特一步步取得了惊人的成功，年迈的欧文·温恩斯坦真为自己的得意门生感到高兴。

然而，他自己的亲儿子巴德已经永远离开美国，去了西班牙，他在那边娶了第三个老婆，生了更多孩子。巴德一如当年，还喝酒，继续写一些从未发表过的漫无边际的哲学论文；除了兑现欧文定期寄来用于抚养几个孙子的支票，他不想与父亲再有任何瓜葛。巴德的母亲，也就是温恩斯坦的前妻海伦早就去世了。1955年8月的一天晚上，她做完接待员的工作后下班回家，吞下一瓶盐酸巴比妥，爬上床。第二天，警察在家里发现了她的尸体。在欧文·温恩斯坦的大学医院进行尸检后，验尸官判定海伦死于自杀。

到了1966年，温恩斯坦第一段噩梦般的婚姻已经成了一个遥远的梦。欧文和萨莉已经结婚十多年了，萨莉是一名狂热的观鸟爱好者，也是一个爱书之人，她的丈夫为来访的医生和明尼苏达大学潜在的捐款人安排了很多的晚宴，萨莉也殷勤地款待了他们。20世纪60年代初，温恩斯坦因为疫苗过敏，导致身体部分瘫痪，再也无法进行手术。但这位白发苍苍的主任仍然管理着他的实验室，主持着他深爱的外科学系，他永远都在寻找新的捐款人。为了给捐款人留下深刻的印象，温恩斯坦会在萨莉的陪同下，邀请潜在的金主来到李拉海手术室上方的穹顶，观摩这位著名的在心脏上动刀子的外科医生做手术。

"欧文非常关心他的病人，也关心他的手下，"萨莉后来回忆说，"他为他们感到骄傲。"欧文也非常爱慕萨莉，给她没完没了地写信表达爱意，像一个害了相思病的青年人一样。

温恩斯坦即将退休，现在，他把精力都放在如何让自己的学术思想得到传承上。他和妻子计划在明尼苏达大学建一所医学史图书馆，同时两人开始着手写一本书。要说对他学术思想的传承，他的继任者发挥了最重要的作用。

李拉海厌烦行政事务，但温恩斯坦仍然认为沃尔特是这一职位的最佳人选。

———

1966年圣诞节前，一个流言传开了，据说李拉海没有被任命为温恩斯坦的继任者，明尼苏达大学医学院的许多人都不相信。这不可能是真的！他们不可能无视李拉海的存在，伟大的温恩斯坦教授可是像亲儿子一样地疼爱他。

但这是真的。明尼苏达大学选择了加州大学旧金山医学院的外科副主任，39 岁的约翰·S. 纳贾里安（John S. Najarian）来担任这一职务。纳贾里安擅长肾脏手术，同时也是一名免疫学家，但他的心脏手术资历并不出色。

对一些人来说，更糟糕的是，纳贾里安还打橄榄球，竟然还是球队截锋！他在球场上表现得很出色，参加了 1949 年的玫瑰杯大赛，然后被芝加哥熊队选中。

温恩斯坦不是一个情绪化的人，但这一次，他给明尼苏达大学医学院院长罗伯特·霍华德写了一封言辞激烈的信，这位即将退休的系主任写道："如果 N 医生被任命为主任，我们必将面临一个漫长的枯竭期，很多人都会离开这里，你可能需要面对失去李拉海的局面。"

但霍华德认为，医学院需要一位外来的领袖，因为内部的人更容易受制于现状，而这并不是他想要的。他需要一位强有力的管理者，这位外科主任兼系主席得出席各种会议并能高效地处理文件，而不是像李拉海那样，把文件弃成一堆，直到它们神奇消失。

院长还有另一个顾虑，那就是李拉海的私生活。众所周知沃尔特喜欢参加派对，现在更有人八卦李拉海，说他明明已婚，却还在杂耍俱乐部心脏病医院和一个护士约会。

霍华德院长态度坚决。

霍华德给温恩斯坦回信道："我已尽我所能，从各个角度彻底、认真地考虑了此事，虽然这也让我很痛苦，但我还是决定向纳贾里安发出邀请，并会尽可能地让这个职位更有吸引力，我诚恳地希望他能接受这份工作。"

李拉海感到很失望，但并不是特别惊讶，他对外科手术和科研的投入超过了一切，这一点尽人皆知。他仍然很想得到这个职位，也相信自己仍旧有机会。12月底，他找霍华德聊了此事，随后写了一封长达三页的信。李拉海写道："现在明显是他应该'换挡'的时机了，可以这么说，他应该承担更多的行政责任，并减少在手术室的时间。"

李拉海坚持认为自己可以成为一名行政干将，为了证明这一点，他还指出，战时自己曾掌管过"一家拥有1000张病床、33名军官、35个护士和750名士兵的流动外科医院"。当然，李拉海并没有跟霍华德再提起他臭名昭著的马虎记账风格，当然也没有披露他长期迟缴联邦税的事实。

可霍华德就是想要纳贾里安。

1967年初，纳贾里安接受了他的邀请。

━━━━

过去，作为争相聘请的对象，李拉海总会拒绝掉那些邀请他离开明尼苏达大学的橄榄枝。他喜欢开玩笑说，当招聘委员会打电话来的时候，他一定是迷糊了。

但这次不一样，李拉海被赤裸裸地无视了，各地的外科医生都知道。纳贾里安抵达明尼阿波利斯后，试图和李拉海建立友谊，但李拉海也无视了他。他不喜欢新主任为外科学系规划的方向，也不喜欢每周必须开例会的规定。李拉海看着这个年轻的外来者想，他怎么就不是温恩斯坦或者老系主任的手下呢。纳贾里安与李拉海那段光辉岁月唯一的联系，是他曾在1955年时站在手术室上方的穹顶上，观摩李拉海的心内直视手术。

那年春天，李拉海接受了别处的工作机会。他即将奔赴纽约，成为纽约医院-康奈尔医学中心外科学系的教授、主任和主席。对于一个外科医生来说，这个选择还不算差，至少在他的专业领域，他还是个明星呢。

6月，李拉海宣布他将离开明尼苏达。

纳贾里安祝他顺利，却没有流露出任何伤感。他告诉《明尼阿波利斯晚星报》："失去一个人，并不会摧垮一座山。"

但他失去的可不止是一个人。李拉海打算带走十几个他手下最优秀的心脏外科医生，他还想要带走他的设备，这些设备价值数十万美元，是在这15年的时间里积累起来的。纳贾里安无法阻止医生们离开，但他坚称这些设备属于大学。李拉海则坚持说设备属于他，因为这些全都是用以他的名义获得的、用来支持他研究的基金购置的。

纳贾里安让人清点了李拉海实验室里的所有东西，然后把清单交给了即将离去的外科医生。

纳贾里安说，这些东西必须留下来，那些东西你可以带走。

李拉海拿到这份清单之后什么也没有说。

1967 年底，前往纽约前的那个周六，他和几个手下租了三辆 U-Haul 公司的搬家卡车。等到天黑，他们把卡车开到李拉海的实验室，把所有东西都扫荡得一干二净。

他们只留下了一样东西，一支红玫瑰，躺在空荡荡的地板中央。

第十三章

道德考量

1967 年 12 月 3 日午夜刚过，一名曾师从沃尔特·李拉海的外科医生拔掉了一位脑死亡的年轻女病人的呼吸机。12 分钟后，女病人的心脏停止了跳动。

　　外科医生的助手们迅速打开了女病人的胸腔，并将她的心脏连接到一台心肺机上，这是一台德沃尔-李拉海氧合器，机器让她的心脏重新恢复了生机。接着他们开始冷却女病人的身体。当心脏温度降至 16 摄氏度，助手把它切了下来，放入一盆冰冷的溶液中。女病人的大脑在被车撞到的时候已经毁了，心脏却依然健康。

　　这是位于南非开普敦的格罗特·舒尔医院，时间差不多是凌晨 3 点。现在，外科医生克里斯蒂安·N. 巴纳德（Christiaan N. Barnard）要去隔壁手术室为一位生命垂危的55 岁病人进行手术。

　　巴纳德把路易斯·沃什坎斯基连接到第二台心肺机上，切除了病人严重病变的心脏——这是他从一位曾在明尼苏达培训过的外科医生的实验室中学到的方法。随后，巴纳德将脑死亡女人的心脏缝进了男人体内。巴纳德测试了缝合线，接着给沃什坎斯基的新器官复温。此时是早上 5 点 52 分。

　　仅仅电击一次，巴纳德就重启了沃什坎斯基的新心脏。

然后，他试图让男人脱离心肺机，终于，到第四次尝试时，他成功了。已死去的女人的心脏在新的身体里有力地跳动起来。上午8点30分，沃什坎斯基被推出了手术室，给他做手术的这位医生在手术室外几乎无人知晓，但很快，局面就会扭转，他将一夜成名。

第一例成功的人类心脏移植手术震惊了全世界。沃什坎斯基只活了18天，最后死于肺炎，这是心脏病病人常常并发的一种机会性感染。但他的死并没有引起多大关注，毕竟历史上从来没有哪例手术产生过这样轰动的效果。《纽约时报》把它放在了头版，接着又带动了所有电视和广播新闻节目的报道，巴纳德还飞到美国参加了《面对国家》这档电视节目。林登·约翰逊总统向他发出邀请，行业领袖也对他赞不绝口。李拉海听到消息后第一时间就给这位曾经的学生发了电报，丹顿·库利也发来了电报。库利在电报上写道："祝贺你的第一次器官移植，克里斯[1]，我也马上要完成我的第一百例手术了。"

登上头条新闻的不仅仅是巴纳德的手术，这位外科医生本人也激发了人们的想象。45岁的克里斯·巴纳德形象非常好，这一点就连沃尔特·李拉海也比不上，他面容英俊、机智、有魅力，喜欢漂亮女人。他还是医学院学生的时候就娶了一位南非白人，现在仍然是已婚状态，却也在和其他美女约会。他写道："学习和努力工作了这么多年，我现在需要点

---

1 克里斯蒂安的昵称。

乐子。我的生活缺少火花，那种让生活变得有趣的不同寻常的东西。"巴纳德很快就和很多人开始了婚外情，其中包括意大利女演员吉娜·劳洛勃丽吉达和索菲娅·罗兰。

移植手术让巴纳德成了明星。但实际上真正完善心脏移植技术的是李拉海的另一位学生，他潜心研究了很多年，一直坚持不懈，比其他任何人都付出了更多的努力，终于让器官移植手术变成了一项寻常而普遍的技术。

————

20 世纪 50 年代，即便是在明尼苏达毕业的所有年轻外科医生中，诺曼·沙姆韦也算得上是最玩世不恭的一个，而这就足以说明问题了。

有一次，一位特别傲慢的外科医生吹嘘说，他是欧文·温恩斯坦亲自协助过的唯一一位总住院医生。结果沙姆韦反唇相讥，乔治，没有哪个总住院医生比你更需要帮助了。又有一次，温恩斯坦的一个病人一直把李拉海错认成温恩斯坦。温恩斯坦显然对这位女士连自己的医生都不认得感到很恼火，虽然温恩斯坦坚持说自己才是温恩斯坦，女士还是不信。温恩斯坦恼羞成怒，转身离开。沙姆韦却用胳膊搂着他说，知道吗，你不能在医院里到处宣扬自己是温恩斯坦医生！

沙姆韦的手术技术也很棒。他在明尼苏达大学学习了 6 年，主要是跟随约翰·刘易斯学习心内直视手术。1956 年，他跟着李拉海待了几个星期，继续精进技术，过了不久，他不想再花更多的时间做住院医生了（他结婚了，需要钱），就去了加州。1958 年，他被斯坦福大学医学院录用了，并且开始和理查德·R. 洛厄（Richard R. Lower）搭档，洛厄当时还是住院医生，也梦想着进一步完善心内直视手术。于是，沙姆韦和洛厄就在手术室和实验室中，开始了一条和李拉海平行的探索之路。

有一天，他们正在和一只狗的心脏较劲，沙姆韦突发奇想，为什么我们不把这鬼东西从身体里取出来，再把它缝回去？

在体外给心脏动手术无疑要比在胸腔里操作容易多了。这就像你明明可以在工作台上修理电视机，干嘛要在狭窄的电视柜内操作。

于是他们把狗的心脏取出来，操作完后再缝回去。

不久之后，他们开始把狗的心脏取出，再把另一只狗的心脏缝进去。

到 1959 年底，有些被他们移植了心脏的狗已经能活 3 个星期之久，这是一项非凡的、前所未有的成就。

第二年，在美国外科医师学会的一次会议上，沙姆韦和洛厄展示了他们的论文《犬类心脏同种原位移植研究（*Studies on Orthotopic Homotransplantation of the Camine Heart*）》，这篇标题冗长的论文实际上只有两页。听众中没有一个人发表评论，甚至连一声猜忌的耳语都没有，就好像有什么东西突然掉进了水里，让这个强大学会的成员们哑口无言。或许学会的成员认为沙姆韦和洛厄同其他尝试过动物心脏移植的科学家没什么不同，这些人中有的是真有远见卓识，也有的就是傻瓜。这类尝试至少从 20 世纪初就开始了，诺贝尔奖得主亚历克西斯·卡雷尔曾经试图移植狗和猫的心脏和肺（甚至两个器官一起移植）；最近，芝加哥医学院的研究人员还将小狗的心脏移植到了它们母亲的脖子上。但直到沙姆韦和洛厄，还没人在移植心脏这件事上真正成功过，连诺贝尔奖得主都没办到。

沙姆韦和他的搭档回到斯坦福，他们在这里发明了移植技术，现在，他们开始着手解决有关移植的另一个难题：身体对外来组织的自然排斥。与此同时，其他研究者也加入了这项心脏领域的最新探索。

1964 年，密西西比大学的外科医生受到沙姆韦工作的启发，将一颗黑猩猩的心脏移植到一位 68 岁的老人身上。这位老人随后与心肺机断开，但一小时后就死亡了，但这一小时最起码表明了，人类成功进行器官移植只是时间早晚的问题。在斯坦福大学，沙姆韦已经做好了从实验室进入手术室的准备，但他还缺少一样东西：器官捐赠者。沙姆韦深知，对于自己的手术，胜算最大的是能有一颗仍然跳动的心脏；但在斯坦福，神经科医生不会因为脑死亡就宣布病人临床死亡（说是这么说，但在夜深人静的时候，有的神经科医生看到病人脑电波变平直，还是会悄悄关闭病人的呼吸机）。在美国，临床上对死亡的定义仍然是"心脏不再跳动"。

20 世纪 50 年代中期，克里斯蒂安·巴纳德从南非的一所医学院毕业，当时他并没有打算去明尼苏达大学进行外科住院实习，他本计划去伦敦深造。他想成为一名上将，而不是什么心脏外科医生。

然而，一位南非的同胞把他的人生轨迹辗转地带向了明尼阿波利斯。这个人是外科医生艾伦·塔尔，他在明尼阿波利斯接受了培训，给温恩斯坦留下了深刻的印象，于是，这位主任让他在开普敦的教授朋友再给他推荐一个南非学生。

教授推荐了巴纳德，温恩斯坦声名远扬，巴纳德动心了。1955 年 12 月一个寒冷的日子，巴纳德抵达了明尼阿波利斯，而李拉海刚好在这个月完成了自己的第一百例心内直视手术。巴纳德从未听说过李拉海，他们第一次见面是在李拉海和凯伊疯狂的新年前夜派对上，那个夜晚李拉海也并没有给巴纳德留下多深刻的印象。

巴纳德后来回忆说："我当时觉得他有点像花花公子，而且他还喝了不少酒，看起来不是很严肃。"

巴纳德还是打算成为一名普通外科医生，他开始在温恩斯坦的实验室攻读博士学位。1956 年的一天，他偶然经过李拉海的实验室，当时李拉海的徒弟文森特·戈特正在用狗试验最新款的心肺机。

你有空吗？戈特说。

巴纳德说他有空。

我这儿就一个人，戈特说，想请你帮点忙。

巴纳德照做了，而且就在这一天，他下定决心学习新的心内直视手术技术。巴纳德回忆说："普通外科手术常常具有破坏性。你需要切除胃，切除结肠，切除肺……但心脏手术是在修复而不是在破坏。"

温恩斯坦并不想让这位有前途的通才转去专攻某一项技术，但巴纳德还是胜利了。他先是跟着理查德·维克学习了几个月，接着又跟李拉海学了一年，他最初的工作是操作心肺机，之后便开始参与手术。在这一年的时间里，巴纳德看到了真正的李拉海，不管李拉海在非工作时间是个什么角色，他在手术室里毋庸置疑是无人能敌的"心脏之王"。此外，李拉海也是一位导师，在巴纳德作为住院医生在医院实习的关键时刻，正是他的支持，才让这个南非人没有彻底放弃心脏手术。

有一天，巴纳德正打开一个孩子的心脏，孩子的左心房突然开始出血。巴纳德想尽办法也没能控制住出血，而李拉海恰巧不在。随后李拉海很快赶来，迅速止住了血——他直接将手指戳进了伤口里。但最终孩子失血过多，还是在手术中死亡了。

巴纳德非常震惊，他动摇了。他跟李拉海说自己要退出，再也不做心内直视手术了。一个孩子就这么死在了手术台上，而他又能做什么呢？

我说不出抱歉，巴纳德对李拉海说，道歉有什么用？又不能让孩子活过来。

你从今天的经历中学到什么了吗？李拉海问。

是的，巴纳德说。

你学到了什么？

你居然能用手指控制出血。

好，李拉海说，明天你再试一次。

"这就是他的伟大之处，"巴纳德回忆道，"第二天就是新的一天，有新的挑战，也有新的希望。"

3 年后，巴纳德已经成为一名训练有素的心内直视手术医生，他回到了南非。在那里，他又被另一项工作激发出新的热情——1960 年，当他把一个狗头移植到另一只狗身上时，他的工作短暂地吸引了科学界的注意。巴纳德深知自己的学术根基在美国，他会定期回到那里，学习最新的外科技术，也顺便看望老朋友。

1967 年初，巴纳德再次飞去美国，沙姆韦的老搭档洛厄已经去了弗吉尼亚医学院。巴纳德去那里拜访，顺道了解了人类肾脏移植技术，这是洛厄位于东海岸的新合作伙伴开创的一个新兴专业。但在这次拜访中，另一项工作吸引了巴纳德的注意——洛厄实验室中进行的狗心脏移植，实际上洛厄还在斯坦福的时候就开始了这项研究。

巴纳德读过沙姆韦和洛厄关于这项技术的第一篇论文，这篇论文只有两页，其中描述了所涉及的外科手术操作，这篇文章的精妙之处正在于它极其简单（具体操作方法是不要切除病人的全部心脏，只切除其中一部分，这样来自捐赠者的器官就更容易移植到病人身上）。

巴纳德离开后，一位助手告诉洛厄，巴纳德说他回去之后也要尝试这项技术。

洛厄非常好奇，他想怎么做呢？

那年的 12 月 3 日，他就会知道。

———

巴纳德的手术就像发令枪一样，响彻了全世界。就在这位南非人给路易斯·沃什坎斯基做完手术的 3 天后，纽约外科医生阿德里安·坎特罗维茨从一名出生就没有大脑的婴儿身上取出心脏，将其移植到另一名心脏有残疾的 2 周大的婴儿体内（但小婴儿没过几小时就死了）。1968 年 1 月 2 日，巴纳德进行了他的第二次移植手术。与此同时，斯坦福大学的神经科医生们也已经不再那么战战兢兢了，就在巴纳德第二次移植手术的 4 天后，沙姆韦也终于将一名脑死亡女性的心脏，移植到了一位 54 岁的男性体内，这位男性存活了 2 周。后来，沙姆韦逐渐成长为世界上最有经验的心脏移植外科医生，直到 25 年后沙姆韦退休之前，他已经累计完成了一千多例心脏移植手术，他经手的移植病人的存活率也得到了提升。1968 年，很多事还在继续，沙姆韦曾经的导师沃尔特·李拉海也正身处纽约，加入了这场角逐。巴黎、伦敦、孟买和其他地方的研究中心也纷纷报告了人类心脏移植的案例。

但这些尝试所得到的却不全是赞扬。

器官捐赠者的死亡问题在国际上激起了愤怒的情绪，医生、神学家、政治家、哲学家和法官都在慷慨激昂地表达各自的观点。在医学史上，头一次出现了只有一个人死去才能让另一个人生存的情况，甚至谁能说得清前者是不是被人为杀死的呢？从医学的视角来看，外科医生们一致认为，取出一颗正在跳动的心脏（相对于等待心脏自行停止跳动）是更可取的。但拔掉呼吸机是谋杀吗？脑死亡意味着人真的死了，还是说虽然脑死亡者的生命正在流逝，但也仍然是神圣的？脑死亡的人会不会有一天奇迹般地醒来？热衷于荣誉的外科医生值得被信赖去做如此重大的道德决策吗？我们应该如何看待前总统德怀特·D. 艾森豪威尔的事？这位前总统身患严重的心脏病，那年 8 月，他濒临死亡的消息让至少 20 名健康人表示自愿将自己的心脏捐出，移植到他正在衰竭的身体中。

1968 年，这个当年由李拉海开创的领域，现在已经处于一场激烈论战的正中心，相比之下，当年围绕交叉循环手术的那些争吵简直成了小儿科。

沙姆韦写道："要利用不可逆脑死亡病人身体里的不成对器官[1]，这其中所牵涉到的道德观念和法律方面的考量，首先需要经历一场革命。我们相信这场革命正在发生。"

它的确正在发生。

1　指唯一的、对于脑死亡病人来说同样不可替代的器官。——译者注

1968 年 8 月，沙姆韦感受到了来自周围的愤怒。当时他完成了世界上第三十三例移植手术，结果立即就被地方检察官调查了。调查是由加州圣克拉拉地区验尸官办公室发起的，办公室坚持认为，沙姆韦之前承诺过，做心脏捐献之前会"尽快"通知办公室。但验尸官控诉说这次直到手术进行 3 小时之后，外科医生才向验尸官报告。

沙姆韦的老搭档理查德·洛厄陷入了更大的麻烦，而等这个麻烦被解决的时候，人们将更容易转变观点，逐渐接受脑死亡为真正的死亡。

洛厄是在 1968 年 5 月 24 日这天下午正式进入人类器官移植领域的。54 岁的男子布鲁斯·O. 塔克（Bruce O. Tucker）是一家鸡蛋包装厂的长期工，此前从未和洛厄见过面。当时正在弗吉尼亚州里士满一个加油站喝酒的他正想站起来，却意外摔倒了。他的头撞到了混凝土上，一辆救护车把他送到了洛厄工作的弗吉尼亚医学院医院。

当天深夜，外科医生打开了塔克的颅骨，缓解他受损大脑的出血和肿胀。第二天早上，他病情恶化，显然已经不可逆转，塔克仍被戴上了呼吸机。一位医生在他的病历上写道："康复的预后概率是零，即将死亡。"

一位神经科医生监测了他的脑电波，得出结论说塔克已经脑死亡。医生们通知了洛厄的搭档——外科医生戴维·M.

休姆，休姆打电话给警察，请求帮助寻找塔克的亲属，此前警察已经接到了相似的电话。此时已是 5 月 25 日下午 2 点。

半小时后，警方回复说找不到塔克的亲属。医生拔掉了呼吸机，塔克随后没有了自主呼吸，医生宣布病人死亡，并按照他们之前签订的协议，打电话给了验尸官，验尸官允许外科医生将塔克的心脏给另一位陌生人使用。洛厄、休姆和他们的团队一直等着法医批准，许可正式下达的时候，他们实际上已经打开了心脏接受者的胸腔。

当天晚上，洛厄完成了他的第一例人类心脏移植手术。48 岁的小约瑟夫·克莱特接受了心脏移植，但 7 天后却死于失控的排异反应。

与此同时，布鲁斯·塔克的家人出现了。

事实上，塔克在本地最起码有一个亲戚——他的兄弟威廉。威廉是个鞋匠，经营着一家鞋店，离弗吉尼亚医学院医院只有 15 个街区。另外，就在医生们打算取走布鲁斯的心脏时，一个朋友正疯狂地在医院走廊里跑来跑去，试图找出救护车把塔克送哪儿去了。

威廉·塔克对洛厄和休姆等人提出了 10 万美元的非正常死亡诉讼，并聘请了州参议员，也是后来的弗吉尼亚州州长 L. 道格拉斯·怀尔德作为自己的律师。在之后的 4 年，随着这起备受瞩目的案件进入了审判阶段，洛厄的器官移植项目也深陷困境。

1972 年 5 月 18 日，审判在里士满开庭，现场气氛相当紧张。就在同一周，移植界的医生们碰巧也在离法院不远的一家酒店里开会。布鲁斯·塔克是黑人，取走他心脏的外科医生都是白人。

审判持续了一个星期。尽管从技术上讲，案件的关键不是死亡在法律上如何定义，但这个定义却不可避免地主导了审判。

在结案陈词中，怀尔德说，医生拔掉呼吸机不是为了结束塔克的痛苦，而只是因为塔克"很不幸，在需要心脏的时候碰巧出现在了医院里"。怀尔德认为，如果移植医生如愿以偿，也就是说，如果人们接受了脑死亡作为死亡的法律定义，医学就有可能沦为纳粹主义。

怀尔德对陪审团说："科学家曾经用人类的皮肤制造灯罩，那个时代离我们并不遥远。"

洛厄的律师也邀请来了一位哲学家，他对这件事的看法却是完全不同的。这位哲学家叫约瑟夫·弗莱彻，是弗吉尼亚大学医学伦理学教授，他说大脑丧失功能之后，"事实上什么都不存在了，身体无非只剩下一些生理学现象。病人已经死了，即便身体机能还在……"

新的理念占了上风。陪审团只用了 47 分钟，就判定洛厄和他同为被告的伙伴们无罪。

判决结束后，洛厄说："最近几个月，有机会和普通人讨论这些问题，让我重拾信心。善于思考的人有能力解决这些问题，并得出深思熟虑的结论。器官移植的尝试将得以继续。"

洛厄也真的大大地松了口气，回到了自己的工作中。与此同时，一位更著名的心内直视手术外科医生，却在法律面前表现得并不怎么好。沃尔特·李拉海遇到了前所未有的大麻烦。

第十四章

纽约医事

当克里斯蒂安·巴纳德在南非移植第一颗人类心脏时，李拉海正驾驶着一辆捷豹 XKE 驶入纽约市，三辆满载着精良心脏外科设备的卡车紧随其后。李拉海正式入职纽约医院-康奈尔医学中心，他将是这里的新一任外科主任。

在外科手术方面，李拉海也形成了自己的风格。一个据称毫无希望的病例引起了他的注意，这个时候他的名牌才刚刚挂在新办公室的门上。病例是个婴儿，名叫贝丝·麦克唐纳，她自打出生就患有严重的心脏畸形，此前已经来过纽约-康奈尔的心脏外科，医生说心脏没法修复，她很快就会死。医生还说，他们唯一能做的只是让贝丝在剩下的时间里过得舒服些。

新主任主动接手了这个病例。在明尼苏达州时，他也曾听过不少类似的悲观预测，不过他全都不予理睬，仍会实施那些在他人看来风险太大的手术。证明同事们是错的从来没有为李拉海赢得更多朋友，但李拉海看待生活的方式与众不同，他并不在意这些。贝丝的父母来自新泽西州，1967 年 12 月，他们同意李拉海为女儿做手术。

即便作为闻名世界的外科医生，李拉海也无法彻底治愈小贝丝·麦克唐纳，但他的确减轻了她的痛苦。她一直活到

4 岁，然后心脏情况恶化，死于流感并发症。后来，贝丝的母亲玛丽·L. 麦克唐纳说："李拉海医生非常勇于尝试，他给了我的家人和朋友们一份珍贵的礼物，让我们拥有了这样一个特别的小女孩。"

新的一年开始了，李拉海启动了一个实验室，心内直视手术的日程也被安排得满满当当。

20 世纪 60 年代末，心脏外科手术的发展方向不断扩展，除了那些最有远见的先驱者之外，几乎所有人都始料未及（不仅仅是备受关注的心脏移植技术）。例如法洛四联症曾经是异常可怕的心脏缺陷，现在它的修复手术几乎成了常规，外科医生已经能战胜许多罕见的疾病"杀手"。他们甚至能让一颗因吸烟或不良饮食习惯而失去活力的心脏重新恢复生机。从前，这类坏习惯会让输送血液到心肌的冠状动脉小血管变窄，随着时间的推移，堵塞会造成心肌营养缺乏和坏死，最终导致心脏病发作。外科医生曾对此无能为力，就在 20 世纪 60 年代末，他们发明了一种替换病变冠状动脉血管的方法，这种方法能挽救生命，被称为冠状动脉搭桥手术，也就是人们俗称的"心脏搭桥"。

李拉海一直处于探索的前沿，他在康奈尔实验室开发了新的瓣膜、起搏器和外科技术。同时，他也受到从前的学生沙姆韦和巴纳德，以及他早期的支持者库利的激励（库利和德贝基一样，也做过人类心脏移植手术，还开发了人工心脏），在纽约医院-康奈尔医学中心设立了器官移植项目。

1968 年 6 月 1 日，李拉海的首例人类心脏移植手术（这是世界范围内的第二十例）以失败告终，但到了 1969 年，他取得了一系列令人惊叹的成就。

第一项成就是在这一年 2 月，他带领一群外科医生从一个脑死亡的人身上取下 6 个器官，分别移植到 6 个不同的病人身上，这一次手术举国瞩目。美联社在报道中写道："据外科医生说，本次手术标志着第一次有这么多器官，包括心脏、肝、双侧肾脏以及两个角膜从一个供体上取下并移植到 6 位器官受体身上。这次手术也标志着人们第一次成功地从一家医院取出心脏，通过一条街区那么长的通道，转送到另一家医院进行器官移植。"

有关此事的头条新闻持续了一整年。圣诞节一早，一个堪称奇迹的事件让其关注度达到高潮，小报称李拉海献上了一份"圣诞礼物手术"，他将一颗心脏和两个肺移植到了一名因肺气肿而奄奄一息的建筑工人身上。李拉海在不到 3 个半小时的时间里，就把病人从手术室里送了出来，他是有史以来第二个尝试这种壮举的外科医生（库利是第一个）。

"手术结束了吗？"那个圣诞节的下午，病人醒来了，他在一张便笺上写下了这句话。

"是的。"李拉海在纸上写道。

病人写道："上帝保佑你们。"这个中年男人又活了 8 天，但李拉海的"宿敌"肺炎使得病人的排异反应更加严重，最终要了他的命。

当读到李拉海要免费救治一只垂死德国牧羊犬的心脏缺陷时，谁能无动于衷呢？这只牧羊犬的主人是来自布鲁克林的一对 8 岁的双胞胎。李拉海是从男孩们写给编辑的一封信里知道这条狗的，双胞胎在信中批评了他们的兽医，兽医说应该让狗安乐死。

李拉海向记者解释说："狗一直是心内直视手术的中坚力量。"因此，他这一次为了"向那些造福人类、帮助发展这些医疗技术的众多狗致敬"，要为双胞胎的牧羊犬提供力所能及的服务。

这只小狗在李拉海给它做手术前就死了，但此前，一张照片已经登上了各地的报纸，照片上两个男孩正满怀感激地怀抱着他们心脏残缺的爱犬。

———

在远离公众视线的地方，发生着更为隐秘而戏剧性的故事：沃尔特·李拉海似乎开始放纵自己骄奢的欲望，仿佛他再也无法抗拒生活的诱惑了。

其实，李拉海离开明尼苏达之前，他的私生活就已经变得错综复杂。1967 年夏天，一场大火几乎摧毁了李拉海的家，随后一次驾船事故则几乎毁掉凯伊·李拉海那张美丽的脸庞。那天傍晚，李拉海在密西西比河上驾驶他的汽艇，凯伊坐在船尾。这对夫妇刚在外吃过晚餐，还喝了几杯酒，这时李拉海开始随心所欲地开起船来（他开车时也如此）——

他开得实在太快了。他没有看到暗处的沙洲，船猛地撞了上去，凯伊被甩了出去。她的脸撞到仪表板，镜子碎片插进她的头骨，一把钥匙穿透了她的鼻梁，她整张右脸都被压毁了。医生修复了所有的损伤，但凯伊还是在丈夫的大学医院住了10天，在此期间，她对自己说，坏事总会接二连三。果真如此，几周后，李拉海夫妇的第一个孩子、唯一的女儿金和人私奔结婚了。她只有19岁。

凯伊也考虑过和丈夫一起搬到纽约去，但最终还是决定留在圣保罗，这样三个年幼的孩子就能继续留在当地的学校。李拉海在纽约市最时尚的上东区租了一套公寓，雇了一名室内设计师来帮他布置四间卧室、娱乐室还有错层式的客厅，从这间客厅就可以看到曼哈顿的壮丽景色。设计师把很多写到李拉海的文章，以及这位伟大的外科医生与总统还有教皇会面的照片挂了起来——挂在了一幅巨大的裸体人像油画旁边。

有一次，欧文·温恩斯坦来拜访时说道："沃尔特，你不认为在这儿放个风景画会更好吗？"

但这幅裸体画恰恰反映了李拉海在纽约的生活方式。他在杂耍俱乐部心脏病医院时曾和一名护士传出了一段风流韵事，此事过去没多久，这位康奈尔新上任的外科主任又开始和其他女性交往了。他举办奢华的派对，邀请住院医生、护士、手术室技术员和所有想放纵一下的人来参加。他经常去酒吧，包括纽约医院附近的"恢复室"酒吧，还有"香颂小调"酒吧，他喜欢在这里听玛琳·黛德丽的唱片，这些歌曲让他回想起战时自己在欧洲的往事。一天晚上，这位杰出的外科教授与一名醉汉对打起来，被打得鼻青脸肿。

凯伊大部分时间都待在圣保罗，后来，她回忆起纽约这段时光时说："他就像疯魔了一样。"

———————

李拉海并不知道，康奈尔和纽约医院的一些高层对任命他一直存有疑虑。他们不太相信温恩斯坦热情洋溢的推荐，因为他们知道，一旦谈及自己的手下，尤其是李拉海，这位老前辈就会变得一点都不客观。他们质疑李拉海的行政能力。另外，他们也听说了李拉海的很多陋习，包括在米奇酒吧喝烈酒，这个老酒馆还曾经有支出色的迪克西兰爵士乐队。高层们为李拉海的这些嗜好感到担忧，但他们也愿意给他一次机会，因为如果有人能让康奈尔成为心内直视手术重地，那此人定非李拉海莫属。

李拉海的到来并没有让纽约的质疑者们打消疑虑。据明尼苏达大学称，所有最先进的设备都被偷走了。另外，李拉海从明尼阿波利斯带去了十几名医生，有些纽约的外科医生也对此表示不满，还把他们叫作"随从"。对此，李拉海总是一笑而过地说，好吧，你可以把我们看作是转移或移植来的！对钱锱铢必较的一些人反对李拉海重新装修他的办公室，他们也看不上李拉海用昂贵的布料来贴他私人厕所的墙面。康奈尔的一位医生说："我们大多数人都认为白色的墙面就挺好。"

不久，李拉海在这里举办了自己的第一次大型外科学术演讲，所有人都受邀而来，但纽约医院-康奈尔医学中心的这些人对他精心安排的小噱头并不怎么感兴趣。这些伎俩是跟库利学的，库利擅长用一些"大尺度"的幻灯片来挑逗观众的兴趣，并以此著称。李拉海借鉴了库利的点子，在这次公开首演中，他出其不意地插入了一张《花花公子》裸胸兔女郎的彩色照片。李拉海开玩笑说，通过完美的心内直视手术也能获得同样漂亮的外型！

然而，除了跟随李拉海从明尼苏达来的男医生们，现场完全没有人被逗笑。李拉海的观众，不论男女，都吓坏了。

即便是针对他最擅长的心内直视手术，康奈尔医学中心的很多人都认为李拉海的做法哪怕算不上危险，也算不合常规了。李拉海经常让助手提前打开病人的胸腔，直到心脏被暴露出来他才抵达现场，这种做法在某些医院的确是约定俗成的惯例，但是在康奈尔医学中心，却足以称得上是丑闻。他还一边做手术一边放广播，这也太不像话了。其他医生多少会胆怯，但如果李拉海认定只是对方多虑，他就丝毫不理会他们的建议，这一点在早先处理婴儿贝丝·麦克唐纳的案例时就体现得淋漓尽致。相反，那些被他忽视的医生便会觉得李拉海就是单纯喜欢动刀子。康奈尔医学中心的一位医生说，李拉海和明尼苏达训练出来的外科医生"都非常激进，通常康奈尔会先对病人进行一系列检查，而那帮医生会跳过这一步骤，直接得出要手术的结论"。这与塞西尔·沃森对温恩斯坦和他这位学生提出的批评如出一辙。

还有更多麻烦事。李拉海一上任，就立马开始改革康奈尔的住院医生项目。就像外科医生约翰·柯克林任职早期的梅奥诊所一样，康奈尔的住院医生项目侧重于临床经验的培养，对实验室研究不太重视。李拉海试图照着明尼苏达模式来平衡这两者，但强硬的康奈尔人并不买账。首先，谁说外科医生也得是个科学家？

纽约人也不太认可李拉海的公众形象。双器官移植的确赢得了媒体的溢美之词，但问题是李拉海可不仅仅是一位尽职尽责的甚至堪称英雄的外科医生，他一向心直口快。比如，之前曾有捐赠器官从纪念斯隆-凯特琳癌症中心（Memorial Sloan-Kettering Cancer Center）被运送到纽约-康奈尔医学中心，在谈到这次器官转运的困难时，李拉海告诉记者连接两个机构的隧道"可怕至极，就像巴黎的下水道"。这个比喻惹恼了他的那些批评者，这些人坚称用"下水道"来形容他们备受尊敬的机构是绝对不恰当的。

更糟糕的是，李拉海还涉足了危机四伏的政治。纽约医院于 1769 年正式营业，是纽约市最古老的医院，理事包括一位惠特尼家族成员、一位洛克菲勒家族成员和一位普拉特家族成员，这位来自普拉特家族的理事是个富有的共和党人。李拉海本身是共和党人，但他也是民主党政治人物休伯特·

汉弗莱的老朋友，为了给朋友帮忙，他答应担任汉弗莱-马斯基纽约医生学会的主席，而这个政治行动团体支持了 1968 年民主党的总统竞选。李拉海用印有"纽约医院-康奈尔医学中心"抬头的信纸，给纽约州的每一位医生都发了一封信，敦促他们为两位自由民主党人提供资金和选票。李拉海在信中赞扬了汉弗莱在民权和裁军方面的作为，并坚称汉弗莱和马斯基是"最有可能和平解决越南问题的人"。

李拉海写道："时间紧迫，所以请尽你所能吧，就现在。"

———

如果李拉海是个聪明的官场人士，也许还能全身而退，但他恰好不是。

李拉海还是很讨厌文书工作，也仍然不喜欢开会，他很少参加医学院的常务会议，在其他系主任和院长看来，这是赤裸裸的轻视，简直令人震惊。如果是他自己不得不召开会议，他总会将会议安排在下午比较晚的时候，因为参加会议的人已经挨过了漫长的一天，疲惫不堪，应该都想迅速结束会议。李拉海没有像院长和医院负责人希望的那样，多花些时间在实习生和医学院学生身上，而且他出访的次数也很多，在不到两年的时间里，他就以访问教授的身份去过墨西哥城、哥本哈根、迈阿密、马德里和其他地方共 22 次，领导们对此也颇为不满。

简而言之，李拉海一如既往，始终随心所欲，做他自己。

1970 年初，那次精彩的"圣诞礼物手术"不过刚过去一年，李拉海的反对者就已经迫切想让他出局了。

远在明尼阿波利斯，温恩斯坦退休了，但通过纽约的朋友还是能多少了解到这些情况，他越来越担心。这年 3 月，他给李拉海写了一封长达三页的信，信中满是建议和鼓励。这位老年的主任在给曾经的学生的信中写道："你是我见过的最有能力的人，只要你能时刻注意你的各项职责，我非常肯定，你一定可以克服任何问题，解决所有问题。"

温恩斯坦恳求他在纽约-康奈尔医学中心的朋友们帮助李拉海。他在给一位朋友的信中写道："李拉海肯定不是一个守规矩的人，但他有非凡的能力，也做出了杰出的成就。"

但为时已晚。

1970 年 4 月的一天，康奈尔医学中心的院长和纽约医院负责人召见了李拉海。

他们通知李拉海，从 7 月 1 日起，他们将免去他系主席和外科主任的职务。他可以留在医院，继续做手术，医院会保留他的教授职称，但他在这儿的主任生涯已经结束了。没有第二次机会，也不能申诉。同时，李拉海要立即搬出他的办公室，为临时主任腾出空间。

他腾出了办公室，搬到了楼下，离开前，他还在办公室里留下了一支红玫瑰。

李拉海 51 岁了。自格雷戈里·格利登成为第一个交叉循

环手术的病人算起，已经过去了 16 年；距离温恩斯坦给李拉海做手术将他从癌症中拯救出来，也已经过去了 20 年。失去职位是一次惨痛的打击，但从行政工作的角度来看，李拉海却是松了口气。他仍然有自己的手术室、实验室、追随者，还有健康的身体。如果他还想继续工作个 20 年并且有所作为，也不是难事。生活会这样继续。

但，他的人生即将迎来另一个令人难以置信的转折。

第十五章

撒在水上的面包

1972 年 4 月 13 日的头条新闻，让那些知道沃尔顿·李拉海医生的人倍感震惊，从前，他只是人们心目中的世界知名外科医生。明尼苏达州圣保罗的大陪审团起诉李拉海，指控他逃避缴纳个人所得税，金额高达 12.51 万美元。他面临最高可达 25 年的牢狱之灾，并会被吊销行医执照。

李拉海试图偿付，但国税局没兴趣给他开后门，哪怕这是一位被人誉为"心内直视手术之父"的伟大医生。这个机构想的是杀一做百，他们想要在纳税截止日期之前制造出一条轰动全国的头条新闻，他们做到了。

如果你在李拉海最为忙碌的 20 世纪 50 年代到访过他的办公室，你可能就对他出现税务问题丝毫不意外了。

明尼苏达大学不支持医生让医学院秘书来开账单，所以李拉海只好自己来做（也就相当于根本没有做）。他要拖很久才给病人和保险公司寄出账单，而当支票终于送到自己手里，李拉海又把它们随手扔进抽屉。需要钱的时候，他会翻出一张和他所需金额差不多的支票，拿到银行去兑现（如果这时支票还没过期的话）。后来，李拉海终于开始记账了，他用的是索引卡，装满了好几个鞋盒。

所以，说真的，交税是什么？交税还需要更多的文书工作呢。于是，李拉海，这位超级拖延者，总是很晚才提交他的报税表，一开始只是拖延几个月，很快就变成拖延一年，甚至更长时间都没交。最初，美国国税局并没有注意到他。1966 年 4 月 27 日，李拉海上交了他的税表，但报的税并不是前一年的，而是 1963 年和 1964 年这两年的。他的收入增加了，这一次，国税局开始调查他之前的劣迹。

一名调查员调查后说，李拉海虽然是个拖沓的人，但却不是骗子。

"这个人是清白的。"调查员说。

但这次以后，国税局对他盯得更紧了。然而，接下来将近两年，他都没有提交任何文件。1967 年 12 月，也就是克里斯蒂安·巴纳德移植第一颗人类心脏的当月，国税局寄出了一封信。

信上是这么写的："亲爱的李拉海医生，圣保罗地区国税局局长提供的档案显示，1965 年和 1966 年两年，都没有以你的名义提交的联邦收入申报记录。我们把这件事提交给了特别调查员。"

李拉海随即作出回应，承诺在 1 月 15 日前提交资料和费用。但这一次，他竟然又拖延了。此时他刚来纽约医院-康奈尔医学中心任职，时间紧得很。直到 1968 年 11 月，他才提交了 1965 年的税表，晚了足足两年半。此时他本来也该提交 1966 年和 1967 年的税表了，但他仍然没有交。而且，他也没有说明任何理由，总之，他再一次无视了政府。

派来的特别调查员名叫雷·W. 杰克逊，是位受过专业训练的探员，他只上过高中和函授课程。1968 年 12 月底，他曾打电话给李拉海，但当时这位外科医生不在。他正忙着移植一颗心脏和两个肺，就是那次让他登上全世界新闻头条的"圣诞礼物手术"。

杰克逊不断找他，李拉海终于开始明白国税局是动真格的了。他聘请了一位税务律师，并于 1969 年 5 月提交了自己拖欠的共三年的纳税申报表，还同时支付了拖欠的税款、利息和罚款。但杰克逊的行动才刚刚开始。这名特别调查员仔细翻看了鞋盒里的索引卡片、银行记录的缩微胶片、旅行和开支报告，以及各种各样的收据。他还侦寻到了李拉海从前的病人、花钱请李拉海讲课的教授，以及在李拉海派对上服务的吧台男招待。

杰克逊不仅找到了税务欺诈的证据，他还发现了李拉海生活中隐秘的一面——在这个为人知的私生活里，他有多名情妇，甚至还有拉斯维加斯应召女郎。

1972 年的这一天，针对李拉海的起诉成了当天的热门新闻，他给温恩斯坦写了一封信，当时的温恩斯坦仍然在为李拉海在纽约医院-康奈尔医学中心失去原有地位和荣耀而感到难过。

"我知道你肯定对最近的税务新闻感到不安，"李拉海写道，"但借此机会我要告诉你，这件事根本不是表面上看起来的那样。我很有信心，我肯定能被无罪释放。"

温恩斯坦可没有那么确定。他知道陪审团的反应难以预料，他劝李拉海庭外和解。温恩斯坦说："在公众面前暴露自己的私生活可不是什么愉快的经历，之前无数人尝试过，最终都非常痛苦。"但国税局可没打算庭外解决。他们给了李拉海两个选择，要么认罪，指望法官从轻发落，要么接受陪审团的审判。

————

1973 年 1 月 15 日，检方启动该案件的起诉流程，对这位心内直视手术的先驱发起了雷霆般的攻击。在李拉海看来，检方想做的可不仅仅是证明他少缴了税款。李拉海怀疑（这一点从未被证实），自己在 1968 年的总统选举中支持了尼克松的对手，现在理查德·尼克松政府似乎想要置他于死地。

在开庭陈述中，美国地方检察官罗伯特·雷纳指控李拉海重复收费。他坚称，至少有来自 318 名病人、几次访问演讲和储蓄账户的收入从未上报。他还指控李拉海把他父母结婚 50 周年聚会的开支也作为商业费用来抵免税款，另外他给三个女朋友和一个拉斯维加斯应召女郎的礼物都被当成了可以抵免税款的"打字"开支。随着审判的进展，雷纳还打算让这四名女性就"打字"的定义来出庭作证。

首先，他开始给李拉海从前的病人打电话，官方声称这些人都曾给李拉海支付过费用但没有上报。这些正直的公民一个个尽职尽责地走上了证人席，他们陈述的故事惩罚着那个曾把他们的生命紧握在手心中的人。李拉海静静地坐着，有的时候看起来非常困惑和痛苦。"红心皇后"那段光辉岁月，似乎已是很久远的事了。

第二天，他竟然获得了意外的支持。

来自爱荷华州滑铁卢市的卡尔·舒勒来出庭作证。雷纳从他那儿套出了李拉海是如何用 300 美元治好了他的妻子雪莉·舒勒的故事，当时她也在法庭上。

雷纳问完话，把证人移交给了辩方。

"舒勒先生，"李拉海的一位律师问，"你的职业是什么？"

"砖瓦工。"舒勒回答。

"舒勒夫人怎么会恰好去李拉海医生那里接受治疗？"

"我们的家庭医生想让她获得最好的治疗，是他联系了李拉海医生。"

"你今天是被传讯来这里的吗？"律师说。

舒勒说是的。

"你妻子也被传讯了吗？"

"是的。"

"她是如何回应的？"

舒勒说："她告诉他们，她压根不想来，这对她来说太为难了。"

雪莉·舒勒离开法庭时，记者们问她如何看待李拉海，她回答："如果不是他，我今天根本不可能出现在这里。"

审判进入第二周，接着是第三周。

通过一连串的证人，雷纳揭露了李拉海生活中最私密的细节。在"药品和医药费用"一项，李拉海竟然扣除了家里两只猫"小叮当"和"彼得·潘"的兽医费用。他还在应税收入中扣除了孩子们的钢琴课费用、他和妻子凯伊的舞蹈课费用，以及凯伊的大学学费，这其中还包括一门存在主义课程。

但真正让明尼苏达人议论纷纷的是这位医生的其他女人们，菲利普·内维尔法官不顾李拉海律师的反对，允许她们所有人出庭作证。其中一位是杂耍俱乐部心脏病医院的护士，她作证说自己曾与李拉海有过一段"亲密"的关系，在此期间，他给了她500美元，这笔钱他在税收申报表上申请了退税，退税的项目是"额外的专业服务，秘书和女佣工作"。四位出庭的情人中最具破坏力的是那位拉斯维加斯应召女郎，她说李拉海给她的100美元支票并不是支付的打字费用。那位应召女郎给人留下了深刻的印象。她一开始陈述证词，内维尔法官就打断了她，要求她停止嚼口香糖。

似乎没人能理解，假设所有这些指控都是真的，一个如此杰出的人怎么会这么蠢呢？人们能给出的最好答案是，李拉海得在短时间内整理出往年那些数量巨大且混乱不堪的账务记录，他在匆忙中犯了很多严重的错误。

李拉海自创的记账系统是本次政府案件的核心。美国检察官认为，即便陪审团能接受李拉海另类的记账方法，那为什么会有这么多来自病人的收入没有记录，也没有报税？因为按照李拉海的记账方式，每一位病人的每一笔付款都应该被写到鞋盒里的索引卡上，然而至少有 318 名病人没有对应的卡片。

　　审判进行的过程中，李拉海在他七凌八乱的地窖里翻掘了一圈，发现了更多盒子。鞋盒里的卡片都发霉了，1967 年李拉海家着了火，消防队员用水灭火时损坏了卡片，之前缺少的 318 名病人的记录真的就在其中。辩方坚称李拉海不可能是欺诈，只是典型的文件管理混乱而已。

　　李拉海的首席律师名叫杰瑞·西蒙，他没让他的当事人出庭，就成功地把这些卡片列到了证据里。西蒙觉得有了这些证据，无罪释放是非常有可能的。他认为如果真要列出李拉海有什么过错，陪审员们一定会认为他只是判断失误、粗心大意，当然还有拖延，但绝不是有意欺诈。

　　然而，审判进入第四周，控方投下了一枚重磅炸弹。

　　李拉海的律师并不知道，检察官雷纳把新发现的一部分卡片送到了文件审查员那里。审查员用红外观测仪检查后，发现很多卡片上的内容都被修改过。有人用不同的墨水修改了上面的数字，让几个账户上看上去仍有未结清的款项。在李拉海独创的账务系统中，这些账户上的付款不会被认定为是需申报的收入（全额支付之后，这些费用才会被申报）。这些改动似乎是李拉海犯罪意图的确凿证据了。

西蒙被彻底打败了。他没有做任何解释。

庭审的第四周就这样结束了。雷纳结束了代表政府的结案陈词，西蒙开始辩护。

对于涂改卡片的问题，西蒙的处理还是很小心的，他知道陪审团很在意这一点，他的策略是博取同情。他试图在陪审员心里塑造沃尔特伟大人道主义者的形象，他强调李拉海的贡献是以巨大的个人代价换来的；如果说他真的欺骗了什么，那就只有死神。74 岁的传奇教授温恩斯坦在这一点上最有发言权，所以西蒙把他请来了。

这位已经退休的外科主任作证说，李拉海的确患有淋巴瘤，当年，很多有名的病理学家都预测这位年轻的外科医生很可能活不过 5 年，温恩斯坦讲述了李拉海是如何骗过死神的，这是他对抗死亡的第一次胜利，也是他自己的亲身经历。接着，温恩斯坦的故事就更激情澎湃了，李拉海开创的高级心内直视手术，拯救了成千上万的儿童和成年人。但奇迹可不是免费的，温恩斯坦说，例如对李拉海来说，代价之一就是对文书工作的极大疏漏。毕竟一天只有那么几小时，李拉海的大部分时间都花在了手术、研究和教学中；当我们权衡利弊后，不觉得这很值吗？

其他来为辩方作证的还有李拉海从前的工作伙伴理查

德·维克以及玛丽亚·拉姆齐。后者是一位富有的慈善家，曾经把 140 多个贫困儿童带到李拉海这里，而李拉海免费为他们做了心脏手术。一位航空航天工程师作证说，李拉海是唯一一位有"胆量"在他垂死之际为他做冠状动脉旁路手术的外科医生。如此一来，这位工程师才死里逃生，直到后来诺曼·沙姆韦又在斯坦福给他动了一次手术，给他移植了一颗健康的全新的心脏。

"这位医生救了我的命，"工程师说，"这次我想要救他。"

陪审团马上要对案件作出裁决了，在仅剩的几小时里，西蒙做了最后一次努力。

西蒙争辩说，李拉海并没有少缴税款，确切地说，政府反而还欠他 5.3 万美元。因为李拉海在 20 世纪 60 年代曾经与人合作开发了一种在商业上非常成功的心脏瓣膜，他本可以从这项发明中获取专利使用费，但他却将所得款项全部捐给了明尼苏达大学。这一捐赠可以在所得税申报时作为慈善捐赠进行抵扣，但他当时并没有申请抵扣。

———

1973 年 2 月 14 日，正是情人节这天，美利坚合众国政府起诉沃尔顿·李拉海一案进入陪审团裁决阶段。这场审判耗时 21 天，花费达数十万美元。控方传唤了 164 名证人，辩方共传唤了 16 名证人。一共有 6000 多件证物被列入证据。

温恩斯坦在给李拉海的一封短信里说："我有一种强烈的

感觉，陪审团一定是站在你这边的。"李拉海本人也乐观地认为，早在被起诉之前他就开始了一段糟糕的日子，他感到这些日子很快就会过去。李拉海回到他在圣保罗的家中等待判决。

他的妻子陪着他。

现在，家乡的报纸上随处可见李拉海那些令人尴尬的越轨行为，故事细节耸人听闻，凯伊之前也离家去参加了庭审，她不需要看报道也知道发生了什么。即便是在法庭上，她听到的信息也没有多少新东西。实际上 1973 年之前挺长时间，也就是李拉海在康奈尔医学中心任职期间，凯伊就发现了他的秘密生活。

结婚后不久，凯伊就为这个新组建的家庭和一周工作六七天的丈夫放弃了自己的护理事业。1955 年，《明尼阿波利斯之星》写了一篇关于这位著名外科医生妻子的报道，文章标题写着"注册护士获得了'夫人学位'"，当时李拉海夫妇的四个孩子都还不到 7 岁。凯伊告诉文章作者："他手头所有事情都很重要。"

但丈夫经常加班也给生活带来了很大的妨害。甚至周六晚上去帕克酒吧的途中，李拉海也总会顺道去大学医院或米勒德大楼，检查病人或查看实验进展情况。李拉海错过了女儿的高中毕业典礼，三个儿子参加少年棒球联盟，他作为父亲却缺席了。凯伊承担了抚养孩子的全部责任。在陪伴他们成长的过程中，她打高尔夫、玩保龄球、滑雪，还为红十字会做过志愿者，这些活动都没有李拉海的参与。多年后，凯伊说："我独自一人经营着自己的生活，就像人们常说的那样，医生的妻子要么会酗酒至死，要么会自杀，除非她自己学着干点别的。"

发现丈夫在纽约的所作所为后，凯伊也想过和他离婚，而最终却没有。后来，李拉海失去了外科主任的工作，税务问题也接踵而至。狂欢已成过去，沃尔特请求凯伊再给他一次机会。

他在给凯伊的信中写道："如果你能原谅我，我会做任何事来弥补你。"

陪审团着手处理案件的两天后，李拉海夫妇的电话响了。8名男陪审员和4名女陪审员作出了他们的决定。

在女儿和李拉海年边父母的陪同下，李拉海夫妇走进法院大楼。李拉海的几个朋友也都在场，其中包括温恩斯坦和维克。

所有人都坐下了，法官从第一项指控开始询问。

你们的裁决如何？内维尔法官问道。

有罪，首席陪审员回答。

第二项？

有罪。

五项罪名全部成立。

李拉海将面临 25 年艰难的牢狱岁月和 5 万美元的罚款。"心内直视手术之父"成了个重罪犯。

李拉海拥抱了妻子和女儿。走出法庭时，面对记者们的询问，他一言不发。

凯伊只说了一句："这令人难以置信。"

———

5 月 4 日上午，李拉海和他的家人及一些朋友一起回到法庭。这一次，李拉海将面临法官的量刑宣判。

杰瑞·西蒙请求宽大处理。他谈到了李拉海在战争中对国家的贡献，他还因英勇的表现赢得过铜星勋章。西蒙谈到，李拉海对那些付不起诊疗费的病人是多么慷慨，而在心内直视手术方面，他也带来了无法用金钱来衡量的进步。西蒙说："整个人类都从这个人的工作成果中获益匪浅，他为自己的工作做出了巨大的牺牲。社会应该感激他所做的一切，现在可能正是时候，社会应该承认他所做的贡献，在某种程度上，也应该回报他的贡献了。"

法官说："李拉海医生，你想再跟法庭说点什么吗？"

李拉海的确有话想说。

"首先，当然，我站在你们面前，被贴上了罪犯的标签，我得说，我始终并不觉得自己是罪犯，我希望自己看起来不像，也并不相信自己是。在这一点上，我的良心是很清楚的。我的确犯了一些错误，我的判断力差，在很多的事情上粗心大意，还犯了一些无心之失。但这些都算不上犯罪行为。现在我以这样的处境站在您面前，这件事本身也令我非常难以接受。"

李拉海简要地谈到了他大量的慈善行为，以及他对医学的众多贡献，包括他自己研发的或和他人合作开发的所有机器、技术和工具，他从未从这些发明中获利，因为他从来没有用自己的名义申请专利。

李拉海说："对我的指控和定罪把我描述成了一个贪财而又诡计多端的人，对此我很难理解，也不可能理解。"

这位外科医生最后引用了《传道书》中的话。

"法官大人，"他说，"我想我曾经把一些面包撒在水面上[1]，我只能希望，或者用一个更合适的词，我只能祈祷，回报的时机已经到来。谢谢。"

菲利普·内维尔不是一个惯于重判的法官。他在公民权利相关案件的判决上有很好的记录，律师们都觉得他是个公正的法律专家，他把自己的权力看作神圣的责任。除了他的家人，没人知道他不久前被诊断出白血病。现在，他63岁，已经走在了通向死亡的道路上。

很少有案件像李拉海一案这样，让内维尔如此难以决断。陪审团作出有罪判决后，无数信件涌进他的信箱。其中一半认为，考虑到李拉海卓越的贡献，应该让他免于牢狱之灾；

1　出自《圣经·传道书》："当将你的面包撒在水面，因为日久必能得着。"指看似无回报的施舍，终有一天将获得回报。——译者注

另一半则认为，任何人，哪怕是有望角逐诺贝尔奖的人，也不能凌驾于法律之上。内维尔的内心也同样是挣扎的。近 3 个月来，他一直在为自己究竟该如何决断而苦恼。

最后，内维尔决定对李拉海处以最高罚款，也就是 5 万美元，并责令他从事 6 个月的社区服务。内维尔无论如何也做不到让李拉海去蹲监狱。

这位法官说："我不得不承认，你有伟大的才能，这些才能应该被用于服务社会。如果被关进监狱牢房，哪怕不会破坏这种能力，那么这几年的牢狱时光也会阻碍它的发挥，让你的才能在这段时间变得毫无用处。"

———

李拉海同凯伊一起去夏威夷待了几天，之后，他回到了纽约医院-康奈尔医学中心。医学中心同意保留他的手术特权直到年底。之后，负责人和院长想让他彻底离开。他们会尊重合同中的财务条款，这份合同一直持续到 1974 年底，但他们决定让李拉海在最后一年带薪休假。也就是说，他们希望李拉海从 1973 年 12 月 31 日这天起便离开医院。

他们不想再费心了。

李拉海患上了白内障，癌症放射治疗最残酷的副作用，在近四分之一个世纪后终于显现了出来。对于外科医生来说，不管何时遭受这样的诅咒都是糟糕的，但对于李拉海来说，这个时机可谓糟糕至极。

1973 年 12 月 30 日这一天，李拉海进行了一次心内直视手术。然后他离开纽约医院，他觉得这可能是自己这辈子实施的最后一次手术，但他却没有告诉任何人。

李拉海的白内障手术被安排在 1974 年，但他怀疑恐怕任何眼科医生都没法恢复他工作所需的锐利视力了。他是对的。丹顿·库利一直工作到 70 多岁，迈克尔·德贝基 90 岁时还在工作，但 55 岁的沃尔顿·李拉海，就这样永远地告别了手术台。

李拉海的苦难并没有随着审判的结束而终结。一些人说，因为儿子遭受耻辱而伤心欲绝，李拉海的父母在 1973 年底前相继去世了。美国外科医师学会无限期地暂停了李拉海的成员资格，明尼苏达州也吊销了他的行医执照，直到他完成社区服务。

然而李拉海甚至很难找到一家愿意让他履行判决服务的医院，所有外科医生，包括李拉海曾经培训过的那些人——此时已是负责人或者部门主任，都竭力回避与公共丑闻产生任何联系。有些人担心，如果社区服务不过是装模作样呢？毕竟李拉海私生活的丑闻已经占据了所有的头版，他们可不希望自己也这样。

李拉海绝不会允许自己屈尊去乞求获得一份工作，但温恩斯坦可以。

温恩斯坦写了一封又一封信，恳请大家念及旧情、伸出援手，同时也毫不吝啬地称赞李拉海的才华。温恩斯坦在给一位潜在雇主的信中写道："正如我在审判时所说，他是外科领域真正不朽的人物之一。对沃尔顿·李拉海的这些指控异常严厉，我要提醒批评者们，犯错是人之常情，宽恕却是神圣的，这是永恒的真理。"

但即便是温恩斯坦也无法改变人们的看法。

一家著名医学中心的心脏外科主任写道："流言如此泛滥，李拉海在这里的日子会非常难过。事实上，我知道我永远也不可能任用他。更糟糕的是，如果我任用了他，得到的将只有人们的流言蜚语和含沙射影。"

布鲁克林的一家退伍军人医院最终同意让李拉海在那里从事社区服务，但过程也并不顺利。温恩斯坦找了参议员休伯特·汉弗莱，为了这位外科医生朋友，休伯特干预了这件事，才最终解决了问题。

———

1975 年 10 月 6 日，将近 500 名心脏外科医生和心脏病专家聚集在底特律的亨利·福特医院。第二届国际心脏外科研讨会将在这里举行，会议实行邀请制，这是 20 年来最负盛名的一次心脏学科会议。当时每一位在世的心脏外科巨擘都亲临会议或发表了自己的原创论文，包括库利、德贝基、沙姆韦、洛厄、丹尼斯、毕格罗、马斯塔德、哈肯，甚至连离经叛道的查理·贝利都来了。

然而，两位大牌缺席。

克里斯·巴纳德是其中之一。邀请委员会认为，这位南非外科医生剽窃了沙姆韦和洛厄的工作成果，尽管巴纳德一直向他们致谢，承认自己学习了他们的经验。

李拉海是另一个。

1955年，李拉海参加了第一届亨利·福特医院的研讨会，他在那次会议上介绍了室间隔缺损、法洛四联症和房室管畸形的手术矫正，令在场观众大为震惊。当然，他的名字也在第二届研讨会的邀请名单中出现了。然而评委中有个外科医生是李拉海的一贯批评者，尽管此人微薄的贡献和他的自负完全不匹配，但是在他的煽动下，邀请委员会还是投票否决了让李拉海参会。

这是李拉海又一次遭到同行的排挤，此时别人会这样对待他已经不令人意外了。李拉海成了被遗弃的人，他用幽默和优雅的方式接受了这个新身份。他有见识，不会怀恨在心；他乐观，很少生气。李拉海曾经去过多数人未曾到过的地方，也见过多数人不曾见过的事情。

他想，这不也是生活的一部分吗？位于山顶的人不一直都是众矢之的么？

甚至在他给格雷戈里·格利登做手术取得重大突破之前，评论家们就一直都是冷嘲热讽的。这些批评家不同意这种或那种手术方法，并不是因为他们能像梅奥诊所的约翰·柯克林，有更好的东西拿得出手。他们只是憎恨李拉海的公众曝光度和他举行的那些派对，憎恨他的捷豹 XKE 和设计精美的宅子，更重要的是，他们憎恨这个目光锐利的蓝眼睛的天才。

好吧，李拉海已经把面包撒在了水面上。但就在 1975年，一切都不复存在了。

———

因此，李拉海回到了自己明尼苏达的家。他眼看着两个儿子成为外科医生，第三个儿子成为商人，而女儿已经是个好母亲和好妻子了。他没有变为一个遁世之人，仍然和凯伊在帕克之家吃饭，也依旧和朋友们在泳池游艇俱乐部正常社交。他交了罚款，但并没有因此变得一贫如洗，毕竟他可是个百万富翁。李拉海从罹患淋巴瘤那时起就开始投资了，现在已经得到了经济上的回报。

现在，编辑们对李拉海的研究成果也不似以往那么追捧了，在李拉海最为多产的 1969 年，他以作者和共同作者的身份发表了 54 篇非同凡响的论文；但 1974 年到 1978 年间，他只有 9 篇文章被刊登出来。在美国几乎没有人邀请他做任何演讲，所幸其他国家对他的情况没有那么敏感，仍然会像从前一样邀请李拉海。整个 70 年代末，李拉海还在巴黎、伦敦、罗马、巴格达、里约热内卢、伊斯坦布尔和其他许多地方担任访问学者。李拉海心怀感激地接受了这些邀请。他们给了李拉海一处容身之所，让他缓慢恢复自己的历史地位。

温恩斯坦坚信，李拉海想要完全恢复声誉，只能靠明尼苏达大学宽恕并重新任命李拉海。然而校方却连李拉海提出的偶尔回来免费讲课的提议也不予接受。温恩斯坦的继任者约翰·纳贾里安可绝不会忘记留在空荡地板上的那朵红玫瑰。

尽管现实如此，在温恩斯坦生命的最后时刻，他还是为自己的爱徒李拉海做出了最后一搏。

但还没看到成功的那一天，他就因为心脏病发作离开了人世。

———————

1979 年春，美国胸外科协会在波士顿召开会议，约翰·柯克林担任协会主席。25 年前，李拉海在蒙特利尔的协会年度大会上发表了关于帕梅拉·施密特的报告，震惊了听众。当时，柯克林还默默无闻，每天就在梅奥诊所的地下室里闷头研究怎么改进自己的心肺机。

但现在，柯克林可以称得上是世界上最好的心内直视手术外科医生。他是心脏外科最有成就的研究人员之一，有人曾夸赞他，说他的头脑堪比计算机。柯克林成为美国胸外科协会的主席也是众望所归。

柯克林的穿着仍然正经齐整，看起来还是从前那个躲在图书馆里的书呆子。当年他埋头苦读的时候，李拉海和他的伙伴们都在米奇酒吧里不醉不归呢。另外，柯克林在做报告的时候也不会展示穿牛仔服的小病号照片，他的幻灯片里只有图表和已经证实了的结果。

然而，柯克林是在李拉海那段黑暗的日子里公开支持他的极少数医生之一（库利和沙姆韦是另外两个）。柯克林不能保持沉默。李拉海总是愿意同任何人分享他成功的秘诀，哪怕对最强大的竞争对手也是如此，但如今他却遭到了围攻。如果此时保持沉默，将有违柯克林的正义感。

1979 年春季的这一天，柯克林作为主席致辞，开篇就向李拉海致敬。

"他过去是，现在也仍然是我心目中伟大的英雄，他有非同凡响的实力，也给予了我温暖的友谊，"柯克林说，"虽然没有什么手术是以他命名的，这也是命运的捉弄，有点残酷，但他无疑是心脏外科最伟大的创新者之一，他做过几十次称得上'首次'的手术。"柯克林说，李拉海就是一个天才。

柯克林在观众席里找到了李拉海的身影。李拉海坐在那儿，边上坐着凯伊和他当了外科医生的儿子克雷格。

"亲爱的同行们，"柯克林说，"我想请这位伟大的心脏外科先驱接受大家的掌声。沃尔特·李拉海，能让大家看到你么？"

李拉海站了起来——全场起立鼓掌。

尾声： 正确的事 ———/\/——

　　1998 年 10 月 23 日是个周末，明尼阿波利斯秋意渐浓。在北边的希宾，格雷戈里·格利登已经沉睡了 44 年的地方，树上的叶子已快落尽。很快，冬天就会从加拿大席卷而来，把整个平原掩盖在白雪皑皑里。很快，夏天就会成为这一年的回忆。

　　但那个周六却是温暖的，沃尔特·李拉海和家人朋友聚在一起，他们正在举行一场正式的晚宴，以表达敬意和感激。这位"心内直视手术之父"，这一天 80 岁了。

　　许多从前的老伙计都来了，包括赫伯·沃登和莫利·科恩，这二人主导开发了交叉循环技术；迪克·德沃尔也来了，即便在那么多有潜质的人中，他也是最耀眼的；还有心脏移植技术的发明者诺曼·沙姆韦。

　　李拉海从前的病人也来了，比如"红心皇后"帕梅拉·施密特·斯塔切斯基，李拉海彻底治好了她。自手术后，她一直非常健康，现在已经 49 岁，是一名接待员，和结婚 26 年的丈夫一起住在明尼阿波利斯的郊外。在当年的交叉循环手术中以陌生人作为供体的迈克·肖也在场，他已结婚成家，四个孩子均已成年，他还是明尼苏达州哈钦森乡村地区的娱乐顾问和摇滚乐队队长。还有布拉德利·梅尔曼，他是李拉海交叉循环手术的第一个成功病例，他的手术比帕梅拉·施密特的手术还要早上三天。梅尔曼现在在威斯康星州生活，结了婚，生了孩子，他最近接受了心脏瓣膜移植，这是近几十年来治疗心脏疾病的最新方法。他做过销售人员，现在领取残疾人福利金，还经营着一家小型汽车车身修理店。梅尔曼后来说："过去的两年很艰难，但我不会放弃。"

李拉海也被健康问题所困扰。他刚从前列腺癌和中风中恢复，很容易感到疲劳，脖子有点向右弯曲，这是淋巴瘤治疗的副作用，近期也显现出来。温恩斯坦的影响还真是阴魂不散。

凯伊和李拉海最小的孩子，也是他们心目中的宝贝克拉克，两年前因为脑瘤去世，他死的时候才 41 岁，但当时的情况已经无法手术了。李拉海至今也没能从克拉克死亡的阴影中走出来。李拉海从来不会哭，但每次想到临终前病床上的克拉克，他还是会动容地流下眼泪。李拉海说："我真希望能替他躺在那里。"

李拉海还就是顽强地活了下来。他有时会说："人老了不能太多愁善感。"

来宾中有很多有影响力的人物，他们打开香槟，为李拉海的杰出成就举杯畅饮。其中一位说："正如作家汤姆·沃尔夫说的那样，这人'有真本事'。"前副总统沃尔特·蒙代尔发表主题演讲，对李拉海表示感谢，他说李拉海本人和他带来的技术进步，还有他培养的众多学徒，以及这些学徒们再培养出的人才，拯救了"数百万人的生命"。当然，没人能计算出确切的数字，但"数百万"也毫不夸张。

此前一周，诺贝尔医学奖刚刚揭晓。李拉海常常获得提名，这一年，他再一次和奖项擦肩而过。有人猜测是他在税收上的污点让他和诺贝尔奖无缘，也有人猜测说诺贝尔委员会中有一名外科医生，是他长期的竞争对手，但对此李拉海并不相信。他曾说，也有很多有价值的候选人都没有得到委员会的认可。总之，不管如何，他总是说："我从来不会因此失眠。"

李拉海已经恢复了从前的声誉，在美国，很多地方开始邀请他前去做讲座，明尼苏达大学也终于重新任命他为教授。同时，他还成了圣犹达医疗公司的医学负责人，这是一个位于明尼苏达州的医疗公司，制造了世界上最成功的心脏瓣膜，而李拉海曾为公司的设计提供灵感。李拉海在历史上，绝对赢得了一席之地。

蒙代尔的演讲结束了。李拉海在克雷格的帮助下走上讲台，旁边有凯伊为伴。他谈到了格雷戈里·格利登、帕梅拉·施密特和迈克·肖，还谈到德沃尔的心肺机，正是这台机器最终让心内直视手术成为可能。他一边回忆一边讲述，有时会稍作停顿，细细回想。现在他得靠着讲台才能站稳，毕竟此时的李拉海，已经80岁高龄了。

但他的言语中仍然充满力量，他讲述着自己亲手触碰过的那些心脏，讲述着自己如何一次次骗过了死神。从他的双眼中你能看到，沃尔特·李拉海的精神内核仍然像从前一样生动，就像盛夏的早晨。

———

李拉海和家人一起庆祝了圣诞节，之后他的健康状况每况愈下。1999 年春天，他去医院看病，回到家后却感染了肺炎，这是他命中的宿敌，格雷戈里·格利登和其他许多早期的心脏病病人都是因为肺炎而离开了人世。

1999 年 7 月 5 日深夜，李拉海自己的心脏也停止了跳动，他在家中安详地合上了双眼，凯伊一直陪伴在他的身旁。

素材来源 ——/\/——

除了李拉海的 80 岁生日庆典，本书中所讲述的事件，并非我亲眼所见之事。以下是我重构本书中所有故事的方法：

我采访了书中提到的几乎所有还在世的人，以及书中提到的大多数已故者的家人、朋友和同事。我对大部分采访都做了录音和记录，并尽可能在一段时间后回访，以检验记忆是否准确。在八年的时间里，我总共进行了近两百次采访，其中大部分采访发生在 1997 年、1998 年和 1999 年。

我还广泛地借鉴了日记、信件、照片、影片和录像带，以及科学文献、报纸和杂志的报道、医疗记录、尸检报告和法庭档案。

我拜访过明尼苏达大学、罗切斯特梅奥诊所和杰西·E. 爱德华兹心血管病登记中心（Jesse E. Edwards Registry of Cardiovascular Disease，此处是指爱德华兹的心脏收藏，现位于圣保罗）等机构，并查阅了这些机构中收藏的档案。《明尼阿波利斯明星论坛报》和圣保罗先锋出版社向我公开了他们的文件。我还得到了国家医学图书馆、明尼苏达历史学会、明尼阿波利斯公共图书馆、欧文·H. 温恩斯坦生物学与医学历史图书馆、哈佛大学康特威医学图书馆、布朗大学科学图书馆、普罗维登斯公共图书馆和"普罗维登斯日报"图书馆的支持。我在普罗维登斯的米瑞安医院观摩过一场心内直视手术，之后又在波士顿儿童医院看过几次。在波士顿儿童医院，我还观摩了连续两任心血管外科主任的工作，他们分别是奥尔多·R.卡斯塔涅达和理查德·A.乔纳斯。

如下有对各章更具体的说明。引用出版物的完整列表请见"参考文献"。

引　言

心脏手术的统计数据是针对最近一年，也就是1996年的数据，由美国心脏协会汇编。

序　言

本章资料来源与第六章、第七章和第八章相同，详见下文。

第一章

因为明尼苏达州法律禁止在没有得到死者直系亲属同意的情况下公开死者的医疗记录，我需要找到帕蒂·安德森的亲戚。针对帕蒂和其他几个病人，我还有一个更直接的问题，就是最开始的时候我甚至不知道帕蒂的名字，因为已经过去了几乎半个世纪，她的外科医生几乎已经不记得她了。科学文献中只记录了她是"一个6岁的女孩"。我开始有点绝望了，觉得无论如何也无法知道她的名字，更别说访问她的亲属获得她的相关记录了。但此时，一个富有同情心的病理科医生给我看了她的尸检报告。按照法律要求，她的名字被涂黑了，但把报纸对着光，就能分辨出她的名字来。

随后我去检索了《明尼阿波利斯明星论坛报》的缩微胶卷，发现帕蒂去世后的第二天，报纸上刊登了一份葬礼通知，上面写着帕蒂父母的名字和地址；谢天谢地，他们就在明尼阿波利斯，如果是在别的地方，我可能永远也找不到他们的葬礼通知了。我查阅了从1951年开始的市人名地址簿，追踪贝蒂和洛伊德一家这几年在明尼阿波利斯的住址变化，可就在1958年，他们从这座城市彻底消失了。他们离开这里了吗？他们死了，还是离婚了？我继续查看人名地址簿，直到1972年，才重新看到了他们。至少我认为就是他们，因为地址簿里也有其他许多冠有贝蒂·安德森和洛伊德·安德森姓氏的人，他们多年来一直生活在明尼阿波利斯。

到了1993年，我追踪的贝蒂和洛伊德·安德森又消失了。但我手头有一个最近才确认的地址，我从他们的邻居那里得知，贝蒂和洛伊德去世了，但贝蒂的侄子罗恩·约翰逊就住在市郊。这位邻居给了我他的电话号码，我打电话给他，他很善良，签署了允许公开相关记录的同意书，还跟我分享了他记得的其他事和手头的照片，并让我同其他亲戚取得联系，而这些亲戚也同样乐于助人。事实证明，贝蒂和洛伊德确实搬出本州很多年了，而帕蒂是他们唯一的孩子。

克拉伦斯·丹尼斯和他的工作：他和李拉海的访谈；丹

尼斯所著的文章；长期担任他助手的卡尔·E. 卡尔森未发表的博士论文；对卡尔森的遗孀格洛丽亚·卡尔森的采访。

查尔斯·林德伯格和亚历克西斯·卡雷尔：丹尼斯的一篇文章，以及小哈里斯·B. 舒马克尔所著的书。

威廉·J. 科尔夫的工作：他本人的学术论文；犹他大学健康科学中心；多个主流媒体的资料；一本1971年2月时所著的自传，该自传未出版，我从中引用了他的原话。科尔夫最著名的工作大概是指导了加维科7号人工心脏的开发，1982年外科医生将其植入退休牙医巴尼·克拉克的体内，这是历史上第一例这样的手术。

帕蒂·安德森的手术：她本人的医疗记录，丹尼斯的学术论文，以及丹尼斯的访谈。

第二章

李拉海的家族史：来自李拉海的访谈和未出版的家族史，即拉斯·李拉海所著的《詹斯·克里斯蒂安·李拉海》（明尼阿波利斯，1950年）。

李拉海的童年：李拉海的相关访谈；李拉海仍在世的弟弟詹姆斯的访谈；李拉海的同学和早年的朋友，包括拉尔夫·罗杰斯、玛丽·艾丽斯·斯图尔特、布莱尔·佩德森、比尔·史密斯和乔治·摩尔的访谈。另外，沃尔特·李拉海本人还提供了自己小时候的照片和家人的照片。

约翰·亨特：信息来自于若干本传记，具体见参考文献。

我在本书中引用的话出自约翰·科布勒所著《勉强称得上外科医生的人：约翰·亨特传记》第 154 页。

李拉海经常拜访的"米奇的店"：对歌手雷德·多尔蒂遗孀费丝的采访，以及她借给我的照片。吉姆·托伊的采访，多尔蒂死后，帕克之家归吉姆所有。另外还有我与爵士乐专家罗威尔·布辛的通信。此外，我还参考了报纸文章，包括：《夜晚的奥利弗·汤尼：幽灵归来》，刊于《圣保罗快报》第 30 页，1960 年 4 月 22 日；《夜晚的奥利弗·汤尼：爵士乐中的记忆瞬间》，刊于《圣保罗快报》第 19 页，1964 年 4 月 3 日；《还记得米奇的店吗？那个独一无二的地方》，刊于《里奇菲尔德（明尼苏达）太阳报》第 9 页，1968 年 7 月 25 日。

欧文·温恩斯坦的童年和早期职业生涯：明尼苏达大学档案馆关于温恩斯坦的资料收藏；欧文·H. 温恩斯坦生物学与医学历史图书馆里关于温恩斯坦的资料收藏；温恩斯坦的口述回忆录，这段回忆录是 1971 年和 1972 年间在国家医学图书馆做的，一共花了 3 天时间，但未出版；伦纳德·威尔逊的著作；若干相关的报纸和杂志文章；马里恩·克里斯廷·温恩斯坦未出版的家族故事；此外，还有对温恩斯坦亲属的采访，包括他在世的儿子斯蒂芬·温恩斯坦、女儿玛丽·布林克、温恩斯坦同父异母的妹妹阿尔维纳·福萨姆，以及家族系谱专家威廉·温恩斯坦。1992 年 9 月，我采访到了温恩斯坦医生当时尚在世的第二任妻子萨莉·温恩斯坦。

李拉海的战时经历：李拉海给他的父母和未来的妻子凯伊的未发表的信件；李拉海的访谈；李拉海的官方参军记录，以及参考文献中所列出的我参考过的陆军相关历史，包括查尔斯·M. 威尔茨的《第二次世界大战中的美国陆军：技术服务》，我从其中选取了关于安齐奥战役的描述（第 272 页）。希波克拉底的箴言，是我从罗伊·波特的书中引用的，原文在该书第 187 页。

温恩斯坦不寻常的住院医生项目：来自伦纳德·威尔森的书、几篇发表的文章，以及对李拉海和对本书中出现的几乎所有温恩斯坦培训过的医生的访谈。关于李拉海的教育情况，我参考了明尼苏达大学档案馆中的温恩斯坦资料收藏，其中包括李拉海的成绩单和评价，李拉海本人也给我看过他上学期间的成绩单。

温恩斯坦的科研工作：他本人的口述回忆录，已发表的文章；文森特·戈特对温恩斯坦的采访，这段采访是在约翰·霍普金斯大学拍摄的，拍摄时间是 1974 年 9 月 19 日；我还采访了本书中提到的几乎所有温恩斯坦培训过的医生；并参考了温恩斯坦的所有著述，这份著作清单由亚利桑那大学医学院健康科学图书馆专员阮氏雅（Nguyen Thi Nga）编写，其中的作品包括 851 篇文章和书籍，第一篇是发表于《外科学年鉴》（第 84 卷，1926 年）的《论无菌胆汁漏入腹腔的意义》。

奥格登·纳什于 1951 年创作了一首歌颂温恩斯坦的诗，

作为约翰·霍普金斯大学的医生们向教授致敬的一部分。该作品发表在 1978 年春季出版的《明尼苏达大学医学通报》和其他一些刊物上。

第三章

李拉海所患癌症的情况：沃尔特和凯伊·李拉海的访谈，李拉海的医疗记录。病理科医生的报告，来源于明尼苏达大学档案馆。

布罗德莫会议：对 20 世纪 50 年代布罗德莫酒店的描述见埃琳娜·贝尔托齐-维拉的书《布罗德莫会议的回忆：布罗德莫会议历史》（蒙大拿州米苏拉：图片历史出版社，1993 年）。李拉海在会上讲述了他的研究《动静脉瘘犬发生瓣膜畸形的心内膜炎》，研究结果后来发表在《外科学年鉴》杂志（第 132 卷，1950 年）。

温恩斯坦的儿子巴德（死于 1988 年）：同"欧文·温恩斯坦的童年和早期职业生涯"这部分资料有很多重叠。我同巴德的儿子柯克·W. 温恩斯坦也有电子邮件的往来，他居住在西班牙；两本巴德未出版的书，柯克慷慨地向我提供了副本；巴德第二任妻子雪莉·普奇未出版的回忆录；圣保罗市法院的档案记录；明尼苏达州拉姆齐县第二司法地区法院的存档记录；明尼苏达州亨内平县第四司法地区法院的档案记录。

温恩斯坦的第一任妻子海伦·卡罗尔·格里芬：同"温

恩斯坦的儿子巴德"中的许多资料来源相同；海伦高中和大学的成绩单；亨内平县法医的档案记录；以及对李拉海、布鲁斯·麦夸里和乔治·摩尔的采访。

半体切除术及其他激进的手术：李拉海、诺曼·E. 沙姆韦和 J. 布拉德利·奥斯特的访谈；约翰·刘易斯所撰《回顾世纪中叶的发明》。

温恩斯坦的二次诊疗手术：20 世纪 50 年代时对温恩斯坦手下外科医生的访谈，包括李拉海、沙姆韦和奥斯特；温恩斯坦的论文，尤其是他 1954 年写作的《一份关于"二次诊疗"程序的阶段性报告》，本书中提到的 60 岁妇女的故事来源于此报告。

凯伊·（林德伯格）·李拉海：她本人、她丈夫和他们的儿子克雷格的访谈；还有凯伊保存的高中时代的剪贴簿。

第四章

心脏病的关注热潮：报纸上充斥着关于心脏病病人的戏剧性报道；仅《纽约时报》，在 20 世纪 40 年代末和 50 年代初就发表了数百篇这样的报道，以下是我引用的报道：《为避免失业，前海军陆战队队员隐瞒心脏残留弹片一事》，刊于《纽约时报》第 23 页，1948 年 12 月 7 日。《青蛙的心脏替换手术：莫斯科电台报道的苏联科学家的实验》，刊于《纽约时报》第 26 页，1948 年 10 月 11 日；《生还的心脏休克男孩》，刊于《纽约时报》第 29 页，1953 年 1 月 13 日；《"原子鸡尾酒"饮料有益于危重心脏病病例》，刊于《纽约时报》第2页，1950年4月18日；"奇迹男子"的故事出现在《外科医生按摩心脏救活4小时内"死亡"两次的65岁男子，》中，刊于《纽约时报》第1页，1950年4月20日。

李拉海让我读了他1951年旅行期间写的日记，以及他写给明尼苏达州外科医生们的信。

关于人类对心脏的认知史和最早的心脏手术历史，我参考了斯蒂芬·L.约翰逊、哈里斯·B.小舒马克尔所著的书，还有克劳德·S.贝克的《心脏的创伤：缝合技术》，我在书中找到了亚里士多德、奥维德、比尔罗斯、佩吉特和雷恩的引言。

德怀特·哈肯：莱尔·沃滕贝克的书，几篇已发表的文章，以及1991年12月我对哈肯的采访（在他去世前不久）。我所引用的哈肯给妻子的信曾经发表在沃滕贝克的书中。

罗伯特·E.格罗斯：格罗斯是一个非常复杂的人，我对他的大部分理解来自我早年写作《人类双手的杰作》时所做的广泛调查。在此书的基础上，为了充实我的理解，我采访了李拉海以及格罗斯的两个学生，他们是我以前没有接触过的，包括约翰·柯克林、罗伯特·L.里普洛格尔。格罗斯对其他方法的评论，即只有"有限的用处"，来自于他1952年9月25日发表在《新英格兰医学杂志》上的文章。为了进一步了解格罗斯心房井的背景，我阅读了他更多的论文，以及他的经典教科书《婴幼儿手术》第62章中关于心房井的描述；

我所引用的说明文字，来自该著作的第 880 至 881 页。

阿尔弗雷德·布莱洛克和海伦·B. 陶西格：我读过的所有关于心脏外科史的资料都提到了这两位约翰·霍普金斯大学医生开创的蓝婴手术。我尤其喜欢的是约翰·霍普金斯大学官方网站上的版本：http：//ww2. med. jhu. edu/medarchives/pagel. htm。我还采访了亨利·T. 班森，他在蓝婴手术开创的早期就开始与布莱洛克共事，前后合作了 20 多年；我还采访了布莱洛克的另外两名学生，包括丹顿·库利和小詹姆斯·V. 马洛尼。

查尔斯·P. 贝利：在我看来，在所有心脏外科先驱中，贝利在精神上与李拉海最为接近——他是一位非凡的冒险家和创新者，令医学界的许多人倍感震惊，尤其是那些保守的学者。他对医学新领域的贡献比多数人都要大。我参考了在大众读物上读到的几篇关于贝利的报道，尤其是 1957 年 3 月 25 日出版的《时代周刊》杂志上他的封面故事。在调研的过程中，我得到了胡里奥·C. 达维拉极大的帮助，他了解贝利以及贝利的工作，也了解当时所有活着的外科医生的情况；达维拉同意接受采访，并向我提供了一份未公开过的回忆录复印件，内容是贝利早期的二尖瓣手术，他还曾于 1998 年在《胸外科年鉴》上发表了一篇非常有价值的文章。我还读了贝利发表的几篇学术论文，以及他 1955 年出版的教科书《心脏外科》的相关章节，这本书几乎可以称得上是第一本专注于这一主题的教科书了。我采访了罗伯特·S. 利特瓦克，他是

20世纪50年代中期贝利所在医院的总住院医生。

多萝西·尤斯蒂斯：李拉海第一次提到她，包括后来一直反复提及，我就知道这个年轻女子对李拉海产生过决定性的影响，李拉海有非同寻常的细节记忆能力，对多萝西和她的状况也能回忆出很多细节。然而，尽管他的记忆力很好，李拉海却不记得她去世的确切时间，也没有同她的家人保持联系。所以，就像帕蒂·安德森的情况一样，我不得不自己做些联络工作。我不知道多萝西住在哪里，于是便给明尼苏达州电话簿上所有的尤斯蒂斯（还包括名字拼写相近的人）打电话，希望她尚在世的亲戚中还有人在本州生活。幸运的是，我的努力马上就有结果了。我第一个电话就打到了她的一位远房亲戚那里，亲戚名叫玛丽·K. 尤斯蒂斯，是布拉德利·M. 尤斯蒂斯的妻子，而布拉德利已故的父亲正是多萝西的弟弟。尤斯蒂斯家的人非常好心，他们帮我联系到了更多对多萝西有印象的亲戚，包括丹尼·瑞恩、鲍勃·瑞恩、洛内·韦伯、埃斯特·D. 尤斯蒂斯和霍普·丹尼斯，最后这位是多萝西唯一在世的兄弟，在他的许可下，我查看了她姐姐的医疗记录。

第五章
李拉海受到奇静脉的启发：《实验性心血管外科手术》，作者是 A. T. 安德烈亚森和 F. 沃森，刊于《英国外科学杂志》第 39 卷，1952 年。

杜鲁门总统的号召：《杜鲁门号召所有人参与到心脏病战斗中》，刊于《纽约时报》第 13 页，1950 年 2 月 3 日。

李拉海的实验室和早期研究：来源于一系列采访，采访对象包括李拉海、莫利·科恩、赫伯特·沃登、理查德·德沃尔、克拉伦斯·丹尼斯、诺曼·沙姆韦和曾在《明尼阿波利斯论坛报》任记者的维克多·科恩，他目前是哈佛大学公共卫生学院的访问学者；我还借鉴了明尼苏达大学档案馆的照片；李拉海的科学论文；《明尼阿波利斯星报》和《论坛报》的一些报道；温恩斯坦的口述回忆录；以及伦纳德·恩格尔 1958 年的著作《手术》。

费迪南德·索尔布鲁赫的负压舱和气管内插管：《胸外科负压舱发展史》，作者是赫伯特·威利·迈耶，刊于《胸外科杂志》（第 30 卷，1955 年）；《气管内插管》，作者是 S. J. 梅尔泽，刊于《美国医学会杂志》（第 52 卷，1911 年）；《外科史上的伟大想法》；以及温恩斯坦所著《外科手术从经验技术到科学学科的兴起》。另外，还有几本麻醉方面的教科书。

反活体解剖运动：明尼苏达大学档案馆里关于莫里斯·维舍尔的一系列收藏给我提供了巨大的帮助。这份收藏里包括维舍尔与政客、医生以及反活体解剖者之间的信件往来；除此之外，还有一系列文章，来源包括：报纸，尤其是《星报》和《论坛报》，《观察》（《围绕活体解剖犬的伟大斗争》，作者是威廉·曼彻斯特，1950 年 6 月 9 日）；以及新英格兰反活体解剖协会的官方出版物《活体组织》，这个组织是 20 世纪40年代和50年代反活体解剖运动中的一个全国性领袖组织。另外，1997年，在李拉海的陪同下，我还参观了米勒德大楼的阁楼。

莫里斯·B. 维舍尔：除了阅读《星报》和《论坛报》档案中他的文章，我还采访了李拉海，并参考了温恩斯坦的回忆录。

F. 约翰·刘易斯：我采访了李拉海、沙姆韦、吉尔伯特·坎贝尔和刘易斯的遗孀露丝，露丝提供了一份刘易斯未发表的回忆录和文章合集的复印件。我还参考了刘易斯和他第一次心脏手术案例的报纸文章，以及刘易斯发表的学术论文。刘易斯在他的文章《回忆世纪中叶的发明》中描述了"想象中的"外科医生。

低温疗法：我采访了威尔弗雷德·毕格罗、李拉海、沙姆韦和其他使用过或熟悉低温疗法的人，并阅读了大量的科学文献。本书中毕格罗的引语出自他的回忆录《冷酷的心》。毕格罗在布罗德莫的论文发表在1950年9月出版的《外科年鉴》上。牧师利奥·米查洛克西的证词，是我从美国大屠杀纪念博物馆的网站上找到的，网址：http：//www. ushmm. org/research/doctors/miechalowski. htm。更多关于低温技术应用于人体的争议的背景资料，参见艾略特·S. 瓦伦斯坦所著《伟大而又令人绝望的疗法》，以及参考文献中列及的其他著作。

贝利的房间隔缺损修复：贝利所著的《心脏外科手术》，

以及 1954 年发表于《胸外科杂志》的论文，文中有引语出处。

刘易斯开创历史的首例心内直视手术：李拉海的访谈，以及对协助刘易斯完成手术的曼苏尔·塔菲克的访谈；手术记录；刘易斯和塔菲克的学术论文；科恩写的若干故事，包括《大学医生在极低温下让女孩的血液停流 5 分钟》，刊于《明尼阿波利斯论坛报》第 1 页，1952 年 9 月 23 日。我翻阅了 1952 年秋季的"西尔斯罗巴克农场购物目录"，证实了"农场主"牌水槽的存在，这份目录是西尔斯档案馆提供给我的副本。我引用的那篇《论坛报》社论《14 只狗死了，所以她和其他孩子还有活下去的机会》也被刊载在《纽约时报》1952 年 9 月 23 日的社论版上。

1953 年，毕格罗终于在人体上首次尝试他的技术，从 1954 年开始，低温技术辅助下的心内直视手术获得了持续的成功。

第六章

莫利·科恩：科恩、沃登、李拉海和德沃尔的访谈；关于奇静脉和交叉循环的学术论文。

赫伯特·E. 沃登：与关于科恩的资料来源相同。

查尔斯·爱德华·布朗-塞卡德：我在富尔顿所著的《生理学史》中找到了对他工作的描述。

约翰·H. 吉本：对克拉伦斯·丹尼斯、李拉海、维克多·科恩和作家兼外科医生哈里斯·舒马克尔，以及吉本的老朋友和同事的采访。我读了艾达·罗曼-戴维斯的传记《约翰·吉本和他的心肺机》；我引用的诗是罗曼-戴维斯书中率先引用过的。书中对《生活》杂志的引语出自 1950 年 5 月 8 日刊。吉本的引语出自他 1954 年发表于《明尼苏达医学》杂志上的论文，1953 年时他曾在温恩斯坦组织的心血管生理学和外科手术最新进展专题讨论会上宣读过这篇论文。吉本的机器中用到的是迈克尔·德贝基在 20 世纪 30 年代设计的泵。

吉本与 IBM 的合作，类似于福里斯特·杜威·多德里尔主导的底特律外科医生团队同通用汽车公司的合作，他们也开发了一种心肺机。多德里尔机器的凸轮轴和 12 个汽缸呈"V"字形排列，看起来同一台汽车发动机惊人地相似。

20 世纪 50 年代早期和中期，许多外科医生都在研制心肺机，包括：波士顿的格罗斯；意大利都灵的马里奥·多廖蒂；克拉伦斯·克拉福尔德，维京·O. 比约克和阿克·森宁，他们都在斯德哥尔摩；澳大利亚悉尼的 J. H. 蒂勒；旧金山的弗兰克·L. 格伯德；洛杉矶的杰罗姆·H. 凯；东京的榊原志仓（Shigura Shakakibara）；来自纽约的马克斯·张伯伦和阿德里安·坎特罗维茨；克利夫兰的威廉·科尔夫和小乔治·H. A. 克劳斯；荷兰乌得勒支的 J. 琼布吕德；康涅狄格州纽黑文的小威廉·H. 休厄尔和威廉·W. L. 格伦；以及辛辛那提的詹姆斯·A. 赫尔姆斯沃斯。

SigmaMotor T-6S 型泵：我采访了已故范·亨格福德的

儿子罗杰·亨格福德，他创立了这家位于纽约米德尔波特的公司。我还回顾了 20 世纪 50 年代 SigmaMotor 的销售文献。

啤酒软管：我采访了明尼苏达州霍普金斯马荣（Mayon）塑料公司总裁雷·D. 约翰逊。作为一名化学工程师，约翰逊亲自设计了李拉海购买的那款啤酒软管。约翰逊为他的公司自创了"马荣"这个名字，因为它听起来像当时令人兴奋的新型合成材料尼龙（nylon），并且与他岳父的公司——肯尼迪蛋黄酱产品公司的产品蛋黄酱发音类似[1]。

保罗·F. 德万：对德万的儿子彼得以及遗孀尤妮斯的采访。家庭档案保管员凯思琳·德万·瑞宾借给我一本利兰·舒伯特的《海伦和约翰·德万夫妇的不完全家族史（1862—1945）》（俄亥俄州谢克海茨：科林斯出版社，1973 年）。此外，一些报纸文章和明尼苏达大学的出版物也很有参考价值。

梅萨比岭和希宾：素材来自埃德·尼尔森，他是明尼苏达州奇索姆铁矿山脉研究中心的档案管理员，他曾经借给我一些照片和印刷材料；希宾公共图书馆；位于希宾的"奥宾影像工作室"拥有丰富的档案；我还询问了陪同我访问希宾的格利登家族成员。

拉多娜·格利登：明尼阿波利斯希宾总医院和大学医院的医疗记录；格利登家提供的报告卡片、照片和其他文件；对特蕾莎·博韦、杰拉尔丁·艾霍尔茨和雪莉·斯宾利这三位拉多娜姐妹的采访；以及对拉多娜的弟弟汤姆·格利登的

1　蛋黄酱的英文是 mayonnaise，单词前半段的发音与 Mayon 相近。——译者注

采访。我还参观了位于希宾郊外的格利登家的故居。20世纪50年代初以来，这些房子和社区基本上没有变化。

第七章

格雷戈里·格利登：与他的姐姐拉多娜的资料来源相同，同时我还采访了多位给格雷戈里看过病的医生，包括李拉海、理查德·维克、沃登、科恩、麻醉师约瑟夫·巴克利和儿科心脏病专家雷·安德森。我采访了苏·N. 索尔和琼·坎贝尔，20世纪50年代她们在杂耍俱乐部心脏病医院当护士。多亏当时的护理人员几乎每隔一小时就会记录一次病人的情况，我才能如此详细地描绘关于格雷戈里住院期间的情况。

弗朗西丝和莱曼·格利登：两人现在都已去世，但他们的孩子帮助我描绘了他们的情况，弗朗西丝的姐姐碧翠斯和姐夫里诺·瓦伦蒂诺也给我提供了帮助。

杂耍俱乐部心脏病医院：对李拉海等曾在该医院工作的人的采访；明尼苏达大学档案馆；纽约国际杂耍俱乐部提供的俱乐部历史资料。我还参观了医院，包括礼堂和格雷戈里的病房，现在这个房间已被用作办公室。

沃纳·福斯曼：我参考了福斯曼关于心脏导管插入术的原始论文［发表于《临床周刊》（*Klinische Wochemschrift*）第8卷，1929年］的译文，这篇译文出自拉里·W. 斯蒂芬森所著的《经典心脏手术》；对福斯曼的描述"非常怪异、独特"则出自 1956 年福斯曼的一位同事写给德怀特·哈肯的一封信，斯蒂芬森的书中也收录了这封信。

李拉海与刘易斯之争：温恩斯坦的论文，以及李拉海和奥斯特的访谈。

刘易斯因失去病人而崩溃：这方面信息来自他的遗孀露丝。

第八章

有关心脏的事实、统计和疾病信息：源自美国心脏协会，和参考文献中引用的文本。

缺陷心脏的解剖学：李拉海参考的两本图册是莫德·E. 艾伯特所著的《先天性心脏病图册》和卡尔·弗雷海尔·冯·罗基坦斯基所著的《心脏壁的缺陷》。

杰西·爱德华兹的心脏标本收藏：爱德华兹的访谈；杰西·E. 爱德华兹心血管病登记中心主任杰克·L. 泰特斯的访谈；以及爱德华兹的出版物，其中尤为重要的是 1956 年他与柯克林等人合著的《室间隔缺损的解剖学和病理学研究》。

塞西尔·沃森：明尼苏达大学档案馆收藏的沃森的论文；温恩斯坦的学术论文。《星报》和《论坛报》的几篇报道；威尔逊的著作。以及对李拉海、科恩、沃登、奥斯特、丹尼斯、戈特、雷·安德森和 1956 年沃森的首席住院医生欧内斯特·A. 赖纳的采访。关于鸽子的引语来自 1956 年 8 月 18 日《星报》社论版文章。

1954年3月25日沃森与温恩斯坦的对峙：这是本书中为数不多的几个无法向当事人求证的情节之一（因为沃森、温恩斯坦和安伯格都已经去世）。我的信息来自李拉海，而他的信息来自他的导师温恩斯坦；在几次采访中，李拉海对温恩斯坦所描述情景的回忆都十分清晰且前后没有出入。由于李拉海对其他事件的记忆都非常精确，而且我采访的其他认识沃森的人都一致表示，沃森最初反对交叉循环这件事既合情合理又非常可能发生，因而我据此在书中写入了这一场景。

雷·安伯格：资料来源于明尼苏达大学档案馆，以及《星报》和《论坛报》，两份报纸都对安伯格有过广泛的报道。书中对众议院拨款委员会成员的引语，曾经发表在1953年2月6日的《星报》上。

第九章

媒体对原子能的报道：艾森·豪威尔总统在1954年3月17日的新闻发布会上讨论了"大规模的即时性报复"。同年3月16日和3月21日，美联社在报纸上报道了关于"幸运龙"的新闻。蘑菇云的描述出现在理查德·罗兹那本精彩的著作《黑太阳：氢弹秘史》第541至542页。

二号手术室及其设备：对李拉海、沃登、科恩、巴克利、德沃尔、丹尼斯和手术室主管吉纳维芙·A. 斯科尔特斯的采访；我对他们有关设备的描述进行了核实，参考了那一时期的外科手术资料，这些资料均在本书的参考文献中列出。

麻醉：巴克利的回忆对我很有帮助，前文提到的外科手术资料也同样提供了不少信息。书中关于炸飞的面罩的描述出自 1931 年 2 月 14 日《美国医学会杂志》"医学新闻"专栏。《纽约时报》1952 年 4 月 14 日第 20 页也对布鲁克林爆炸事件进行了报道。

理查德·维克：对他的采访和通信往来；明尼苏达大学档案馆；以及对李拉海、沃登、科恩、巴克利、德沃尔、丹尼斯和沙姆韦的采访。

格雷戈里的外科手术和他的术后康复过程：对外科医生、记者科恩和格雷戈里姐妹的访谈；格利戈里的大量医疗记录；手术及麻醉事项记录；李拉海和他的团队发表的多篇学术论文。

第十章

帕梅拉·施密特：对帕梅拉本人、其父母和外科医生的采访；帕梅拉的医疗记录；李拉海助手给手术过程拍摄的一段彩色影片；威廉·彼得斯在《大都会》杂志上发表的文章；以及《星报》和《论坛报》上的若干故事。

4 月 30 日的新闻发布会：对李拉海和科恩的采访；科恩的相关故事；明尼苏达大学新闻服务中心的新闻稿，这份新闻稿是在大学档案馆找到的。

本章引用的关于第一次交叉循环手术的新闻报道：《时代周刊》第 68 至 69 页，1954 年 5 月 10 日；《纽约时报》第 17

页，1954 年 5 月 1 日；《圣贝纳迪诺（加州）太阳报》，1954 年 6 月 25 日；《埃及公报》（开罗），1954 年 5 月 3 日；《每日镜报》（伦敦），1954 年 5 月 11 日。反活体解剖者从《每日镜报》上剪下一小篇文章，在上面写下自己的观点，并把它寄给了李拉海，李拉海给我看了这张剪报。

美国胸外科协会 1954 年在蒙特利尔的会议：几位与会者的回忆，以及李拉海 1954 年发表在《胸外科杂志》上的论文的讨论部分。

1954 年后期的交叉循环手术：李拉海仔细追踪了 45 位病人一生的情况，在几篇文章中整理了他们的病历，其中包括他发表在 1986 年《胸外科年鉴》上的论文。

迈克·肖与法洛四联症：李拉海的访谈及其发表的学术论文；对肖和捐赠者霍华德·霍尔茨的访谈；主流新闻报道；还有肖母亲的日记，肖将其复印后寄给了我。霍尔茨对美联社的回应刊登在 1954 年 11 月 17 日的《星报》上。

大西洋城的质疑者：对萨莉·温恩斯坦的采访，她当时就坐在这名质疑者旁边。

杰拉尔丁、丹和莱斯利·汤普森：对丹·汤普森、杰拉尔丁·汤普森的妹妹芭芭拉·希特，丹的女儿基·威瑟斯，以及李拉海和沃登的采访。另外，丹·汤普森和芭芭拉·希特还借给我一些照片，我也参考了《星报》和《论坛报》对后来审判的详尽报道。

威廉·马斯塔德：对毕格罗和乔治·A. 特鲁斯勒的访

谈，以及对一位马斯塔德支持者的采访；毕格罗发表的关于猴肺的论文；玛丽莲·邓洛普的书。特鲁斯勒还给我寄来了一些照片，我也参考了马斯塔德未发表的回忆录，以及特鲁斯勒本人未发表的回忆录，他于 1993 年在渥太华大学心脏研究所的一次演讲中讲述了这段历史。

卡尔文·里奇蒙：对李拉海、吉尔伯特·坎贝尔和罗伯特·L. 韦尔涅的采访。罗伯特是明尼苏达大学的儿科医生，当年就是他帮里奇蒙安排了去明尼阿波利斯的行程，他给我分享了他未出版的一段回忆录；我还参考了坎贝尔关于狗肺的论文。我从《阿肯色州公报》上读到了三个故事：《迟来的航班》，1955 年 3 月 16 日第 1B 页；《卡尔文出发前往明尼阿波利斯》，1955 年 3 月 17 日第 1 页；《仁慈之翼》，1955 年 3 月 17 日第 1B 页。此外，我还参考了《星报》和《论坛报》上的报道，尤其是科恩 1955 年 3 月 27 日在《论坛报》上发表的《这是我国心脏外科手术的奇迹之周》。

第十一章

理查德·德沃尔和气泡氧合器：对德沃尔本人、李拉海、沃登、科恩、沙姆韦、丹尼斯、弗雷德里克·克罗斯、小詹姆斯·马洛尼、理查德·亚诺斯、罗伯特·英格利亚和霍华德·詹内克的采访。我阅读了德沃尔的学术论文。所有心脏手术史都多多少少写到了这一段历史。

约翰·W. 柯克林和他的工作：1997 年我在阿拉巴马州

伯明翰待了3天，其间我花了不少时间采访柯克林，当时他是阿拉巴马大学医学院的外科教授；此外，我还采访了李拉海，以及当初帮助我描绘出李拉海生平的大多数人。我拜访了梅奥诊所罗切斯特档案室并读了柯克林的学术论文；同时参考了位于密苏里州圣路易斯市医学科学电气公司的销售资料，梅奥-吉本心肺机就是这家公司制造的；我还参考了《罗切斯特（明尼苏达州）邮政公报》上刊载的一系列故事，特别是《第一例让"血流绕过心脏"的手术：女孩术后情况良好》，这篇报道刊载于1955年3月23日所出版公报的第1页。

厄尔·H. 伍德：我对伍德的描述主要依据的是他与柯克林合著的文章，以及美国生理学会为他撰写的传记，这篇传记刊载于学会网站上：http：// www. faseb. org/aps/introe-hw. htm。

琳达·（斯托特）·雷森：对她本人和她父亲霍华德·斯托特的采访，以及柯克林对她手术做的书面记录。

詹姆斯·弗雷德里克·罗比肖：对他的母亲凯瑟琳·罗比肖和李拉海的采访。罗比肖夫人还允许我查看了吉米的医疗记录。此外还有新闻剪报和李拉海写给凯瑟琳的信，这封信是她另一个儿子皮特·罗比肖给我的复印件。

丹顿·库利：对他本人、德贝基和李拉海的采访；库利的几篇学术论文；还有一本总结了库利思考和观察成果的著作。

迈克尔·德贝基：对他本人、库利和李拉海的访谈，还有很多德贝基出版的作品。和库利一样，我能找到的每一部心脏手术史里都有对德贝基工作的记述。德贝基1955年对李拉海的赞扬，是在李拉海《受控交叉循环条件下的先天性畸形心内直视矫正术》文章结尾处的讨论部分中看到的，这篇文章发表在《外科手术》1955年第38卷上。

1957年改进的德沃尔-李拉海氧合器：被称为片状氧合器，其结构如下，两片透明聚乙烯塑料热封而成的腔室取代了德沃尔的"混合"管和其他管道。从百特实验室（Baxter Laboratories）可以买到这种氧合器，这家医疗器材公司也参与了机器的研发。

最终，克拉伦斯·丹尼斯和他的团队在位于布鲁克林的纽约下州医学中心开发了一种实用的心肺机，但过程也并非一帆风顺。一开始他们在一栋之前被用作殡仪馆的楼里弄了一间临时实验室，开展研究工作，丹尼斯在那儿造出了一台机器，并于1955年6月成功地应用于人体。然而，丹尼斯接下来的一个病例就以悲剧告终。当时一群医生来参观手术室，他们中有人在不知情的情况下意外碰掉了机器电源。等丹尼斯找出原因时，他的病人已经死了。在那之后，丹尼斯安排了一名警员在手术室门外站岗，并继续进行了一系列成功的心内直视手术。

弗雷德里克·S. 克罗斯和厄尔·B. 凯：克罗斯、马洛尼、李拉海和德沃尔的访谈；俄亥俄州克利夫兰市澎科（Pemco）公司的操作手册，该公司制造了凯-克罗斯机器；

克罗斯和凯合作的学术论文；克罗斯借给我的照片和其他
材料。

库利对德沃尔-李拉海氧合器理念的这一段赞许，是1956
年12月在佛罗里达州伯克莱屯举行的南方外科协会会议上作
出的，并发表在库利和德贝基合作的《心脏病和主动脉疾病
外科治疗中的临时体外循环》一文中，该文章收录于《外科
学年报》（第145卷，1957年）。

我通过李拉海的学术论文，和他保存的未发表的针对每
个病例的日志，追踪了李拉海的手术进展。

德沃尔气泡氧合器取得了成功。很快，国内外的医学院
校和科学会议都纷纷邀请他去做客座讲师。明尼苏达大学研
究生院的院长不能再拒绝让德沃尔来实习，便接收了他。
1961年，德沃尔获得了理学硕士学位，而他的发明早在多年
前就已经成为世界上最受欢迎的心肺机。

李拉海与吉纳维芙·斯科尔特斯的谈话：对斯科尔特斯
的采访。

第十二章

厄尔·巴肯和起搏器：李拉海和巴肯的访谈；李拉海的
学术论文；美敦力公司官方的公司发展史，这段历史是在公
司网站上找到的：http：// www. medtronic. com/corporate/
early. html；位于明尼阿波利斯的巴肯图书馆和博物馆提供的
材料。对"黑色星期四"的描述出自《明尼阿波利斯论坛报》

1957 年 11 月 1 日第 1 页上的文章《电力故障造成巨大损失》。

温恩斯坦外科主任职位的继任者：明尼苏达大学档案馆里有温恩斯坦的相关收藏；对李拉海、约翰·纳贾里安、罗伯特·霍华德和罗伯特·A. 古德的采访，古德是霍华德遴选委员会的成员，他当时任明尼苏达大学医学院微生物学教授。纳贾里安关于"失去一个人"的评论发表在 1967 年 10 月 13 日的《明尼阿波利斯星报》上，文章标题是《主任表示：准备好应对李拉海造成的人员流失》。

第十三章

克里斯蒂安·巴纳德和他的心脏移植：我的主要信息来自 1999 年 5 月对他的一次采访，他的学术论文，以及他在《移植史：三十五段回忆》和回忆录《第二人生》中的详细叙述；我所引用的他对自己那些风流韵事的描述同样来自这本回忆录，分别载于第 31 页和第 87 页。从《纽约时报》首篇报道巴纳德开创性手术的文章《心脏移植让南非人活下来》（1967 年 12 月 14 日第 1 页）开始，我就开始跟踪人类心脏移植的相关报道，数量太多，无法在此一一列举。我还采访了李拉海、沙姆韦和和洛厄。

诺曼·沙姆韦和他的研究：对沙姆韦本人、洛厄、李拉海、欧内斯特·A. 赖纳和洛伊德·D. 麦克莱恩的访谈；小尤金·董所撰写的沙姆韦在斯坦福工作的历史，见：http：// www. stanford. edu/％ 7egenedong/httx/harttx. htm；沙姆韦的学术论文；1987年6月28日《新闻日报》杂志上的一篇文章；以及1968年和1969年《纽约时报》上的几篇报道。

理查德·洛厄：对他本人和沙姆韦的访谈；洛厄发表的论文；1987年6月28日《新闻日报》杂志上的文章。

伊曼纽尔·马库斯1951年发表在《外科论坛》上的一篇文章记录了芝加哥医学院的小狗心脏实验。

在密西西比进行的将黑猩猩心脏移植给人类的工作：密西西比大学詹姆斯·D. 哈代虽然称不上是伟大的心脏手术先驱，然而，他的研究小组开始进行动物心脏移植实验的时间，却和沙姆韦和洛厄的实验时间大致相同。他们最初是打算将一颗人类的心脏移植给一位68岁的心脏病病人，当时器官提供者虽已脑死亡，却一直处于昏迷中，而哈代并不打算就此断开他的生命支持设备。"为了移植能取得成功，"哈代写道，"器官捐赠者和接受者必须几乎同时'死亡'；尽管这种情况确有可能，但捐赠者和接受者同时濒临死亡的可能性微乎其微。"当这位68岁的老人进入临死前的休克，哈代决定用一只体重96磅的黑猩猩的心脏来进行移植。移植小组的成员事先达成了共识，除了国家医学会议，在其他所有地方都不承认做过这个手术，但消息还是从密西西比大学泄露了出去，而且泄露的信息还是错误的。新闻报道称哈代用了人类的心脏进行移植，因此哈代只好被迫向记者讲述了真实的故事。1964年6月29日，哈代在《美国医学会杂志》上公布了他的案例。

自愿给艾森豪威尔捐献器官的志愿者们：《守护艾森豪威尔》，刊于《纽约时报》第1页，1968年8月21日。

沙姆韦接受调查：《前职员在美国沿海地区获得新的心脏》，刊于《纽约时报》第7页，1968年8月24日。沙姆韦从未被指控犯有不法行为。

因非正当死亡对洛厄的诉讼：对洛厄的采访；1975年的《圣地亚哥法律评论》上的文章，弗莱彻的言论就是从这篇文章中摘录的。《里士满（弗吉尼亚）时报》的报道，包括1972年5月26日第1页的文章《死亡的医学定义，在器官移植病例中被捍卫》，道格拉斯·怀尔德的言论来自该报道；另外还有1972年5月27日第1页的文章《医生称审判增强了他的信念》，其中提到了洛厄的反思。

第十四章

贝丝·麦克唐纳：她的故事是其母亲，新泽西州布里奇沃特的玛丽·L.麦克唐纳告诉我的。

李拉海的移植工作：《李拉海医生的心脏移植病人死亡：8小时手术失败，男子在手术台上死亡》，刊于《明尼阿波利斯论坛报》第1页，1968年6月2日；《一人接受心脏和双肾移植》，这篇报道是美联社刊登在《论坛报》上的新闻，时间是1969年1月2日；《李拉海进行心脏移植手术》，刊于《论坛报》1969年1月6日刊；《6名受捐赠者获得捐献器官》，《论坛报》上刊登的美联社报道，1969年2月21日第1页；

《李拉海团队给40岁的女性植入心脏》，《论坛报》上刊登的美联社报道，1969年4月4日；《纽约外科手术案例中的四例器官移植》，《论坛报》上刊登的美联社报道，1969年5月14日；《未成年女孩接受心脏和肝脏移植》，《论坛报》上刊登的美联社报道，1969年7月27日；《"圣诞礼物"手术》，《明尼阿波利斯星报》上刊登的美联社报道，1969年12月26日；以及《植入心脏和两个肺：仍是不可能的梦想？》，刊于《医学世界新闻》（1970年1月30日），从这篇文章里，我摘取了43岁病人爱德华·福克的对话。我还参考了李拉海和沙姆韦的采访。

李拉海提出为双胞胎男孩的狗做手术：美联社1969年1月3日和1月4日的报道，以及1969年1月4日的一张带有说明文字的照片。

李拉海房子失火和划船事故：对李拉海和其妻子凯伊的访谈。

李拉海在纽约的生活：我做了一系列采访，采访对象包括沃尔特和凯伊·李拉海，保罗·埃伯特，罗伯特·埃利斯，兰迪·弗里克，以及纽约医院-康奈尔医学中心的两名医生，他们同意匿名接受采访。我还参考了温恩斯坦在明尼苏达大学档案馆的文件，在他与纽约医院-康奈尔医学中心的官员往来的数十封信件中，详细地记录了李拉海遇到的麻烦；对阿黛尔·A.勒纳的采访，她是纽约医院-康奈尔医学中心的档案保管员。李拉海将医院隧道比作巴黎下水道的评论出现在

《与时间赛跑的器官移植医学博士》一文中，该文章刊登在《纽约邮报》第 1 页，1969 年 2 月 21 日；同时，李拉海的这一评论还出现在《五人从同一位器官捐赠者处获得器官》，刊于《纽约时报》1969 年 2 月 21 日第 1 页。欧文·温恩斯坦对李拉海屋内挂的裸体画的评论，是欧文的儿子斯蒂芬在我对他的采访中提到的。

第十五章

李拉海的审判：我阅读了明尼苏达州圣保罗美国地区法院的大量记录。还阅读了《星报》《论坛报》《圣保罗快报》和《纽约时报》的相关报道，并采访了沃尔特和凯伊·李拉海以及杰瑞·西蒙。关于李拉海的判决，要感谢法庭记者布鲁斯·蒂凡尼，他找到了遗失已久的速记员笔记（官方记录中并没有相关记录），然后非常体贴地为我抄录下来。如果没有蒂凡尼的帮助，我能参考的就只有报纸上简短的报道了。

菲利普·内维尔法官：《星报》和《论坛报》上的文章；《尊敬的菲利普·内维尔的追悼会》，根据法院的正式记录，追悼会是由首席法官爱德华·J. 德维特主持的，时间是 1974 年 5 月 3 日，地点在明尼阿波利斯。我还采访了内维尔的儿子詹姆斯，他也是律师，曾与父亲共事。

1974 年 3 月 1 日，明尼苏达州医学检查委员会暂停了李拉海的行医执照，李拉海因此写信给温恩斯坦："我对判决之严重感到非常震惊！"一年后，李拉海在明尼苏达的行医执照被重新归还。

但截至 1999 年初，美国外科医师学会都未给李拉海恢复原职。

案件审判后，温恩斯坦为李拉海到处游说：温恩斯坦在明尼苏达大学档案馆的文件。

第二届国际心脏外科研讨会：胡里奥·C. 达维拉所撰的《1977 年第二届亨利福特医院国际心脏外科研讨会》，以及对达维拉的采访。

1974 年 3 月 22 日的听证会后，纽约州拒绝对李拉海在纽约的行医执照采取任何行动。丹顿·库利和诺曼·沙姆韦都对李拉海表达了支持。库利的书面证词写道："我欠他的情是永远也还不清的。"而沙姆韦在书面证词中写道："毫无疑问，我们今天都知道，C. 沃尔顿·李拉海医生足以称得上是'心脏外科手术之父'。"

1979 年，柯克林对李拉海致敬：对柯克林和李拉海的访谈；1979 年柯克林在《胸腔和心血管外科杂志》中发表了他的《给海伦的信》，其中逐字记录了他所做的陈述。

1973 年夏天，参议院水门事件委员会公布了理查德·尼克松那份臭名昭著的"政敌名单"，李拉海怀疑自己也曾被列为总统的报复目标，因为他在 1968 年的选举中公开支持汉弗莱和马斯基。迈克尔·德贝基的名字也出现在该名单上，这个事实更加深了李拉海的怀疑。李拉海曾提起诉讼，想看看自己是否在一些尚未披露的名单上，但他后来放弃了诉讼。

没有证据表明李拉海是因其政治立场而受到惩罚。我也没有找到证据。

尾 声

1998 年 10 月，我参加了李拉海在明尼阿波利斯举行的 80 岁生日庆祝活动，生日会整整持续了三天。

我通过访谈了解了帕梅拉·施密特·斯塔切斯基、布拉德利·梅尔曼和迈克·肖如今的状况。

在李拉海一系列医学贡献的支撑下，明尼苏达州的生物医学产业得以建立，现在那里被称为"医疗走廊"。我从如下信源了解到了"医疗走廊"在经济上的重要性，包括明尼苏达大学的威廉·霍夫曼、"医疗走廊"的网站：http：//www.mbbnet.umn.edu/companyfolder/ma.html；美敦力；圣尤达医疗公司。

参考文献 ──/\/──

心脏外科和心脏病学
相关背景知识

American Heart Association, web site: http://www.american-heart.org/newhome.html

Arensman, Robert M., and J. Devn Cornish, *Extracorporeal Life Support.* Boston: Blackwell Scientific Publications, 1993.

Braunwald, Eugene, *Heart Disease: A Textbook of Cardiovascular Medicine.* Philadelphia: Saunders, 1984.

Castaneda, Aldo R., Richard A. Jonas, et al., *Cardiac Surgery of the Neonate and Infant.* Philadelphia: Saunders, 1994.

Jonas and Martin J. Elliott, eds., *Cardiopulmonary Bypass in Neonates, Infants and Young Children.* Oxford: Butterworth-Heinemann, 1994.

Kirklin, John W., and Brian G. Barratt-Boyes, *Cardiac Surgery: Morphology, Diagnostic Criteria, Natural History, Techniques, Results, and Indications.* New York: Churchill Livingstone, 1986.

Netter, Frank H., *Atlas of Human Anatomy.* Summit, N.J.: Ciba-Geigy, 1989.

Perloff, Joseph K., *The Clinical Recognition of Congenital Heart Disease.* Philadelphia: Saunders, 1970.

心脏外科和心脏病学的历史

Abbott, Maude E., *Atlas of Congenital Cardiac Disease.* New York: American Heart Association, 1936.

Bing, Richard J., *Cardiology: The Evolution of the Science and the Art.* Chur, Switzerland: Harwood Academic Publishers, 1992.

Comroe, Julius H. Jr., *Exploring the Heart: Discoveries in Heart Disease and High Blood Pressure.* New York: Norton, 1983.

Davila, Julio C., *Second Henry Ford Hospital International Symposium on Cardiac Surgery.* New York: Appleton-Century-Crofts, 1977.

Dressler, William, *Clinical Cardiology: With Special Reference to Bedside Diagnosis.* Paul B. Hoeber, 1942.

Dry, Thomas J., *A Manual of Cardiology.* Philadelphia: Saunders, 1950.

Engel, Leonard. *The Operation: A Minute-by-minute Account of a Heart Operation—and the Story of Medicine and Surgery That Led Up to It.* New York: McGraw-Hill, 1958.

Evans, William, *Cardiology.* New York: Paul B. Hoeber, 1948.

Fye, W. Bruce, *American Cardiology: The History of a Specialty and Its College.* Baltimore: The Johns Hopkins University Press, 1996.

Goldberger, Emanuel, *Heart Disease: Its Diagnosis and Treatment.* Philadelphia: Lea & Febiger, 1955.

Johnson, Stephen L., *The History of Cardiac Surgery, 1896–1955.* Baltimore: The Johns Hopkins Press, 1970.

Keynes, Geoffrey, *The Life of William Harvey.* Oxford: Oxford University Press, 1966.

Lam, Conrad R., ed., *Cardiovascular Surgery: Studies in Physiology, Diagnosis and Techniques. Proceedings of the Symposium Held at Henry Ford Hospital, Detroit, Michigan, March 1955.* Philadelphia: Saunders, 1955.

Liss, Ronald Sandor, *The History of Heart Surgery in the United States (1938–1960).* Zurich: Juris Verlag, 1967.

Moore, William W., *Fighting for Life: The Story of the American Heart Association, 1911–1975.* New York: American Heart Association, 1983.

Naef, Andreas Paul, *The Story of Thoracic Surgery: Milestones and Pioneers.* Lewiston, N.Y.: Hogrefe & Huber, 1990.

Nolen, William A., "A Short History of Heart Surgery," *American Heritage,* vol. 34, 1983.

Paul, Oglesby, *Take Heart: The Life and Prescription for Living of Dr. Paul Dudley White*. Boston: Distributed by the Harvard University Press for the Francis A. Countway Library of Medicine, 1986.

Porter, Roy, *The Greatest Benefit to Mankind: A Medical History of Humanity*. New York: Norton, 1998.

Rodriguez, Jorge A., *An Atlas of Cardiac Surgery*. Philadelphia: Saunders, 1957.

Senning, Ake, "Developments in Cardiac Surgery in Stockholm During the Mid and Late 1950s," *Journal of Thoracic and Cardiovascular Surgery,* vol. 98, no. 5, Nov. 1989.

Shumacker, Harris B. Jr., *The Evolution of Cardiac Surgery*. Bloomington: Indiana University Press, 1992.

Stephenson, Larry W., and Renato Ruggiero, eds., *Heart Surgery Classics*. Boston: Adams, 1994. This contains reprints and abstracts of most of the classic articles in the field.

Thorwald, Jurgen, *The Triumph of Surgery*. New York: Pantheon, 1957.

von Rokitansky, Karl Freiherr, *Die Defecte der Scheidewande des Herzens*. Vienna: Braumuller, 1875.

Wangensteen, Owen H., and Sarah D. Wangensteen, *The Rise of Surgery: From Empiric Craft to Scientific Discipline*. Minneapolis: University of Minnesota Press, 1978.

Weisse, Allen B., *Conversations in Medicine: The Story of Twentieth-century American Medicine in the Words of Those Who Created It*. New York: New York University Press, 1984.

Wertenbaker, Lael, *To Mend the Heart: The Dramatic Story of Cardiac Surgery and Its Pioneers*. New York: Viking, 1980.

Westaby, Stephen, *Landmarks in Cardiac Surgery*. Oxford: Isis Medical Media, 1997.

20世纪40年代和50年代的外科手术和麻醉技术

Clowes, George H. A. Jr., Robert H. Whittlesey, et al., "A Study of the Hemodynamics of Experimental Interventricular Septal Defects," *Surgical Forum,* vol. 3, 1952.

Cole, Frank, "Explosions in Anesthesia: A review of the literature," *Surgery,* vol. 18, no. 1, July 1945.

Davis, Loyal, ed., *Textbook of Surgery. Sixth edition*. Philadelphia: Saunders, 1956.

Davison, M. H. Armstrong, *The Evolution of Anaesthesia*. Baltimore: Williams & Wilkins, 1965.

Hale, Donald E., ed., *Anesthesiology by Forty American Authors*. Philadelphia: Davis, 1954.

Jones, G. W., and G. J. Thomas, "The Explosion Hazards of Ether-Nitrous Oxide-Oxygen Mixtures," *Anesthesia and Analgesia,* July–August 1943.

Keown, Kenneth K., *Anesthesia for Surgery of the Heart*. Springfield, Ill.: Charles C. Thomas, 1956.

LeeRoy, Arthur, and Brian C. Sword, "Fires, Explosions and Anesthetics," *Anesthesia and Analgesia,* July–August 1942.

Unknown, "Killed by Anesthetic Explosion," *Pennsylvania Medical Journal,* June 1940.

Woodbridge, Philip D., and J. Warren Horton, "Prevention of Ignition of Anesthetic Gases by Static Spark," *Journal of the American Medical Association,* Aug. 26, 1939.

低体温技术

Fay, Temple, and Gerald W. Smith, "Observations on Reflex Responses During Prolonged Periods of Human Refrigeration," *Archives of Neurology and Psychiatry,* vol. 45, 1941.

Gerster, John C., ed., "General Crymotherapy: A symposium," *Bulletin of the New York Academy of Medicine,* vol. 16, 1940.

Hamilton, James B., "The Effect of Hypothermic States Upon Reflex and Central Nervous System Activity," *Yale Journal of Biology and Medicine,* vol. 9, 1937.

Kellogg, Theodore H., *A Text-Book on Mental Diseases: For the Use of Students and Practitioners of Medicine*. New York: William Wood, 1897.

Swan, Henry, and Irvin Zeavin, "Cessation of Circulation in General Hypothermia: Technics of intracardiac surgery under direct vision," *Annals of Surgery,* vol. 139, no. 4, April 1954.

Swan, Zeavin, and S. Gilbert Blount Jr., "Surgery by Direct Vision in the Open Heart During Hypothermia," *Journal of the American Medical Association,* Nov. 21, 1953.

Talbott, John H., "The Physiologic and Therapeutic Effects of Hypothermia," *New England Journal of Medicine,* Feb. 13, 1941.

Valenstein, Elliot S., *Great and Desperate Cures: The Rise and Decline of Psychosurgery and Other Radical Treatments for Mental Illness.* New York: Basic Books, 1986.

Virtue, Robert W., *Hypothermic Anesthesia.* Springfield, Ill.: Charles C. Thomas, 1955.

奇静脉

Andreasen, A. T., and F. Watson. "Experimental Cardiac Surgery," *The British Journal of Surgery,* vol. 39, May 1952.

Cohen, Morley, Herbert E. Warden, and C. Walton Lillehei, "Physiologic and Metabolic Changes During Autogenous Lobe Oxygenation with Total Cardiac By-Pass Employing the Azygos Flow Principle," *Surgery, Gynecology & Obstetrics,* vol. 98, 1954.

Cohen and Lillehei, "A Quantitative Study of the 'Azygos Factor' During Vena Caval Occlusion in the Dog," *Surgery, Gynecology & Obstetrics,* vol. 98, 1954.

交叉循环

Bierman, Howard R., Ralph J. Byron Jr., et al., "Studies on Cross Circulation in Man," *Blood: The Journal of Hematology,* vol. 6, no. 6, June 1951.

Duncan, Garfield G., Leandro Tocantins, and Tracy D. Cuttle, "Application in Man of Method for Continuous Reciprocal Transfusion of Blood," *Proceedings of the Society for Experimental Biology and Medicine,* vol. 44, 1940.

Kerr, Edwin, Cooper Davis, et al., "The Maintenance of Circulation by Cross-Transfusion During Experimental Operations of the Open Heart," *Surgical Forum,* vol. 2, 1951.

Lillehei, C. Walton, "Controlled Cross Circulation for Direct-Vision Intracardiac Surgery: Correction of ventricular septal defects, atrioventricularis communis, and tetralogy of Fallot," *Postgraduate Medicine,* May 1955.

Lillehei, Morley Cohen, et al., "The Direct-Vision Intracardiac Correction of Congenital Anomalies by Controlled Cross Circulation," *Surgery,* vol. 38, no. 1, July 1955.

Lillehei, Cohen, et al., "Direct Vision Intracardiac Surgery: By means of controlled cross circulation or continuous arterial reservoir perfusion for correction of ventricular septal defects, atri-oventricularis communis, isolated infundibular pulmonic stenosis and tetralogy of Fallot," in Lam, Conrad R., ed., *Cardiovascular Surgery: Studies in Physiology, Diagnosis and Techniques.* Philadel-phia: Saunders, 1955.

Lillehei, Cohen, et al., "Direct Vision Intracardiac Surgical Correc-tion of Congenital Heart Defects," *Archives of Surgery,* vol. 72, April 1956.

Lillehei, Richard L. Varco, et al., "The First Open-Heart Repairs of Ventricular Septal Defect, Atrioventricular Communis, and Tetralogy of Fallot Using Extracorporeal Circulation by Cross-Circulation: A 30-year Follow-up," *Annals of Thoracic Surgery,* vol. 41, no. 1, Jan. 1986.

Moller, James. H., Ceeya Patton, Varco, and Lillehei, "Late Results (30 to 35 Years) After Operative Closure of Isolated Ventricular Septal Defect from 1954 to 1960," *American Journal of Cardiology,* vol. 68, Dec. 1, 1991.

Peters, William, "A New Heart for Pamela," *Cosmopolitan,* Sept. 1954.

Prinzmetal, Myron, Ben Friedman, and Nathan Rosenthal, "Nature of Peripeheral Resistance in Arterial Hypertension," *Proceedings of the Society for Experimental Biology and Medicine,* vol. 34, 1936.

Warden, Herbert E., Morley Cohen, Raymond C. Read, and Lille-hei, "Controlled Cross Circulation for Open Intracardiac Surgery," *Journal of Thoracic Surgery,* vol. 28, no. 3, Sept. 1954.

Warden, Cohen, et al., "Experimental Closure of Interventricular Septal Defects and Further Physiologic Studies on Controlled Cross Circulation," *Surgical Forum,* vol. 5, 1954.

法洛四联症

Binet, Jean-Paul, "Correction of Tetralogy of Fallot with Combined Transatrial and Pulmonary Approach," *Surgical Rounds,* Aug. 1986.

Gott, Vincent L., "C. Walton Lillehei and Total Correction of Tetralogy of Fallot," *Annals of Thoracic Surgery,* vol. 49, 1990.

Lillehei, Cohen, Warden, and Varco, "Complete Anatomical Cor-rection of the Tetralogy of Fallot Defects: Report of a successful surgical case," *Archives of Surgery,* vol. 73, Sept. 1956.

Lillehei, Cohen, et al., "Direct Vision Intracardiac Surgical Correc-tion of the Tetralogy of Fallot, Pentalogy of Fallot, and Pulmonary Atresia Defects," *Annals of Surgery,* vol. 142, no. 3, Sept. 1955.

Lillehei, Varco, et al., "The First Open Heart Corrections of Tetralogy of Fallot," *Annals of Surgery,* vol. 204, no. 4, Oct. 1986.

Warden, Richard A. DeWall, et al., "A Surgical-Pathologic Classification for Isolated Ventricular Septal Defects and for Those in Fallot's Tetralogy Based on Observations Made on 120 Patients During Repair Under Direct Vision," *Journal of Thoracic Surgery,* vol. 33, no. 1, Jan. 1957.

德沃尔-李拉海气泡氧合器

Clark, Richard E., Robert A. Magrath, and Thomas B. Ferguson, "Comparison of Bubble and Membrane Oxygenators in Short and Long Perfusions," *Journal of Thoracic and Cardiovascular Surgery,* vol. 78, no. 5, Nov. 1979.

Cooley, Denton A., "Recollections of Early Development and Later Trends in Cardiac Surgery," *Journal of Thoracic and Cardiovascular Surgery,* vol. 98, no. 5, Nov. 1989.

DeWall, Richard A., Herbert E. Warden, et al., "A Simple, Expendable, Artificial Oxygenator for Open Heart Surgery," *Surgical Clinics of North America,* vol. 36, no. 4, Aug. 1956.

DeWall, Theodor B. Grage, et al., "Theme and Variations on Blood Oxygenators: I. Bubble oxygenators," *Surgery,* vol. 50, no. 6, Dec. 1961.

DeWall, Warden, et al., "Total Body Perfusion for Open Cardiotomy Utilizing the Bubble Oxygenator: Physiologic Responses in Man," *Journal of Thoracic Surgery,* vol. 32, no. 5, Nov. 1956.

Gott, Vincent L., DeWall, et al., "A Self-Contained, Disposable Oxygenator of Plastic Sheet for Intracardiac Surgery: Experimental development and clinical application," *Thorax,* vol. 12, no. 1, March 1957.

Lillehei, C. Walton, DeWall, et al., "The Direct Vision Correction of Calcific Aortic Stenosis by Means of a Pump-Oxygenator and Retrograde Coronary Sinus Perfusion," *Diseases of the Chest,* vol. 30, 1956.

Lillehei, DeWall, et al., "Direct Vision Intracardiac Surgery in Man Using a Simple, Disposable Artificial Oxygenator," *Diseases of the Chest,* vol. 29, no. 1, Jan. 1956.

Lillehei, Richard L. Varco, et al., "Results in the First 2,500 Patients Undergoing Open-Heart Surgery at the University of Minnesota Medical Center," *Surgery,* vol. 62, no. 4, Oct. 1967.

Maloney, James V. Jr., William P. Longmire Jr., et al., "An Experimental and Clinical Comparison of the Bubble Dispersion and Stationary Screen Pump Oxygenators," *Surgery, Gynecology & Obstetrics,* vol. 107, Nov. 1958.

"Surgery's New Frontier," *Time,* March 25, 1957.

其他心肺机和相关设备

Bjork, Viking O., "An Artificial Heart or Cardiopulmonary Machine," *Lancet,* Sept. 25, 1948.

Bjork, "Brain Perfusions in Dogs with Artificially Oxygenated Blood," *Acta Chirurgica Scandinavica,* vol. 96, sppl. 137, 1948.

Blum, Lester, Samuel J. Megibow, and William M. Nelson, "A Parabiotic Blood Pump," *Surgical Forum,* vol. 5, 1954.

Clowes, George H. A. Jr., William E. Neville, et al., "Factors Contributing to Success or Failure in the Use of a Pump Oxygenator for Complete By-Pass of the Heart and Lung, Experimental and Clinical," *Surgery,* vol. 36, no. 3, Sept. 1954.

Clowes, "Practical Exposure to Permit Experimental Surgical Procedures Within the Left Heart," *Surgical Forum,* vol. 2, 1951.

Dale, H. H., and E. H. J. Schuster, "A Double Perfusion-Pump," *Journal of Physiology,* vol. 64, 1928.

Dodrill, Forest D., Edward Hill, and Robert Gerisch, "Some Physiologic Aspects of the Artificial Heart Problem," *Journal of Thoracic Surgery,* vol. 24, 1952.

Gimbel, Nicholas S., and Joseph Engelberg, "An Oxygenator for Use in a Heart-Lung Appartus," *Surgical Forum,* vol. 3, 1952.

Helmsworth, James A., LeLand C. Clark Jr., et al., "A Discussion of an Oxygenator-Pump Used in Total By-Pass of the Heart and Lungs in Dogs," *Surgical Forum,* vol. 3, 1952.

Helmsworth, Clark, et al., "An Oxygenator-Pump for Use in Total By-Pass of Heart and Lungs," *Journal of Thoracic Surgery,* vol. 26, 1953.

Jongbloed, J., "The Mechanical Heart-Lung System," *Surgery, Gynecology & Obstetrics,* vol. 89, 1949.

Melrose, D. G., "A Mechanical Heart-Lung for Use in Man," *British Medical Journal,* July 11, 1953.

Sewell, William H. Jr., and William W. L. Glenn, "Experimental Cardiac Surgery: Observation of the action of a pump designed to shunt the venous blood past the right heart directly into the pulmonary artery," *Surgery,* vol. 28, no. 3, Sept. 1950.

Wesolowski, Sigmund A., and C. Stuart Welch, "A Pump Mechanism for Artificial Maintenance of the Circulation," *Surgical Forum,* vol. 1, 1950.

"Carrell Says 'Glass Heart' Keeps Body Tissues Alive, Asserts Possibilities Are 'Unlimited,' Hints That Children May Be Developed Artificially," Associated Press story published in the April 22, 1936, *Providence Journal.*

"The Michigan Heart," *Time,* Oct. 27, 1952.

起搏器和电在医学中的作用

Garner, Louis E. Jr., "Five New Jobs for Two Transistors: You'll find many practical uses for these simple, low-cost circuits," *Popular Electronics,* April 1956.

Harken, Dwight E., "Pacemakers, Past-Makers, and the Paced: An Informal History from A to Z (Aldini to Zoll)," *Biomedical Instrumentation & Technology,* July/August 1991.

Jeffrey, Kirk, "Many Paths to the Pacemaker," *American Heritage of Invention & Technology,* vol. 12, no. 4, Spring 1997.

Kirklin, John W., Harry G. Harshbarger, et al., "Surgical Correction of Ventricular Septal Defect: Anatomic and technical considerations," *Journal of Thoracic Surgery,* vol. 33, no. 1, Jan. 1957.

Levy, Morris J., Robert D. Sellers, and C. Walton Lillehei, "Cardiac Fibrillation-Defibrillation: Use of electrical current in conversion of cardiac rhythm—methods and results," *The American Journal of Medical Electronics,* October–December, 1964.

Lillehei, C. Walton, Pedro G. Lavadia, et al., "Four Years' Experience with External Cardiac Resuscitation," *Journal of the American Medical Association,* Aug. 23, 1965.

Lillehei, Vincent L. Gott, et al., "Transistor Pacemaker for Treatment of Complete Atrioventricular Dissociation," *Journal of the American Medical Association,* April 30, 1960.

Rowbottom, Margaret, and Charles Susskind, *Electricity and Medicine: History of Their Interaction.* San Francisco: San Francisco Press, 1984.

Schechter, David C., *Exploring the Origins of Electrical Cardiac Stimulation*. Minneapolis: Medtronic, 1983.

Sellers, Robert D., Jacinto Reventos, et al., "Cardiac Arrest Due to Local Use of Hydrogen Peroxide with Experimental Study of Effects of Topical Antibacterial Agents Upon the Heart," *Journal of Thoracic and Cardiovascular Surgery*, vol. 44, no. 1, July 1962.

Weirich, William L., Gott, and Lillehei, "The Treatment of Complete Heart Block by the Combined Use of a Myocardial Electrode and an Artificial Pacemaker," *Surgical Forum*, vol. 8, 1957.

Zoll, Paul M., Arthur J. Linenthal, et al., "External Electric Stimulation of the Heart in Cardiac Arrest," *Archives of Internal Medicine*, vol. 96, Nov. 1955.

心脏移植

Barnard, Christiaan N., with Chris Brewer, *The Second Life: Memoirs*. Cape Town: Vlaeberg, 1993.

Converse, Ronald, "But When Did He Die?: Tucker v. Lower and the Brain-Death Concept," *San Diego Law Review*, vol. 12, 1975.

Cooley, Denton A., "Human Heart Transplantation: Experience with twelve cases," *American Journal of Cardiology*, vol. 22, Dec. 1968.

Dong, Eugene Jr., Edward J. Hurley, Richard R. Lower, and Norman E. Shumway, "Performance of the Heart Two Years After Autotransplantation," *Surgery*, vol. 56, no. 1, July 1964.

Hardy, James D., and Carlos M. Chavez, "The First Heart Transplant in Man: Developmental animal investigations with analysis of the 1964 case in the light of current clinical experience," *American Journal of Cardiology*, vol. 22, Dec. 1968.

Hardy, Chavez, et al., "Heart Transplantation in Man," *Journal of the American Medical Association*, June 29, 1964.

Kantrowitz, Adrian, Jordan D. Haller, et al., "Transplantation of the Heart in an Infant and an Adult," *American Journal of Cardiology*, vol. 22, Dec. 1968.

Lower, Richard R., Hermes A. Kontos, et al., "Experiences in Heart Transplantation: Technic, Physiology and Rejection," *American Journal of Cardiology*, vol. 22, Dec. 1968.

Lower, Dong, and Shumway, "Long-Term Survival of Cardiac Homografts," *Surgery*, vol. 58, no. 1, July 1965.

Lower and Shumway, "Studies on Orthotopic Homotransplantation of the Canine Heart," *Surgical Forum,* vol. 11, 1960.

Lower, Shumway, and Dong, "Suppression of Rejection Crises in the Cardiac Homograft," *Annals of Thoracic Surgery,* vol. 1, no. 5, Sept. 1965.

Mann, Frank C., James T. Priestley, et al., "Transplantation of the Intact Mammalian Heart," *Archives of Surgery,* vol. 26, 1933.

Marcus, Emanuel, Samuel N. T. Wong, and Aldo A. Luisada, "Homologous Heart Grafts: Transplantation of the Heart in Dogs," *Surgical Forum,* vol. 2, 1951.

Reitz, Bruce A., Stuart W. Jamieson, John L. Pennock, and Shumway, "Heart and Lung Transplantation: Autotransplantation and allotransplantation in primates with extended survival," *Journal of Thoracic and Cardiovascular Surgery,* vol. 80, no. 3, Sept. 1980.

Shumway, Lower, and Raymond C. Stoffer, "Selective Hypothermia of the Heart in Anoxic Cardiac Arrest," *Surgery, Gynecology & Obstetrics,* vol. 109, 1959.

Stinson, Edward B., Dong, John S. Schroeder, Donald C. Harrison, and Shumway, "Initial Clinical Experience with Heart Transplantation," *American Journal of Cardiology,* vol. 22, Dec. 1968.

Zinman, David. "The Heart Transplant at 20," *Newsday Magazine,* June 28, 1987.

History of Transplantation: Thirty-five Recollections. Los Angeles: UCLA Tissue Typing Laboratory, 1991.

查尔斯·贝利和他的工作

Bailey, Charles P., "Cardiac Surgery Under Hypothermia," *Journal of Thoracic Surgery,* vol. 27, 1954.

Bailey, *Surgery of the Heart.* Philadelphia: Lea & Febiger, 1955.

Bailey, "The Surgical Treatment of Mitral Stenosis," unpublished memoir.

Bennet, Tom, "Dr. Charles Bailey, 82, of Marietta, Was Pioneer Heart Surgeon," *Atlanta Constitution,* Aug. 19, 1993.

Davila, Julio C., "The Birth of Intracardiac Surgery: A Semicentennial Tribute (June 10, 1948–1998)," *Annals of Thoracic Surgery,* vol. 65, 1998.

Rainer, W. Gerald, "The 50th Anniversary of Mitral Valve Surgery," *Annals of Thoracic Surgery,* vol. 65, 1998.

威尔弗雷德·G. 毕格罗和他的工作

Bigelow, Wilfred G., "Application of Hypothermia to Cardiac Surgery," *Minnesota Medicine,* vol. 37, March 1954.

Bigelow, "Cold Hearts and Vital Lessons," *Bulletin of the American College of Surgeons,* vol. 69, no. 6, June 1984.

Bigelow, *Cold Hearts: The Story of Hypothermia and the Pacemaker in Heart Surgery.* Toronto: McClelland and Stewart, 1984.

Bigelow, "Creative Advances in Cardiovascular Surgery," a lecture presented on Sept. 24, 1996, at the International Conference on the History of Cardiovascular Surgery, Moscow.

Bigelow, J. C. Callaghan, and J. A. Hopps, "General Hypothermia for Experimental Intracardic Surgery: The use of electrophrenic respirations, an artificial pacemaker for cardiac standstill, and radio-frequency rewarming in general hypothermia," *Annals of Surgery,* vol. 132, no. 3, Sept. 1950.

Bigelow, W. K. Lindsay, and W. F. Greenwood, "Hypothermia: Its Possible Use in Cardiac Surgery: An investigation of factors governing survival in dogs at low body temperatures," *Annals of Surgery,* vol. 132, no. 5, Nov. 1950.

Bigelow, *Mysterious Heparin: The Key to Open Heart Surgery.* Scarborough, Ontario: McGraw-Hill Ryerson, 1990.

Bigelow, William T. Mustard, and J. G. Evans, "Some Physiologic Concepts of Hypothermia and Their Applications to Cardiac Surgery," *Journal of Thoracic Surgery,* vol. 28, 1954.

阿尔弗莱德·布莱洛克

"The Blue Baby Operation," http://ww2.med.jhu.edu/medarchives /page1.htm, a page on the official web site of the Johns Hopkins Medical Institutions.

查尔斯·爱德华·布朗-塞卡尔

Fulton, John F., ed., *Selected Readings in the History of Physiology. Second Edition.* Springfield, Ill.: Charles C. Thomas, 1966.

吉尔伯特·S. 坎贝洋

Campbell, Gilbert S., Norman W. Crisp, et al., "Total Cardiac By-Pass in Humans Utilizing a Pump and Heterologous Lung Oxygenator (Dog Lungs)," *Surgery,* vol. 40, no. 2, Aug. 1956.

Campbell, Gilbert S., Robert Vernier, et al., "Traumatic Ventricular Septal Defect," *The Journal of Thoracic Surgery,* vol. 37, no. 4, April 1959.

Crisp, Norman W., Gilbert S. Campbell, and E. B. Brown Jr., "Studies on Perfusion of Human Blood Through the Isolated Dog Lung," *Surgical Forum,* vol. 6, 1955.

"Answer in a Dog's Lung," *Time,* April 4, 1955.

丹顿·A. 库利

Cooley, Denton A., *Reflections and Observations: Essays of Denton A. Cooley.* Austin, Tex.: Eakin Press, 1984.

弗雷德里克·S. 克罗斯和厄尔·B. 凯

Cross, Frederick S., Robert M. Berne, et al., "Description and Evaluation of a Rotating Disc Type Reservoir-Oxygenator," *Surgical Forum,* vol. 7, 1956.

Cross and Earle B. Kay, "Direct Vision Repair of Intracardiac Defects Utilizing a Rotating Disc Reservoir-Oxygenator," *Surgery, Gynecology & Obstetrics,* vol. 104, June 1957.

Kay, Henry A. Zimmerman, et al., "Certain Clinical Aspects of the Use of a Pump Oxygenator," *Journal of the American Medical Association,* Oct. 13, 1956.

Mendelsohn, David, Thomas N. MacKrell, et al., "Experiences Using the Pump-Oxygenator for Open Cardiac Surgery in Man," *Anesthesiology,* vol. 18, no. 2, March–April 1957.

克拉伦斯·丹尼斯

Dennis, Clarence, "A Heart-Lung Machine for Open-Heart Operations: How it came about," *Transactions of the American Society for Artificial Internal Organs,* vol. 35, 1989.

Dennis, "Perspective in Review: One group's struggle with development of a pump-oxygenator," *Transactions of the American Society for Artificial Internal Organs,* vol. 31, 1985.

Dennis, Raymond E. Buirge, et al., "Studies in the Etiology of Acute Appendicitis," *Archives of Surgery,* vol. 40, 1940.

Karlson, Karl E., Dennis, et al., "An Oxygenator with Increased Capacity: Multiple vertical revolving cylinders," *Proceedings of the Society for Experimental Biology and Medicine,* vol. 71, 1949.

Karlson, Dennis, et al., "Pump-Oxygenator to Supplant the Heart and Lungs for Brief Periods," *Surgery*, vol. 29, no. 5, May 1951.

Newman, Melvin H., Jackson H. Stuckey, et al., "Complete and Partial Perfusion of Animals and Human Subjects with the Pump-Oxygenator," *Surgery*, vol. 38, no. 1, July 1955.

Spreng, Dwight S., Dennis, et al., "Acute Metabolic Changes Associated with Employment of a Pump-Oxygenator to Supplant the Heart and Lungs," *Surgical Forum*, vol. 3, 1952.

Wangensteen, Owen H., and Dennis, "Experimental Proof of the Obstructive Origin of Appendicitis in Man," *Annals of Surgery*, vol. 110, no. 4, Oct. 1939.

Wangensteen and Dennis, "The Production of Experimental Acute Appendicitis (with Rupture) in Higher Apes by Luminal Obstruction," *Surgery, Gynecology & Obstetrics*, vol. 70, 1940.

杰西·E. 爱德华兹

Becu, Luis M., Robert S. Fontana, et al., "Anatomic and Pathologic Studies in Ventricular Septal Defect," *Circulation*, vol. 14, 1956.

Clagett, O. Theron, John W. Kirklin, and Jesse E. Edwards, "Anatomic Variations and Pathologic Changes in Coarctation of the Aorta: A study of 124 cases," *Surgery, Gynecology & Obstetrics*, vol. 98, 1954.

小约翰·H. 吉本

Gibbon, John H. Jr., "Application of a Mechanical Heart and Lung Apparatus to Cardiac Surgery," *Minnesota Medicine*, vol. 37, March 1954.

Gibbon, "Artificial Maintenance of Circulation During Experimental Occlusion of the Pulmonary Artery," *Archives of Surgery*, vol. 34, 1937.

Gibbon, "The Maintenance of Flow During Experimental Occlusion of the Pulmonary Artery Followed by Survival," *Surgery, Gynecology & Obstetrics*, vol. 69, 1939.

Miller, Bernard J., "The Development of Heart Lung Machines," *Surgery, Gynecology & Obstetrics*, vol. 154, 1982.

Romaine-Davis, Ada, *John Gibbon and His Heart-Lung Machine*. Philadelphia: University of Pennsylvania Press, 1991.

Wagner, Frederick B. Jr, and J. Woodrow Savacool, eds., *Legend & Lore*. Philadelphia: Jefferson Medical College of Thomas Jefferson University, 1996.

"Artificial Heart: Mechanical Device Substitutes for Living Organ," *Life,* May 8, 1950.

"Historic Operation," *Time,* May 18, 1953.

"The Last Field," *Time,* Sept. 26, 1949.

罗伯特·E. 格罗斯和他的工作

Gross, Robert E., Elton Watkins Jr., et al., "A Method of Surgical Closure of Interauricular Septal Defects," *Surgery, Gynecology & Obstetrics,* vol. 96, no. 1, Jan. 1954.

Gross, *The Surgery of Infancy and Childhood.* Philadelphia: Saunders, 1953.

Gross and Watkins, "Surgical Closure of Atrial Septal Defects," *Archives of Surgery,* vol. 67, 1953.

Gross, Alfred A. Pomeranz, et al., "Surgical Closure of Defects of the Interauricular Septum by Use of an Atrial Well," *New England Journal of Medicine,* Sept. 25, 1952.

Gross, *Surgical Treatment for Abnormalities of the Heart and Great Vessels.* Springfield, Ill.: Charles C. Thomas, 1947.

Watkins and Gross, "Experiences with Surgical Repair of Atrial Septal Defects," *Journal of Thoracic Surgery,* vol. 30, 1955.

Watkins, Pomeranz, et al., "Experimental Closure of Atrial Septal Defects: Technique of an 'atrial well' operation," *Surgical Forum,* vol. 3, 1952.

约翰·亨特

Dobson, Jessie, *John Hunter.* London: E. & S. Livingstone, 1969.

Gloyne, S. Roodhouse, *John Hunter.* Baltimore: Williams and Wilkins, 1950.

Kobler, John, *The Reluctant Surgeon: A Biography of John Hunter.* Garden City, New York: Doubleday, 1960.

Mather, George Ritchie, *Two Great Scotsmen: The Brothers William and John Hunter.* Glasgow: J. Maclehose and Sons, 1893.

Paget, Stephen, *John Hunter: Man of Science and Surgeon.* London: T. Fisher Unwin, 1897.

约翰·W. 柯克林

Carey, John M., and John W. Kirklin, "Extended Radical Mastectomy: A Review of Its Concepts," *Proceedings of the Staff Meetings of the Mayo Clinic,* vol. 27, no. 22, Oct. 22, 1952.

Clagett, O. Theron, *General Surgery at the Mayo Clinic: 1900–1970.* Self-published, 1980.

Donald, David E., Harry G. Harshbarger, et al., "Experiences with a Heart-Lung Bypass (Gibbon Type) in the Experimental Laboratory," *Proceedings of the Staff Meetings of the Mayo Clinic,* vol. 30, no. 6, March 23, 1955.

Ellis, F. Henry Jr., John W. Kirklin, and O. Theron Clagett, "Tetralogy of Fallot," *Surgical Clinics of North America,* vol. 35, August 1955.

Jones, Richard E., "The Gibbon-Mayo Pump-Oxygenator," *IRE Transactions on Medical Electronics,* vol. ME-6, June 1959.

Jones, David E. Donald, et al., "Appartus of the Gibbon Type for Mechanical Bypass of the Heart and Lungs," *Proceedings of the Staff Meetings of the Mayo Clinic,* vol. 30, no. 6, March 23, 1955.

Kirklin, John W., "Present Evaluation and Future Potentialities of Cardiovascular Surgery," *Postgraduate Medicine,* March 1954.

Kirklin, "Some Lessons from the History of the Mayo Clinic," the Sixth Reynolds Historical Lecture, University of Alabama at Birmingham Medical Center, Feb. 22, 1985, unpublished.

Kirklin, "Surgical Treatment of Mitral Stenosis," *Proceedings of the Staff Meetings of the Mayo Clinic,* vol. 27, no. 18, Aug. 27, 1952.

Kirklin, John W., William H. Weidman, et al., "The Hemodynamic Results of Surgical Correction of Atrial Septal Defects: A report of thirty-three cases," *Circulation,* vol. 13, June 1956.

Kirklin, James W. DuShane, et al., "Intracardiac Surgery with the Aid of a Mechanical Pump-Oxygenator System (Gibbon Type): Report of eight cases," *Proceedings of the Staff Meetings of the Mayo Clinic,* vol. 30, no. 10, May 18, 1955.

Kirklin and F. Henry Ellis Jr., "Mitral Stenosis," *Surgical Clinics of North America,* vol. 35, Aug. 1955.

Kirklin, Donald, et al., "Studies in Extracorporeal Circulation: I. Applicability of Gibbon-type pump-oxygenator to human intracardiac surgery: 40 cases," *Annals of Surgery,* July 1956.

Levin, Manly B., Richard A. Theye, et al., "Performance of the Stationary Vertical-Screen Oxygenator (Mayo-Gibbon)," *Journal of Thoracic and Cardiovascular Surgery,* vol. 39, no. 4, April 1960.

Rusted, Ian E., Charles H. Scheifley, et al., "Guides to the Commissures in Operations Upon the Mitral Valve," *Proceedings of the Staff Meetings of the Mayo Clinic,* vol. 26, no. 16, Aug. 1, 1951.

Skates, Pam, "Surgeon John Kirklin: The Elegance of Efficiency," on the occasion of Kirklin's retirement from active surgery; University of Alabama at Birmingham Medical Center, 1989.

Wood, Earl H., "Special Technics of Value in the Cardiac Catheterization Laboratory," *Proceedings of the Staff Meetings of the Mayo Clinic,* vol. 28, no. 3, Feb. 11, 1953.

威廉·J. 科尔夫

Curry, Bill, "Utah University Spurs Creation of 'Bionic Valley,' Artificial Body Parts May Aid Thousands," *Los Angeles Times,* Nov. 10, 1985.

Hollobon, Joan, and Wallace Immen, "St. Peter Said Barney Clark Was Overdue," *Toronto Globe and Mail,* April 29, 1983.

Kolff, Willem J., *Artificial Organs.* New York: John Wiley & Sons, 1976.

Kolff, "First Clinical Experience with the Artificial Kidney," *Annals of Internal Medicine,* vol. 62, no. 3, March 1965.

McCarty, James F., " 'Granddad' of Artificial Organs, the Doctor Who Conducted Pioneering Work at Cleveland Clinic, Returns to Be Honored," *The Plain Dealer,* Sept. 27, 1996.

Scott, Ronald B., "A Great Medical Innovator in Utah Readies the Artificial Heart," *People Weekly,* Feb. 17, 1975.

Stephen, Robert L., *The Willem J. Kolff Festschrift.* Basel, Switzerland: Karger, 1984.

F. 约翰·刘易斯

Lewis, F. John, and Mansur Taufic, "Closure of Atrial Septal Defects with the Aid of Hypothermia: Experimental accomplishments and the report of one successful case," *Surgery,* vol. 33, no. 1, Jan. 1953.

Lewis, John F. Perry Jr., et al., "Pulmonary Resection in Mental Patients with Tuberculosis," *Diseases of the Chest,* May 1955.

Lewis, Richard L. Varco, and Taufic, "Repair of Atrial Septal Defects in Man Under Direct Vision with the Aid of Hypothermia," *Surgery,* vol. 36, no. 3, Sept. 1954.

Lewis and Taufic, "The Repair of Experimental Interventricular Septal Defects, During Hypothermia, with a Molded Polyvinyl Sponge," *Surgery, Gynecology & Obstetrics,* vol. 100, 1955.

Lewis, Milton P. Reiser, et al., "Therapeutic Effectiveness of the Artificial Kidney," *Archives of Surgery,* vol. 65, 1952.

Niazi, Suad A., and Lewis, "Resumption of Heartbeat in Dogs After Standstill at Low Temperatures," *Surgical Forum,* vol. 5, 1954.

Shumway, Norman E., Marvin L. Gliedman, and Lewis, "Coronary Perfusion for Longer Periods of Cardiac Occlusion Under Hypothermia," *Journal of Thoracic Surgery,* vol. 30, 1955.

Shumway, Gliedman, and Lewis, "A Mechanical Pump-Oxygenator for Successful Cardiopulmonary By-Pass," *Surgery,* vol. 40, no. 5, Nov. 1956.

Taufic, *Memoirs.* Austin, Minn.: Self-published, 1995.

Taufic and Lewis, "Production and Repair of Experimental Interventricular Septal Defects Under Direct Vision with the Aid of Hypothermia," *Surgical Forum,* vol. 4, 1953.

C. 沃尔顿·李拉海

Cohen, Morley, Robert N. Hammerstrom, Mitchell W. Spellman, Richard Varco, and C. Walton Lillehei, "The Tolerance of the Canine Heart to Temporary Complete Vena Caval Occlusion," *Surgical Forum,* vol. 3, 1952.

Frater, Robert W. M., *The Key to the Door: A Cardiac Surgical Anthology: C. Walton Lillehei.* London: ICR Publishers, 1998.

Hopkins, Mary H., ed., *United States Army in World War II: Special Studies, Chronology 1941–1945.* Washington: Office of the Chief of Military History, Department of the Army, 1960.

Kirklin, John W., "A Letter to Helen," *Journal of Thoracic and Cardiovascular Surgery,* vol. 78, no. 5, Nov. 1979.

Kirklin, "The Middle 1950s and C. Walton Lillehei," *Journal of Thoracic and Cardiovascular Surgery,* vol. 98, no. 5, Nov. 1989.

Lewis, F. John, "Mid-Century Invention Recalled," *Journal of Thoracic and Cardiovascular Surgery,* vol. 98, 1989.

Lillehei, C. Walton, "The Birth of Open Heart Surgery," a lecture presented on Sept. 24, 1996, at the International Conference on the History of Cardiovascular Surgery, Moscow.

Lillehei, "The Birth of Open-Heart Surgery: Then the golden years," *Cardiovascular Surgery,* vol. 2, no. 3, June 1994.

Lillehei, "Cardiac Surgery—Past Laurels and the Present Challenge," *Bulletin of the Minneapolis Heart Institute,* vol. 7, no. 1, Summer 1989.

Lillehei, "Historical Development of Cardiopulmonary Bypass," chapter in Gravlee, Glenn P., Richard F. Davis, and Joe R. Utley, eds., *Cardiopulmonary Bypass.* Baltimore: Williams & Wilkins, 1993.

Lillehei, "New Ideas and Their Acceptance," *Journal of Heart Valve Disease,* vol. 4, supplement II, 1995.

Lillehei, "A Personalized History of Extracorporeal Circulation," *Transactions of the American Society for Artificial Internal Organs,* vol. 28, 1982.

Lillehei, J. R. R. Bobb, and M. B. Visscher, "The Occurrence of Endocarditis with Valvular Deformities in Dogs with Ateriovenous Fistulas," *Annals of Surgery,* vol. 132, no. 4, Oct. 1950.

Lillehei, Ahmad Nakib, et al., "The Origin and Development of Three New Mechanical Valve Designs: Toroidal disc, pivoting disc, and rigid bileaflet cardiac prostheses," *Annals of Thoracic Surgery,* vol. 48, 1989.

Lillehei and Owen H. Wangensteen, "Effect of Age on Histamine-Induced Ulcer in Dogs," *Proceedings of the Society for Experimental Biology and Medicine,* vol. 68, 1948.

Lillehei and Wangensteen, "Effect of Celiac Ganglionectomy Upon Experimental Peptic Ulcer Formation," *Proceedings of the Society for Experimental Biology and Medicine,* vol. 68, 1948.

Lillehei, Ivan D. Baronofsky, and Richard L. Varco, "The Surgical Treatment of Congenital Heart Disease: Analysis of the results in 388 cases," *Bulletin of the University of Minnesota Hospitals and Minnesota Medical Foundation,* vol. 24, no. 3, Oct. 17, 1952.

Lillehei and Robert G. Carlson, "Surgical Treatment of Coronary Atherosclerosis: Transcribed narration and selected illustrative frames from the motion picture," Ives Laboratories, New York, 1971.

Taylor, Marjorie Hayen, *Broken Heart, Mended.* Columbia, S.C.: R.L. Bryan Co., 1972.

Wiltse, Charles M., *United States Army in World War II: The Technical Services, The Medical Department: Medical Service in the Mediterranean and Minor Theaters.* Washington: Office of the Chief of Military History, Department of the Army, 1965.

Various authors, "C. Walton Lillehei Surgical Symposium," *Journal of Thoracic and Cardiovascular Surgery,* vol. 98, no. 2, Nov. 1989.

"A Baby's Heart Is Mended: Operation joins mother's bloodstream to child," *Life,* Nov. 1, 1954.

"Milestones in Open Heart Surgery," a thirty-six-minute videotape produced by St. Jude Medical, 1993. This contains footage of some of Lillehei's historic operations.

"Operative technique for Utilization of the Lillehei-Kaster Prosthetic Heart Valve," Medical Incorporated, Minneapolis, 1972.

威廉·T. 马斯塔德

Dunlop, Marilyn, *Bill Mustard: Surgical Pioneer.* Toronto: Dundurn Press and Hannah Institute, 1989.

Mustard, William T., and J. A. Thomson, "Clinical Experience with the Artificial Heart Lung Preparation," *Canadian Medical Association Journal,* vol. 76, no. 4, Feb. 15, 1957.

Mustard and A. L. Chute, "Experimental Intracardiac Surgery with Extracorporeal Circulation," *Surgery,* vol. 30, no. 4, Oct. 1951.

Mustard, Chute, et al., "A Surgical Approach to Transposition of the Great Vessels with Extracorporeal Circuit," *Surgery,* vol. 36, no. 1, July 1954.

巴德·温恩斯坦

Bud left the manuscripts for at least two unpublished books, which I read. Neither manuscript is dated, although they appear to have been written in the 1970s. Bud used the pen name "Wangensteen":

The Eyewash Outlook: (A Strangely Innocent Hypothesis) Alter Sense Perceptions.

In the Holy Goes: An H Bomb Epistemology. Wangensteen wrote on the title page: "Suggested cover: Suffering Christ on cross (with Hitler facial hair, the man not the wood although this could have a suggestion of swastika) watched closely from bar table by drunken, young yet sleazy blond smoking banger."

欧文·H. 温恩斯坦

Gilbertsen, Victor A., and Owen H. Wangensteen, "A Summary of Thirteen Years' Experience with the Second-Look Program," *Surgery, Gynecology & Obstetrics,* April 1962.

Kelly, William D. and Wangensteen, "Experimental Studies on Total Gastrectomy," *Archives of Surgery,* vol. 69, 1954.

Kelly, Lloyd D. MacLean, et al., "A Study of Patients Following Total and Near-Total Gastrectomy," *Surgery,* vol. 35, no. 6, June 1954.

Lillehei, C. Walton, " 'I Remember the Chief': Impressions of Owen Harding Wangensteen from some of the surgeons he trained in the 'halcyon Wangensteen days' at the University of Minnesota." Roche Medical Image and Commentary, Sept. 1970.

Merendino, K. Alvin, Edward S. Judd, et al., "Influence of Caffeine on Ulcer Genesis: Experimental production of gastric ulcer in guinea pigs and cats with caffeine, together with a study of its effect upon gastric secretions in dog and man," *Surgery,* vol. 17, 1945.

Myers, J. Arthur, "Owen H. Wangensteen," *The Journal-Lancet,* vol. 87, no. 6, June 1967.

Portis, Sidney A., *Ulcers and Stomach Troubles: Their Causes and Relief.* Garden City, N.Y.: Hanover House, 1953.

Wangensteen, Marion Christine, *The Story of Myself.* Northfield, Minnesota: unpublished, 1921.

Wangensteen, Owen H., "Discussion of Further Experiences with a Cervico-Axillary-Mediastinal Dissection for Cancer of the Breast," *Annals of Surgery,* vol. 132, no. 4, Oct. 1950.

Wangensteen, "The Surgeon and the Ulcer Problem," *Minnesota Medicine,* vol. 28, Feb. 1945.

Wangensteen, "The Role of the Surgeon in the Management of Peptic Ulcer," *New England Journal of Medicine,* vol. 236, no. 6, Feb. 6, 1947.

Wangensteen, F. John Lewis, and Stuart W. Arhelger, "The Extended or Super-Radical Mastectomy for Carcinoma of the Breast," *Surgical Clinics of North America,* August 1956.

Wangensteen, F. John Lewis, et al., "An Interim Report Upon the 'Second Look' Procedure for Cancer of the Stomach, Colon, and Rectum and for 'Limited Intraperitoneal Carcinosis," *Surgery, Gynecology & Obstetrics,* vol. 99, no. 3, Sept. 1954.

Wilson, Leonard G., *Medical Revolution in Minnesota: A History of the University of Minnesota Medical School.* St. Paul: Midewiwin Press, 1989.

其他出版物

Augarten, Stan, *Bit by Bit: An Illustrated History of Computers.* New York: Ticknor & Fields, 1984.

Campbell-Kelly, Martin, and William Aspray, *Computer: A History of the Information Machine.* New York: Basic, 1996.

Kutler, Stanley 1., *The Wars of Watergate: The Last Crisis of Richard Nixon.* New York: Knopf, 1990.

Lukas, J. Anthony, *Nightmare: The Underside of the Nixon Years.* New York: Viking Penguin, 1976.

Rainbolt, Richard, *Gold Glory.* Wayzata, Minn.: Ralph Turtinen Publishing Company, 1972. This book is a history of the University of Minnesota's football team.

Rhodes, Richard, *Dark Sun: The Making of the Hydrogen Bomb.* New York: Simon & Schuster, 1995.

致 谢 ——/\/—

在漫长的探寻之路上，我总能遇到给予我帮助的人。我是个幸运的作家。

我首先要感谢已故的 C. 沃尔顿·李拉海，他向我展示了他的职业生涯和个人生活，几乎一直到他临终的那天。我还要感谢李拉海的妻子凯伊，她也同样配合我的工作，接受了很多次的采访、电话通话，满足了我的很多请求，在我5次走访明尼苏达期间也给予了支持。

我不知如何对本书提到的病人及他们的亲戚和朋友表达我的感谢之情。我深深地感激他们所有人，他们的名字都记录在本书的"素材来源"中。我想特别感谢健在的格利登家的成员，尤其是格雷戈里的兄弟汤姆以及他的3个姐妹，特蕾莎·博韦、杰拉尔丁·艾霍尔茨和雪莉·斯宾利。格雷戈里的故事深深打动了我，这个男孩几十年来一直没有墓碑，我帮他竖起了一座，并在上面刻下了墓志铭："他小小的心脏改变了世界。"

关于帕蒂·安德森及其父母的故事，我还得到了更多的帮助，在此感谢劳伦·安德森、乔伊斯·安德森和拉威·尼尔森。

关于谢乐尔·贾吉的故事，感谢凯瑟琳·凯利和布莱恩·坎伯恩的帮助。

关于詹姆斯·罗比肖的故事，感谢《新不伦瑞克电报杂志》的特约撰稿人瑞秋·凯夫；以及《奥罗莫克托（新不伦瑞克）邮报》的编辑吉姆·哈利。

关于卡尔文·里奇蒙的故事，感谢中央阿肯色州图书馆系统的詹姆斯·穆勒和罗利·C. 彼得森。

感谢本书"素材来源"部分中提到的所有医生，以及阿尔文·A. 巴克斯特，约翰·L. 伦哈夫特，米尔顿·亨德森，理查德·霍普金斯，罗伯特·A. 因德利亚，利兰·W. 琼斯，K. 阿尔文·梅伦迪诺，亚历山大·纳达斯，罗素·尼尔森，老莱斯特·R. 索维奇，迈克尔·谢伊，莎拉·沙姆韦，阿伦·K. 辛格，C. R. 史蒂芬，小弗雷德里克·B. 瓦格纳和所罗门·J. 扎克。

感谢明尼苏达大学的如下人员：约翰·M. 巴斯根，理查德·W. 比安科，约翰·S. 霍坎森，菲利普·麦克格雷夫，唐纳德·G. 麦奎里和詹姆斯·穆勒。

感谢所有帮助过我的图书管理员和档案管理员，特别感谢：明尼苏达大学档案管理员佩内洛普·克罗施和她的工作人员；温恩斯坦生物学与医学历史图书馆馆长伊莱恩·查拉科姆；康特威医学图书馆的莫莉·克雷格；弗吉尼亚历史学会参考图书管理员珍妮特·施瓦茨；明尼苏达历史学会采购和策展部主任詹姆斯·E. 弗格蒂及其工作人员；罗切斯特梅奥诊所历史部秘书妮可·L. 巴布科克；美国国家医学图书馆医学史分部的史蒂芬·格林伯格；明尼苏达州立法院参考图书管理员安德里亚·施特尔耶斯；克利夫兰诊所基金会助理档案员弗雷德里克·K. 劳特森海瑟；IBM 档案室管理员道恩·M. 斯坦福；伍德图书馆-麻醉学博物馆馆长帕特里克·辛。

感谢各家报纸给我的帮助：《圣保罗先锋报》的吉姆·麦卡特尼；《罗切斯特邮报》的杰瑞·瑞辛；特别是《明尼阿波利斯星报-论坛报》图书馆馆长鲍勃·詹森和他的工作人员。

关于各种档案记录，感谢吉姆·拜马克，瓦妮莎·里科和瑞恩·达文波特。瑞恩是美景镇卫生服务中心的媒体关系协调员，在获取关于老大学医院和在那里做过手术的病人的相关资料时，他帮了我很多忙。瑞恩很专业，而且彬彬有礼——这十分令人愉快。

关于巴德·温恩斯坦，感谢他女儿杰基·罗斯的帮助。

关于希宾和铁矿开采，感谢希宾公共图书馆的南希·里斯格罗夫和克利夫兰悬崖矿业公司的大卫·加德纳。

关于瓣膜的历史，感谢：加州大学医学院副教授史蒂文·汗；明尼阿波利斯医疗公司的雪莉·约翰逊，他们公司制造了李拉海-卡斯特瓣膜；德米特里·M. 尼科洛夫；圣犹达医疗公司创始人曼尼·维拉法纳，以及同公司的吉姆·林达尔，还有该公司关系副总裁彼得·戈夫。

关于厄尔·巴肯和美敦力，感谢凯伦·V. 拉森和迪克·里德。

关于迪克西兰爵士乐队，感谢鲍勃·林沃尔德，凯伦·奎克，洛厄尔·布辛，乔伊斯·沃斯豪尔，以及"全音乐指南（All-Music Guide）"，www. allmusic. com。

此外，同样感谢：卡罗林斯卡医学院的 G. 弗兰森；克利夫兰诊所基金会的玛丽·L. 拉松；美国血液中心的简·斯塔基；美国别克汽车俱乐部的 Al. 艾切尔伯格；百特医疗人工器官部门第一总经理霍华德·詹内克；开普敦大学校友关系办公室的 S. V. 亨德里克斯；格鲁特舒尔医院公共关系工作人员菲利帕·约翰逊；慕尼黑大学医学院的莱因哈德·普茨；美国心脏病学院高级行政助理卡洛琳·G. 汤普森；20世纪50至60年代担任李拉海秘书的艾丽斯·拜尔斯多夫·西瓦特；以及李拉海现如今的秘书布伦达·鲍尔。

感谢马丁·坎贝尔-凯利、大卫·克里斯汀森、伊丽莎白·F. 克朗、约瑟夫·R. 柯尔、唐娜·道恩、安·埃尔伍德、埃里克·费特曼、布莱恩·J. 亨利、凯莉·希斯利普、罗伯特·A. 伦德加德、马德琳·M. 马森盖尔、玛丽·麦克尼尔、菲利斯·莫罗、亨利·G. 欧文、韦斯利·派尔卡、玛丽亚·拉姆齐、帕特·鲁德、琳达·谢尔顿、海伦·西门、杰瑞·西蒙、阿莱格拉·辛克莱、斯蒂芬·托帕兹、厄尔·乌贝尔、林赛·杨、玛丽·E. 杨金，还有亨内平县法医局、美国外科协会、美国心脏病学会、美国外科医师学会和圣保罗公立学校系统。

感谢胡里奥·C. 戴维拉，他本人同为心脏外科手术的先驱，他不仅对我的报道给予了指导，还给我的初稿提了建议，纠正了令人尴尬的错误，删去了不必要的夸张情节，并总是提醒我要把李拉海的成就放在一个更广泛的科学背景之下，在整个科学史上，许多医生和研究人员都为这门学科做出了贡献。在外科领域，客观可能是一种稀缺品，然而胡里奥的观点却是理性的，我对此深表感激。

非常感谢埃莉诺和哈迪·亨德伦，他们为我提供了一个安静的环境，让我得以完成最主要的编写工作，也感谢他们的管家艾琳·韦布。

《普罗维登斯日报》的许多人为我提供了帮助：出版商霍华德·萨顿，是他给了我写作这些书的机会；编辑汤姆·赫斯林，是他的才智和慷慨的支持，推动我达到新的水平；记者布莱恩·琼斯和迈克·斯坦顿；转录师多琳·特雷西和塞西·阿诺德；迈克·德莱尼；以及图书管理员琳达·亨德森。

这是我和编辑乔恩·卡普合作的第四本书，在我看来，他是纽约最优秀的编辑。我有幸和他一起工作了十年。同样感谢兰登书屋的威尔·韦瑟、卡莉·弗雷穆斯、凯特·诺里斯、莫妮卡·戈麦斯和丹尼斯·安布罗斯。

凯·麦考利是我这十多年来的经纪人，他一如既往地协助我渡过险境和难关，而每次当我需要愉悦自己，他也总能让我开怀大笑。再次感谢你，凯。

最后，是我最亲爱的人们。非常感谢我美丽的妻子亚历克西斯和可爱的女儿雷切尔，感谢她们无尽的支持。感谢我亲爱的儿子卡尔，尽管他在这几个月里不停地催促着"为什么一本书要花这么长时间?"却仍然对我保有非同寻常的耐心。还要感谢我的另一个女儿，卓越的凯蒂，在我多次探寻图书馆时，她都是我出色的研究助理。

历史将还英雄以真面目 ——/\/——

　　编辑邀我为《心脏之王》写点什么的时候，冬奥会的竞技场上赛事正酣，18 岁的谷爱凌刚刚为中国拿下一枚自由式滑雪女子大跳台的金牌，一下子成为媒体和公众追捧的偶像。毫无疑问，自由式滑雪大跳台是一项观赏性极强的运动，不难想象的是，这项极限运动伴随的风险也是巨大的。绝大多数人不会有勇气尝试这样的运动，更别说享受挑战这一风险带来的乐趣了。

　　可我们人类一路从远古的茹毛饮血进步到今天的文明世界，总是不能缺少这样勇敢者的探索，第一个尝试使用火的"人"，第一个尝试吃蘑菇的"人"，第一个与猛兽搏斗的"人"……正是这些人，不断拓展我们生存的边界，他们向前走的每一步，都是前人从未抵达的疆域，他们肯定付出了巨大的代价，才使我们周遭的世界日益繁荣，异彩纷呈。

　　外科医生李拉海也是这种人。

　　我可能是较早向国内读者介绍这位心脏外科先驱的写作者，从《外科之花的艰难绽放》（发表于《读库》）到《心内直视手术之父》（发表于《中国心血管杂志》），再到《心外传奇》（清华大学出版社）、《手术两百年》（央视纪录片），李拉海于我而言早已不是一位抽象的历史人物，而更像是一位我所熟识的老友，所以在《心脏之王》的中译本即将付梓之际，当编辑邀我为该书写些什么的时候，我只是稍微扭捏了一下，就假装稍微有些为难地应允了。

译者刘旸本来也是我的多年好友，更准确地说，是亦师亦友。在我刚刚开始尝试科学写作时，刘旸在圈内已经是颇有名气的作者和译者了，她的许多科普文章都曾对我有过启发，在我写《外科之花的艰难绽放》时，刘也提出过许多有价值的修改建议。因此，在十余年后，我又能在她所翻译的这本书里发挥一点微末的作用，也算一段神奇的缘分。

在七十多年前的那一代心脏外科先驱中，李拉海可能是最疯狂的一位，交叉循环的手术设想不但在当时令医学界瞠目结舌，就是在今天也超出了很多人的想象。任何一段历史，如果在事后回溯，似乎总能梳理出一些所谓的"规律"，但对于当时身处其中的一众当事人来说，经常是根本看不清未来的方向。科技的进步也很少像外行想象的那样符合严丝合缝的理性和逻辑，它经常是纯偶然的结果，经常是各种阴差阳错和个人英雄主义合力的结果。究竟是怎样的社会历史环境才造就了像李拉海这样的狂人，而李拉海的个人英雄主义又在多大程度上影响了心脏外科乃至医学历史的进程，各位读者也许在这本书中能找到答案。

《心脏之王》无疑是一本非常优秀的非虚构作品，但与我们中国作者笔下常见的人物传记不同，作者并没有将传主李拉海塑造成一个完美的人物，除了那些在医学领域闪闪发光的贡献以外，书中也呈现出了一些传主隐秘甚至不堪的过往。关于这一点，我曾同多位朋友探讨过，我认为这种细腻到连脚趾头缝里的隐私都挖出来的写法，是不是稍微残忍了一些？我实在不忍我的这位"老朋友"被公众这样审视。但也有朋友认为，如此才能说明李拉海他是一个活生生有七情六欲、有野心抱负的人啊，那种高大全式的完美英雄，不是显得太不真实了么？

　　无论如何，有缺点的英雄终究还是英雄，我相信历史这面滤镜会过滤掉无数的庞杂琐碎，为李拉海留下最光鲜的轮廓，那将是历史的选择，也是英雄的本来面目。

李清晨

于哈尔滨

2022 年 2 月

华丽的冒险 ⎯⎯⎯⎮⎯⎯

　　找到《心脏之王》时，其实是在制作《打开心脏》[1] 这集纪录片的一个艰难期，心脏外科那些惊心动魄的故事，在离我们万里之遥的大洋彼岸，我们从何讲述，才能让今天的国内观众感同身受？

　　看到书中的一句话："This is the story of a quest—a quest that some considered impossible，and others called murderous. Most of it occurred in the 1950s and early 1960s，when jet jockeys piloted the first rocket ships into space."忽然心有所定——原来有人和我做过同样的事，甚至已经很好地把医学文艺化了一遍。另一个升起的念头就是——应该翻译成中文版，让更多人知道，我们今天在医院看见的每一台心脏手术，都与这些看起来有点陌生的人和事息息相关。没想到竟然一念成真。接到编辑的写序邀约，我开始深感惶恐，我既非医学专业，也没有严谨治史，仅仅机缘巧合，接触到一段并不为多数人知道的故事，岂能造次。但转念一想，我也算是李拉海医生和那个激情燃烧时代中那些心脏外科医生的小小粉丝，并从中收获良多，何不把这场美好的遇见再延续下去。

1　纪录片《手术两百年》第五集。

所以，尽我所能，希望读者也能从这本书，这些故事中汲取到热情和能量。

这本书于我，可以说是绝对的幸运之光。查到这本书后，我们很快联络到了作者韦恩·米勒先生。他是一位敏感又富有激情的作家，米勒是听到李拉海的演讲，决定开始写书计划。演讲的主题就是交叉循环——用活人给做打开心脏手术的病人提供血液和氧气交换。为了写这本书，他花了 3 年时间，与李拉海每周定期见面，相处 100 多个小时，做了 200多次采访。为了找到当年手术的亲历者，他查阅 20 世纪 50年代的报纸，如果医院没有明确记录，他甚至会去查电话号码本，查到同姓的人，再循着线索一点一点找，所以书中出现的每个人的故事，都来自第一手资料。尽管离写完书已经过去 10 多年，他依然保留着当时采访的录音，对我们的问题，耐心回答，细节丰富。可以想见写作这本书应该是他职业生涯中非常值得记忆的事情。

在我还没有找到更多李拉海的资料时，就是通过米勒的描述，去了解李拉海。米勒说，李拉海坚定温和，很有耐心，几乎不发脾气，这和我们最初看完故事，想象的那个医学狂人，还挺有反差的，到底是什么力量促使他去做那样一个惊世骇俗的手术呢？他不怕失败，不怕被抨击、被质疑，身败名裂吗？

在疑惑中，我们继续思考和寻找。之后我们通过一则英文新闻，查到了一位 5 岁时被李拉海手术救治过的托马斯·J.安德森先生，给他发了邮件。这位老先生绝对是我们的另一位幸运之神，他不仅是李拉海心脏手术的亲历者，还是明尼苏达大学评议委员会的成员之一，我们后来才明白，这个职位在大学地位挺高的。在他的帮助下，我们很快联系到明尼苏达大学的公共关系部门，因为有安德森先生的引荐，新闻官对我们比较信任，给我们分享了大学档案馆心脏外科初始阶段的手术记录、医生介绍，便于我们在拍摄前就能查阅到，做好索引。因为这部分资料，我们对李拉海所处的环境，他和他的同事们，当年明尼苏达大学医院的心脏外科，开始建立起初步印象。那些医生的照片在时光的滤镜下，黑白分明，英气勃勃，让人感叹，真是一个美好的时代。

此时，米勒又为我们联系上了最重要的一位亲历者，迈克·肖。米勒的书中有很多亲历者，故事都很感人，为什么我们最终选择了迈克·肖？首先他的手术非常特殊，是唯一一个在交叉循环手术中，供体不是父母的案例。另外，在我们找到托马斯·J.安德森那则新闻的评论区，有迈克·肖兄弟的一个留言，留言显示，做完手术后的迈克·肖是一名乐队的贝斯手。这个信息令我们眼前一亮，本能觉得拍出来会很好看。其实，自从我们联系到米勒，之后的联系都非常顺利，包括大学本身，只要是说到李拉海医生，说到心脏外科，所有人都表示支持拍摄。其实肖是一个相对比较谨慎、内向的性格，但是他也是毫无保留告诉我们所有信息，包括 1987 年美国 PBS Nova 系列节目采访拍摄过他和李拉海的会面，我当时听了，简直欣喜若狂，直到看见视频，我都有点不太相信。有了视频做参考，让我们对人物更加熟悉，也确定了就以迈克·肖为主要人物。这就是大家后来都看到的影片。但我还是想说说托马斯·J. 安德森先生，我们也很详细地采访了他，也去大学校园拜访了他，他也是一位很好的拍摄对象，因为家族从事殡葬事务，加上自己的经历，他对人生问题看得通透。每次重新翻阅他的采访，都很感动，可以摘抄一些，分享给大家。

记者：您对李拉海医生有什么印象？作为医生，他是怎么样的？你能回忆起任何特别的场景或者有意义的故事吗？五十多年过去了，你会怎样评价他？

托马斯·J. 安德森先生：其实我并不记得李拉海医生。虽然五十年过去了，但当我读完写他的那本书《心脏之王》之后，我意识到我人生最大的一部分要归功于他的智慧和才能。

记者：这场手术对你有什么影响？李拉海在你生命中扮演了什么角色？

托马斯·J. 安德森先生：当我还是一个学生并且慢慢长大的时候，我并不觉得当时自己经常去想这场手术。因为事实上，我和其他孩子一样非常正常。我逐渐年长的时候才慢慢开始理解李拉海的才华给我的生命带来的意义。我是一个非常努力工作的人，我觉得部分原因是我妈妈总是鼓励我竭尽全力。她总是会说："汤姆，李拉海医生说你可以做到的——只是相比于其他男孩来说，这对你难了一点。"我听到这种话的次数太多了，以至于辛勤工作成了我生活的常态。也正因如此，我也有所成就。

记者：您能跟我们讲讲你在明尼苏达大学评议委员会的工作吗？

托马斯·J. 安德森先生：我申请了这个职位，因为明尼苏达大学在我生命中起了太重要的作用了。如果我没有出生在明尼苏达大学的附近，这个世界上唯一一个在 50 年代和 60 年代早期就有人做打开心脏手术的地方，我现在或许就不会活着了。在这里工作，我可以继续推动医学领域的研究，以便于随着时间推移，我们仍能给孩子们带来积极的影响。

因为 20 世纪 50 年代在明尼苏达大学开展的心脏外科研究，尤其李拉海独辟蹊径但也毁誉参半的尝试，改变了很多人的命运。尽管这个术式只存在了一年，尽管这个手术也有失败，但是李拉海的精神之光，已经通过一场场救治，让人终身铭记。只要你看了这个故事，认识了这些心脏外科医生，你就会相信，信念、理想、勇气、智慧真的会让这个世界有所改变。

在 PBS 拍摄的《手术先锋》中，李拉海见到了成年的肖，听肖的母亲在抱怨：手术前，我担心他什么事情也做不了，现在我担心他做的事太多了，他的约会实在太多了。肖在旁边害羞地笑着。68 岁的李拉海已经老去，甚至因为中风，行动有些不便，他在一边平静地微笑，最艰难的跋涉已经成为最美丽的风景。

柯　敏

2022 年 6 月

图书在版编目（ＣＩＰ）数据

心脏之王：心内直视手术先驱的真实故事 / （美）韦恩·米勒著；刘旸译. — 长沙：湖南科学技术出版社，2022.8
ISBN 978-7-5710-1546-6

Ⅰ. ①心… Ⅱ. ①韦… ②刘… Ⅲ. ①心脏外科手术－医学史－世界 Ⅳ. ①R654.2-091

中国版本图书馆 CIP 数据核字(2022)第 072020 号

This translation published by arrangement with Crown,
an imprint of Random House, a division of Penguin Random House LLC

著作权合同登记号：18-2022-131

XINZANG ZHI WANG：XINNEI ZHISHI SHOUSHU XIANQU DE ZHENSHI GUSHI
心脏之王：心内直视手术先驱的真实故事
著　　者：[美]韦恩·米勒
译　　者：刘　旸
出 版 人：潘晓山
责任编辑：梁　蕾　姜　岚
出版发行：湖南科学技术出版社
社　　址：长沙市芙蓉中路一段 416 号泊富国际金融中心
网　　址：http://www.hnstp.com
湖南科学技术出版社天猫旗舰店网址：
　　　　　http://hnkjcbs.tmall.com
邮购联系：0731-84375808
印　　刷：长沙鸿和印务有限公司
　　　　　（印装质量问题请直接与本厂联系）
厂　　址：长沙市望城区普瑞西路 858 号
邮　　编：410200
版　　次：2022 年 8 月第 1 版
印　　次：2022 年 8 月第 1 次印刷
开　　本：880mm×1230mm　1/32
印　　张：12.25
字　　数：236 千字
书　　号：ISBN 978-7-5710-1546-6
定　　价：88.00 元